Manfred Spitzer

Musik, Meditation und Mittelmeerdiät

Wissen & Leben
Schattauer

herausgegeben von Wulf Bertram

Wulf Bertram, Dipl.-Psych. Dr. med, geb. in Soest/Westfalen, Studium der Psychologie, Medizin und Soziologie in Hamburg. Zunächst Klinischer Psychologe im Universitätskrankenhaus Hamburg Eppendorf, nach Staatsexamen und Promotion in Medizin Assistenzarzt in einem Sozialpsychiatrischen Dienst in der Provinz Arezzo/Toskana, danach psychiatrische Ausbildung in Kaufbeuren/Allgäu. 1986 wechselte er als Lektor für medizinische Lehrbücher ins Verlagswesen und wurde 1988 wissenschaftlicher Leiter des Schattauer Verlags in Stuttgart, 1992 dessen verlegerischer Geschäftsführer. Im gleichen Jahr gründete er zusammen mit Thure von Uexküll und medizinischen Fachkollegen die Akademie für Integrierte Medizin, deren Vorstand er seitdem angehört. Aus seiner Überzeugung heraus, dass Lernen ein Minimum an Spaß machen müsse und solides Wissen auch unterhaltsam vermittelt werden kann, konzipierte er 2009 die Taschenbuchreihe »Wissen & Leben«. Bertram hat eine Ausbildung in Gesprächs- und Verhaltenstherapie sowie in Psychodynamischer Psychotherapie und arbeitet neben seiner Verlagstätigkeit als Psychotherapeut in eigener Praxis.

Für sein Lebenswerk, seine »wissenschaftlich fundierte Verlagstätigkeit im Sinne des Stiftungsgedankens«, wurde Bertram 2018 der renommierte Wissenschaftspreis der Margrit-Egnér-Stiftung verliehen, deren Ziel es ist, zu einer humaneren Welt beizutragen, in welcher der Mensch in seiner Ganzheitlichkeit im Mittelpunkt steht.

Manfred Spitzer

Musik, Meditation und Mittelmeerdiät

Miniaturen zu Geist, Gehirn und Gesundheit

Schattauer

Prof. Dr. Dr. Manfred Spitzer
Universität Ulm, Psychiatrische Klinik
Leimgrubenweg 12–14
89075 Ulm

Bibliografische Information der Deutschen Nationalbibliothek
Die Deutsche Nationalbibliothek verzeichnet diese Publikation in der Deutschen Nationalbibliografie; detaillierte bibliografische Daten sind im Internet über http://dnb.d-nb.de abrufbar.

Besonderer Hinweis
Die Medizin unterliegt einem fortwährenden Entwicklungsprozess, sodass alle Angaben, insbesondere zu diagnostischen und therapeutischen Verfahren, immer nur dem Wissensstand zum Zeitpunkt der Drucklegung des Buches entsprechen können. Hinsichtlich der angegebenen Empfehlungen zur Therapie und der Auswahl sowie Dosierung von Medikamenten wurde die größtmögliche Sorgfalt beachtet. Gleichwohl werden die Benutzer aufgefordert, die Beipackzettel und Fachinformationen der Hersteller zur Kontrolle heranzuziehen und im Zweifelsfall einen Spezialisten zu konsultieren. Fragliche Unstimmigkeiten sollten bitte im allgemeinen Interesse dem Verlag mitgeteilt werden. Der Benutzer selbst bleibt verantwortlich für jede diagnostische oder therapeutische Applikation, Medikation und Dosierung.
In diesem Buch sind eingetragene Warenzeichen (geschützte Warennamen) nicht besonders kenntlich gemacht. Es kann also aus dem Fehlen eines entsprechenden Hinweises nicht geschlossen werden, dass es sich um einen freien Warennamen handelt.

Schattauer
www.schattauer.de

Printed in Germany
Cover: Bettina Herrmann, Stuttgart
unter Verwendung einer Abbildung von © Adobe Stock/Alice Fox
Gesetzt von Kösel Media GmbH, Krugzell
Gedruckt und gebunden von Friedrich Pustet GmbH & Co. KG, Regensburg
Lektorat: Ruth Becker, Tübingen
Projektmanagement: Dr. Nadja Urbani, Stuttgart
ISBN 978-3-608-40029-8

Auch als E-Book erhältlich

Für Ulla, Anja, Thomas, Stefan, Markus,
Anna, Camillo, Leopold, Sophie & Isabella

Vorwort

Ein Buch mit dem Titel *Musik, Meditation und Mittelmeerdiät* macht hoffentlich neugierig. Es hätte auch *Musik, Wandern und Natur oder Meditation, Mäuse und Myelin* heißen können. Es geht wie in den vergangen achtzehneinhalb[1] Büchern dieser Art um neue Erkenntnisse aus den Bereichen Psychologie und Gehirnforschung, die aus meiner Sicht wichtig sind und ein breiteres Publikum verdienen oder ganz einfach für neugierige Menschen interessant sein könnten. Alle Beiträge wurden in den Jahren 2017 und 2018 in der *Zeitschrift für Nervenheilkunde* publiziert.

Die Bedeutung von Pfadfindern und Wandervögeln für die – seelische und körperliche – Gesundheit der Menschen kann man kaum überschätzen, weswegen ich dieses Kapitel an den Anfang stellen musste. Bekanntermaßen kommen viele Leser über die ersten Buchkapitel nicht hinaus, und mir war wichtig, dass sie auch in diesem Fall die sehr gut gemachten Studien zu Natur, Bewegung, Musik und Gesundheit kennenlernen. Dass wir hierzulande Pfadfinder und Wandervögel für antiquiert halten, liegt an der deutschen Geschichte, für die diese Bewegungen nichts können, wie die nach wie vor große Beliebtheit und Verbreitung der Pfadfinder in Großbritannien und den USA zeigen. Ins gleiche Horn stößt Kapitel 2 zum Naturerleben und der Wissenschaft hierzu. Ganz gleich, ob man es nun »Waldbaden« nennt, »Wellness« oder ganz einfach »Wan-

1 Das neunzehnte Buch war einerseits eine Aufsatzsammlung, andererseits erschien es nicht in der Spitzer-Reihe bei Schattauer. Daher nenne ich es hier das Achtzehnkommafünfte (siehe Haupttext weiter unten).

derung durch Wald und Feld« – rausgehen ist nicht nur gesund, es macht sogar bessere Menschen (in moralischer Hinsicht) aus uns. Dies trifft auch für das Geben zu, das tatsächlich viel besser (seliger) ist als das Nehmen, wenn es um das eigene Glück und die eigene Gesundheit geht, wie schon zum dritten Mal in 20 Jahren hier anhand neuer publizierter Fakten dargestellt wird (Kapitel 3).

Dass die Ostsee, an der ich gerade dieses Vorwort schreibe, der weltweite Hotspot der Blauäugigkeit ist, und warum dies so ist, schildert Kapitel 4. Es handelt sich um ein besonders schönes Beispiel für das Zusammenspiel von Kultur und Biologie und sollte eigentlich Einzug in unsere Biologie-Lehrbücher halten. Die Kapitel 5 und 6 ebenso, wobei es egal wäre, ob sie im Musik-Lehrbuch (da fällt mir auf: wir hatten im Fach Musik nie ein Lehrbuch wie beispielsweise immer in Mathe, Deutsch, Englisch, Physik oder Biologie. Warum eigentlich nicht?) oder im Biologie-Lehrbuch abgedruckt werden. Wichtig ist, dass wir den Kindern – und übrigens auch den (Bildungs-)Politikern! – klarmachen, wie wichtig Musik ist!

Nicht weniger deutlich wird der Zusammenhang zwischen Biologie und Kultur in Kapitel 7, geht es doch um die Hypothese (und um Fakten, die für sie sprechen), dass eine Infektion mit dem Parasiten Toxoplasma gondii das menschliche Verhalten in einer Weise beeinflusst, die den Kapitalismus begünstigt. Man kann dies zunächst gar nicht glauben, aber die Fakten sind nun einmal, wie sie sind. Man wird dennoch weitere Erkenntnisse abwarten müssen, bevor man sich dazu entschließt, das Ganze in Lehrbüchern abzudrucken. Sollte sich der Zusammenhang jedoch bestätigen, dann wäre dies ein paradigmatisches Lehrstück allererster Güte.

Dass man die Frage, warum und wie Meditation beim

Menschen wirkt, auch mithilfe von Mausmodellen beantworten kann, halte ich für bemerkenswert. Dazu müssen die Mäuse nicht einmal meditieren, man braucht vielmehr nur bei ihnen den gleichen Theta-Rhythmus zu implementieren, den man bei meditierenden Menschen auch finden kann. Dann kann man dessen neuronalen Auswirkungen nachgehen und auf diese Weise die neuronalen Mechanismen von Meditation beim Menschen besser verstehen. Das ist kein Hokuspokus, sondern clever angewendete Neurobiologie, die zudem noch ganz praktische Auswirkungen für das Erlernen von Meditation haben könnte.

Schon mehrfach habe ich Reiseerfahrungen für die Nervenheilkunde aufbereitet und niedergeschrieben, vor allem dann, wenn sie von allgemeinem Interesse sein könnten und beispielhaft für allgemeine Sachverhalte stehen. Da in Qatar demnächst eine Fußballweltmeisterschaft stattfinden wird, gibt es ein allgemeines Interesse, und was man in Kapitel 9 lesen kann, sollte Pflichtlektüre für die anreisenden Fans sein. Je nachdem, wie sich die Polizei in dem kleinen Land während der paar Wochen Trubel verhalten wird, könnte es auch Tausenden einen Gefängnisaufenthalt ersparen. Wenn das keine praktische Konsequenz ist …

Das 10. Kapitel über die Mittelmeerdiät könnte das Leben sehr vieler Leser verlängern (und vor allem, wie man heute sagt, die gesunde Zeit des Lebens) und ist daher an praktischer Relevanz ebenfalls kaum zu überbieten. Für mich persönlich gilt jedenfalls, dass ich seit seiner Abfassung mehr Olivenöl und mediterranes Gemüse esse als vorher. Mit der Paläo-Diät (Kapitel 11) ist das anders. Sie muss im Grunde nur als Ausrede herhalten, um sich einzureden, Fleisch in großen Mengen essen zu dürfen, obwohl dies weder für den eigenen Körper noch für den Planeten gesund ist.

Wenn es um Diät geht, dann geht es auch immer um den Darm, dessen Bewohner seit einigen Jahren in immer neuen Schlagzeilen wissenschaftlicher Literatur von sich reden machen (Kapitel 12). Man spricht mittlerweile nicht mehr von Darmflora, sondern vom Microbiom, was zwar nicht ganz korrekt ist, dafür aber umso besser zum »-omics-Hype« passt, der sich krebsgeschwürartig durch alle Zweige der Biologie frisst. Die Krebsforschung (sic!) hat er längst erreicht, das Gehirn auch. Man spricht mittlerweile von der Darm-Gehirn-Achse, und die Krankheiten, um die es dabei geht, decken das Spektrum der Nervenheilkunde nahezu vollumfänglich ab: Parkinson, Alzheimer, Multiple Sklerose, Autismus, Depression – hat jemand noch 'ne Idee?

Der soziale Aspekt unserer Existenz war schon immer Thema in meinen Beiträgen zur Nervenheilkunde, und um ihn drehen sich auch die Kapitel 13 (wie man kompetent erscheinen kann ohne anzugeben) und 14 (warum Schmerzen mit sozialem Lernen zu tun haben, ansteckendes Jucken aber nicht). Krawatten können die Durchblutung des Gehirns tatsächlich einschränken (Kapitel 15), wobei der Effekt meist klinisch wenig relevant sein dürfte. Bei Daimler jedenfalls lief das Geschäft trotz deren Abschaffung in den letzten Jahren nicht besser. Dem gegenüber schmecken Zimtsterne an Weihnachten nicht nur gut, sondern sind auch gut für das Gehirn (Kapitel 16), und wo wir gerade bei Weihnachten sind, wird im Kapitel danach die Frage diskutiert (Kapitel 17), was dieses Fest mit Sex zu tun hat (mehr als Sie denken!). Dass Menschen gar nicht fähig sind, mehrere Gedanken zugleich explizit zu denken, wurde schon vor zehn Jahren in der Nervenheilkunde diskutiert. Daher mussten auch jüngere Daten, die dies belegen, und solche, die dem scheinbar widersprechen, erneut aufgegriffen und diskutiert werden (Kapitel 18).

In der Nervenheilkunde und der ihr zugrundeliegenden Gehirnforschung ist nach wie vor sehr viel los. Man sagt, dass in den letzten 20 Jahren mehr Wissen auf diesem Gebiet zutage gefördert wurde als in den 2000 Jahren davor. Aus meiner Sicht ist das sogar eher noch untertrieben.

Als ich vor 20 Jahren das Vorwort zur ersten Sammlung meiner Beiträge zur *Zeitschrift für Nervenheilkunde* schrieb, wäre es mir nicht im Traum eingefallen, dass ich diese Aufgabe nun jährlich haben würde. Dieses Buch stellt daher für mich ein kleines Jubiläum dar: 20 Jahre Nervenheilkunde und 20 Bücher mit etwa 400 Beiträgen, die ich für diese Zeitschrift verfasst habe (vgl. Tabelle 1).

Die neunzehnte Aufsatzsammlung erschien nicht im Schattauer Verlag, sondern bei Klett-Cotta, und hatte die Beiträge aus den Jahren 2017 und 2018 aus der Nervenheilkunde, die sich mit dem Thema »Smartphone« und im weiteren Sinne »Digitalisierung« beschäftigten, zum Inhalt. Das Buch hat den Titel *Die Smartphone-Epidemie. Gefahren für Gesundheit, Bildung und Gesellschaft* und war also einerseits wie die 18 Bücher davor – und das (hier vorliegende) zwanzigste danach – eine Sammlung (mehr oder weniger stark überarbeiteter) Beiträge aus der *Nervenheilkunde.* Andererseits war es zugleich ein eigenständiges Buch und es erschien nicht bei einem Spezialisten für medizinische Wissenschaft wie dem Schattauer Verlag, sondern beim Publikumsverlag Klett-Cotta – und damit »außer der Reihe«.

Es war nötig geworden, weil nach *Digitale Demenz* (2012) und *Cyberkrank!* (2015) sehr viele neue Erkenntnisse zu den negativen Folgen der Digitaltechnik, und insbesondere von Smartphones, publiziert worden waren, die bislang in keiner Zusammenfassung vorlagen und daher

Tabelle 1: Übersicht zu den 20 Büchern mit meinen Beiträgen zur Zeitschrift für Nervenheilkunde (Editorials und Rubrik Geist & Gehirn).

Beiträge aus NHK-Jahrgang	**Titel (Erscheinungsjahr)**	**Anzahl Beiträge**	**Beiträge zu Medien & Digitalisierung**
1999	Geist, Gehirn & Nervenheilkunde (2000)	19	1
2000	Ketchup und das kollektive Unbewusste (2001)	23	2
2001	Schokolade im Gehirn (2001)	18	0
2002	Verdacht auf Psyche (2003)	22	2
2003	Von Geistesblitzen und Hirngespinsten (2004)	20	1
2004	Frontalhirn an Mandelkern (2005)	22	3
2005	Gott-Gen und Großmutterneuron (2006)	22	4
2006	Vom Sinn des Lebens (2007)	22	0
2007	Liebesbriefe und Einkaufszentren (2008)	22	1
2008	Das Wahre, Schöne, Gute (2009)	20	1
2009	Aufklärung 2.0 (2010)	22	2

Beiträge aus NHK-Jahrgang	Titel (Erscheinungsjahr)	Anzahl Beiträge	Beiträge zu Medien & Digitalisierung
2010	Dopamin und Käsekuchen (2011)	20	5
2011	Nichtstun, Flirten, Küssen (2012)	21	3
2012	Das (un)soziale Gehirn (2013)	19	9
2013	Rotkäppchen und der Stress (2014)	17	4
2014	Denken – zu Risiken und Nebenwirkungen (2015)	17	5
2015	Gelegenheit macht Liebe (2016)	21	7
2016	Früher war alles später (2017)	18	7
2017/18	Die Smartphone-Epidemie (2018)	15	15
2017/18	Musik, Meditation und Mittelmeerdiät (2019)	18	1
Gesamt		398	73

einer breiten Leserschaft vergleichsweise unzugänglich waren. Beiträge zum Thema »Computer, Medien und Digitalisierung« gab es in nahezu jedem Jahr und damit auch jedem meiner Bücher. Angesichts der rasanten weltweiten Verbreitung des Smartphones und dessen täglicher Nutzungsdauer und der Tatsache, dass bis heute keinerlei Technikfolgenabschätzung von Smartphones publiziert wurde, die diesen Namen auch zu Recht trägt, erschien es mir – und erscheint es mir noch heute – dringend notwendig, meine Beiträge hierzu gebündelt unter dem Titel *Die Smartphone-Epidemie* zu publizieren. Dass das Buch bis heute seine Leser findet, bestätigt mich in dieser Auffassung.

An dieser Stelle sei jedoch betont, dass ich weit davon entfernt bin, mich »nur noch« auf die Digitalisierung zu konzentrieren, wenn ich sie auch tatsächlich nach wie vor für über-hyped und hinsichtlich ihrer Gefahren für unterschätzt halte. Vielmehr deckt die Gehirnforschung permanent Neues auf, was für uns – jeden einzelnen und die Gesellschaft – wichtig ist. Dieses Wissen aufzubereiten, zusammenzufassen und im jeweiligen Kontext darzustellen, um damit zur notwendigen Verbreitung dieses Wissens beizutragen, war und ist noch immer für mich letztlich die Triebfeder meiner Arbeit. Das einundzwanzigste Buch ist daher mittlerweile auch schon wieder zu etwa zwei Dritteln bis drei Vierteln fertig. Noch macht das alles sehr viel Freude und verleiht, nicht zuletzt dank der vielen ermunternden Mails, die ich täglich bekomme, tiefe Befriedigung. Dafür danke ich allen Lesern.

Mein Dank geht diesmal in mehrere Richtungen. Zunächst an Frau Dr. Anja Borchers, die ebenso kompetente wie engagierte Redakteurin der *Nervenheilkunde*, jetzt bei Thieme und unerschütterlicher Fels in der Brandung der vielen Veränderungen der letzten Jahre. Weiterhin danke ich Frau Ruth Becker, die in den vergangenen zehn Jahren meine Bücher bei Schattauer fabelhaft lektoriert hat, und deren organisatorische und sprachliche Fähigkeiten inzwischen der Abteilung für Psychosomatische Medizin und Psychotherapie des Universitätsklinikums Tübingen zur

Verfügung stehen. Glücklicherweise betreut sie freiberuflich weiterhin einige wenige ausgewählte Bücher wie beispielsweise meine.

Das Psychiatrie-, Psychotherapie- und Psychosomatikprogramm des Schattauer Verlages ist unterdessen unter das Dach von Klett-Cotta umgezogen, wobei die »Marke Schattauer« und die Programmorientierung erhalten bleiben. Frau Dr. Nadja Urbani hat zusammen mit Dr. Wulf Bertram diesen Umzug ebenso behutsam wie engagiert begleitet und behütet dort als Lektorin die Kontinuität des organisatorischen und inhaltlichen Rahmens.

Ein ganz besonderer Dank gilt dem langjährigen Inhaber und Geschäftsführer des Schattauer Verlages, Herrn Dieter Bergemann. Unter seiner Ägide sind nicht nur vor 20 Jahren meine ersten Schattauer-Bücher erschienen, sondern er hat alle meine weiteren Publikationen wohlwollend und mit persönlichem Interesse begleitet. Mit inzwischen über 80 Jahren hat er 2016 beschlossen, den Verlag in andere Hände zu übergeben und sich nun in den »wohlverdienten Ruhestand« (dieser etwas abgedroschene Begriff stimmt in Bezug auf Dieter Bergemann tatsächlich!) zu verabschieden. Ich darf ihm von dieser Stelle viel Zufriedenheit und Gesundheit wünschen und noch lange Freude an den neu erscheinenden Schattauer-Büchern wie diesem hier.

Seit mich mein Freund und Kollege Prof. Dr. Thomas Kammer beim Herausgeben der *Nervenheilkunde* tatkräftig unterstützt, macht mir die Arbeit noch mehr Spaß, weil wir uns immer wieder inhaltlich mit den Beiträgen auseinandersetzen. Diese Diskussionen sind sehr offen und erfrischend, finden immer im Bestreben statt, der Zeitschrift und damit den Lesern gute Qualität zu bieten und zugleich mit den Autoren in einen produktiven Austausch zu treten. Die *Nervenheilkunde* hat ein Peer-review-System, es funktioniert auch dank der vielen Kollegen, die uns helfen, die Qualität von Manuskripten zu beurteilen und zu verbessern. Noch können das Algorithmen nicht, und wenn ich meine Diskussionen mit Thomas gedanklich rekapituliere, bin ich mir auch nicht sicher, ob das jemals gehen wird. Und selbst wenn, dann hätten die Algorithmen nicht den Spaß dabei. Lieber Thomas, ich hoffe, Du bleibst noch lange im *Nervenheilkunde*-Boot und hilfst mir weiter nach Kräften!

Last but not least bedanke ich mich bei meinem Freund Dr. Wulf Bertram. Er hat meine 20 Jahre *Nervenheilkunde* letztlich auf dem Gewissen, denn er war es, der mir die Herausgeberschaft dieser Zeitschrift vor mehr als 20 Jahren anbot. »Dieses Käseblatt?«, soll ich damals geantwortet haben und habe ich tatsächlich. Mehr als zwei Jahrzehnte und mittlerweile knapp 420 kleine Publikationen weiter muss ich sagen, dass dies mein Leben schon ziemlich verändert hat, denn alle zwei Wochen etwas Neues und Interessantes zu schreiben, ist nicht immer nur eine Freude, sondern zuweilen auch sehr lästig. Aber dann ist es auch wieder gut, dass man einen Schubser von außen hat, und nicht zuletzt deswegen ein Schriftstück dann eben auch zuweilen beendet, obwohl man weiß, dass man mindestens noch zwei Jahre daran arbeiten müsste und sich über den Sachverhalt ein mindestens dreibändiges Werk verfassen ließe.

Im Hinblick auf die Bücher, die aus meinen Beiträgen wurden, hat mich Wulf auch immer unterstützt. Bescheiden wie er ist, schrieb er mir vor einigen Tagen anlässlich der Fertigstellung dieses Büchleins: »Solltest Du das unwiderstehliche Bedürfnis haben, Dich auch bei mir zu bedanken, könntest Du schreiben, dass Du Dich bei Deinem

Freund Wulf Bertram nicht zu bedanken brauchst, ebenso wenig wie er sich bei Dir. Wir teilen ja, in unterschiedlichen Funktionen und Positionen, das gleiche Anliegen, nämlich die Befunde aus der hochkarätigen Forschung weiterzugeben, die für einen breiteren Leserkreis interessant sind, weil sie uns gesünder, bewusster, humaner, entspannter und glücklicher machen können; und dass es eigentlich nicht zu verantworten wäre, sie in der akademischen Höhenluft zu belassen. Vielmehr sollen sie als frische Brise das Organ erreichen, um das es in ihnen geht.«

Danke!

Hiddensee, im Juli 2019 Manfred Spitzer

Inhalt

1 Pfadfinder, Wandervögel und seelische Gesundheit

Plädoyer für eine (fast) vergessene Erlebnispädagogik

Pfadfinder und Wandervögel gibt es seit über 100 Jahren. Kein Wunder also, dass sie »in die Jahre gekommen sind«, wie man so sagt, erscheinen sie doch heute Vielen als Relikt aus einer längst vergangenen Zeit.

Und in der Tat: Liest man das Buch des Begründers der Pfadfinderbewegung, des britischen Generals Robert Baden-Powell (1857–1941), so ist man über die – heute würden wir sagen – paramilitärische Diktion erstaunt, vielleicht sogar entsetzt (►Abb. 1-1). Aber es waren ja auch andere Zeiten und Baden-Powell war nicht nur ein erfolgreicher Militär, sondern auch ein sehr guter Diplomat, und viele seiner im Buch diskutierten »Fallbeispiele« sind Zeugnisse von Weisheit und Menschenkenntnis (und nicht von aggressivem Waffengeklapper).

Schon während seiner Militärzeit schrieb Baden-Powell Bücher über das Beobachten und Auskundschaften, zunächst für das Militär, dann auch für männliche Jugendliche. In einer ziemlich ausweglosen militärischen Situation der Belagerung hatte er diese für »Hilfsdienste« eingesetzt und war von Können, Mut und Begeisterungsfähigkeit der jungen Menschen überrascht. Ausgehend von diesen Erfahrungen im zweiten Burenkrieg begann er über sinnvolle zivile Aktivitäten von jungen Menschen nachzudenken, wobei mehr gemeint ist als nur die Spurensuche (daher der Name »Pfad-Finder«, engl.: »Boy Scout«), nämlich z.B. auch:

- die genaue Beobachtung, Erkennung und Einordnung von Naturphänomenen (Pflanzen, Tiere, deren Spuren oder Laute; Vogelstimmen, praktische Geometrie, Meteorologie und Astronomie),
- das (Über-)Leben in der freien Natur,
- praktische Fähigkeiten und Fertigkeiten (vom Zähneputzen, dem Verknoten von Seilen oder Herstellen von Knöpfen aus Schnürsenkeln über den Umgang mit Tieren, das Bauen einer Hütte bis zum Errichten einer Hängebrücke),
- körperliche Ertüchtigung,
- Höflichkeit sowie vor allem
- Bedürftigen zu helfen – bis hin zur Ersten Hilfe, künstlicher Beatmung oder dem Lagern und Transportieren von Verletzten (▸Abb. 1-2).

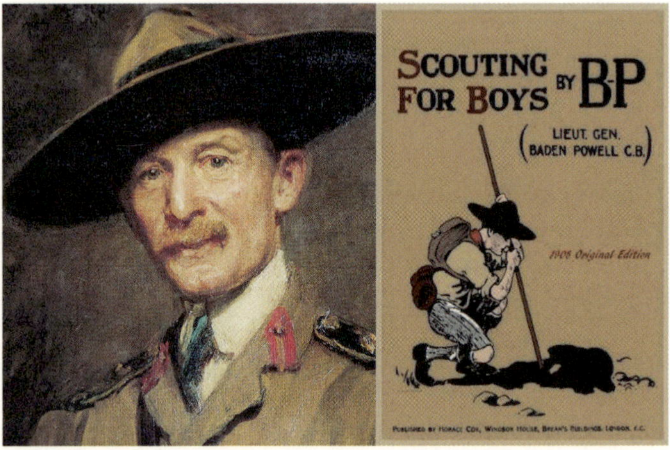

Abb. 1-1 Portrait Robert Baden-Powells. Reproduktion eines Ausschnitts vom Cover der Biografie von Tim Jeal aus dem Jahr 1989 (links); Cover eines Nachdrucks der 1908 erschienenen Originalausgabe seines Buchs *Scouting for Boys* (rechts). © Foto eines Exemplars im Besitz des Autors.

Ein Zufall wollte es, dass Baden-Powell im Jahr 1907 auf der kleinen britischen Insel Brownsea (wenige Kilometer westlich vom Seebad Bournemouth gelegen) ein Lager mit 21 Jungen durchführte, um seine Ideen zur »naturnahen Erlebnispädagogik« (und wieder: erst *heute* nennen wir das so!) in der Praxis einmal auszuprobieren. Der Morgen nach der ersten Nacht am Lagerfeuer, der 1. August 1907, gilt seither als Beginn der Pfadfinderbewegung. Diese breitete sich in der Folge weltweit sehr rasch aus, und hatte kurze Zeit später schon tausende Mitglieder in vielen europäischen Ländern, einschließlich Deutschlands.

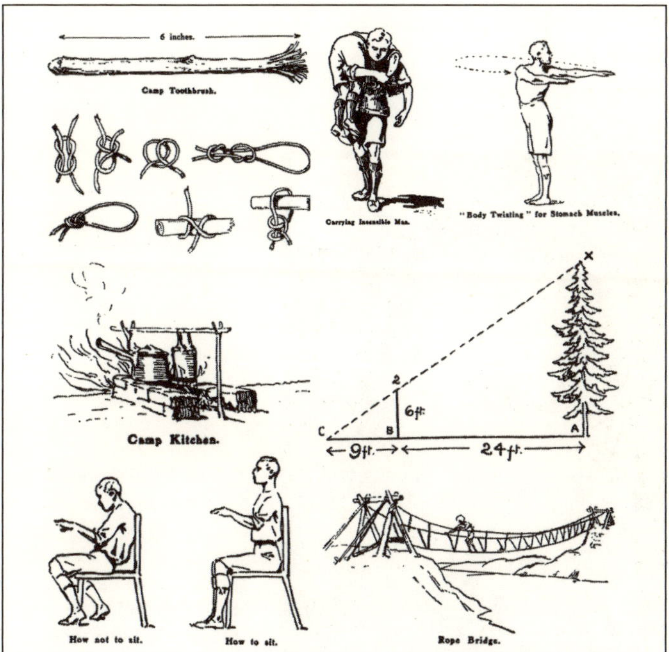

Abb. 1-2 Zeichnungen von Baden-Powell aus seinem »Pfadfinder-Handbuch«, die das breite Spektrum der Aktivitäten zeigen.

Etwas früher als die Pfadfinder war in Deutschland bereits eine andere Bewegung von Schülern und Studenten entstanden, die den Namen *Wandervogel* trägt (►Abb. 1-3). Hierbei ging es um das Erleben von Natur und das Leben in der freien Natur. Diese hatte einerseits durch die Industrialisierung der Gesellschaft im 19. Jahrhundert als Lebensraum an Bedeutung verloren, wurde jedoch zunehmend verklärt – angeregt durch Ideale der Aufklärung und der Romantik. Konkret begannen im Jahr 1896 in Berlin-Steglitz der damalige Student Hermann Hoffmann und der Schüler Karl Fischer im kleinen Kreise mit anderen begeisterten Wanderern, gemeinsame Fahrten und Wanderungen zu organisieren, woraus am 4. November 1901 die Gründung des Vereins *Wandervogel – Ausschuß für Schülerfahrten e. V.* resultierte.

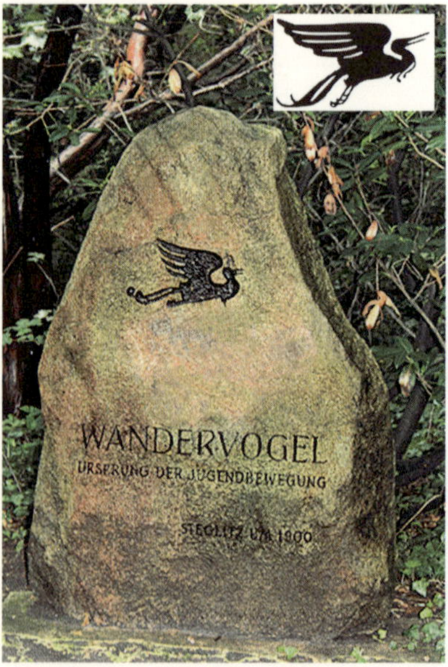

Abb. 1-3 Gedenkstein der Wandervogelbewegung im Stadtpark Steglitz, Berlin, im Parkteil zwischen der Sedan- und Klingsorstraße und Emblem der Wandervogelbewegung – der Wandervogelgreif (oben rechts, gemeinfrei).

Die Wandervogelbewegung war damit der Beginn dessen, was man nach dem Ersten Weltkrieg »Jugendbewegung« nannte. Sie spielte im ersten Drittel des 20. Jahrhunderts (bis 1933) für andere Entwicklungen wie die Reformpädagogik, die Freikörperkultur und die sogenannte Lebensreformbewegung[1], eine wichtige Rolle.

Die Wandervogelbewegung breitete sich innerhalb weniger Jahre über den ganzen deutschsprachigen Raum aus[2] und war zunächst völlig unpolitisch, wie zeitgenössische Beschreibungen der Anhänger der Bewegung sehr deutlich vor Augen führen: »Der Wandervogel von echtem romantischem Blute, [...] Ein brauner dreckiger Kerl mit einem Schlapphut, ein paar grün-rotgoldenen Bändern irgendwo, den Rucksack auf dem Buckel, draußen einen rußigen Kochtopf und auf der Schulter eine Guitarre« (Wolf Meyen, zit. nach Blüher 1913/1963, S. 50).

1 Auch wenn das Wort »Lebensreformbewegung« heute »antiquiert« klingen mag, waren die Gedanken damals aus heutiger Sicht sehr naheliegend: Statt sich in ein Korsett zu zwängen, wollte man bequeme Kleidung tragen, viel Luft und Sonne an den Körper lassen, sich gesund und vegetarisch ernähren (keine Konserven, Brühwürfel oder andere vorverarbeitete Produkte) und sich wieder mehr in der Natur aufhalten. Diese Gedanken waren klar in *Gegnerschaft* zu *Industrialisierung*, *Urbanisierung* und *Materialismus* formuliert. Wollte heute – gut hundert Jahre später und viele Schritte weiter in Richtung Industrialisierung, Urbanisierung und Materialismus – jemand ernsthaft widersprechen?

2 In der Schweiz erfolgte eine entsprechende Gründung als *Wandervogel. Schweizerischer Bund für alkoholfreie Jugendwanderungen* im Jahr 1907 (wieder aufgelöst 1955), in Österreich im Jahr 1911 unter dem Namen *Österreichischer Wandervogel, Bund für deutsches Jugendwandern* (auch hier waren Alkohol und Nikotin verpönt); 1938 wurde die Vereinigung nach der Annexion Österreichs aufgelöst; 1947 erfolgte die Neugründung als Verein.

Apropos Gitarre, also »Zupfgeige«: Der Heidelberger Medizinstudent und spätere Arzt Hans Breuer gab im Jahr 1909 die Volksliedersammlung mit dem Namen *Zupfgeigenhansl* heraus, die traditionelle Volkslieder, Studentenlieder und vieles mehr nach Themen geordnet enthielt – zum gemeinsamen Singen auf den Wanderungen. Diese anlässlich ihres 100. Geburtstags als »Neue Deutsche Welle der Kaiserzeit« (Wetzel 2009) bezeichnete Liedersammlung erreichte eine Gesamtauflage von über einer Million Exemplaren und gilt als das wichtigste deutsche Liederbuch des 20. Jahrhunderts.

Im Grunde genommen gab es vor gut einem Jahrhundert weder *den* Wandervogel noch *die* Wandervogelbewegung, sondern unzählige kleine wandernde Gruppierungen mit unterschiedlichen Gedanken und Interessen. »Umstritten waren beispielsweise Fragen der Mädchenbeteiligung und der Alkoholabstinenz«[3], später kamen noch Auseinandersetzungen um homoerotische Vereinsmitglieder hinzu (Wikipedia 2016). Bereits im Jahr 1904 wurde der erste Verein – nach nur drei Jahren – wieder aufgelöst und zwei neue gegründet. Trotz weiterer Abspaltungen, Neugründungen, Zusammenschlüssen, Übernahmen etc. nahm die Bewegung insgesamt bis zum Beginn des Ersten Weltkriegs an Bedeutung (und vor allem an Teilnehmern!) zu.

Den motivationalen Hintergrund (so reden wir heute) der Bewegung beschrieb Ernst Buske im Jahr 1920 wie folgt (das längere Zitat sei erlaubt, werden doch die der Bewegung zugrunde liegenden Ideen und Gefühle sehr eindrücklich beschrieben): »Wen es jahraus, jahrein, Sonntag

---

3 Aus neurobiologischer Sicht kann man hierzu festhalten, dass es interessanterweise bei beiden Fragen letztlich um das Gleiche ging, nämlich die Aktivierung des Nucleus accumbens.

für Sonntag und in den Ferien auch für mehrere Wochen aus Unnatur und Zwang, aus Hast und Gier des lebenstötenden Stadtgetriebes hinaus in die ewigjunge, spannungsauslösende Natur getrieben hat, wer durch das geheimnisvolle Weben eines Sommermorgens im steilen Walddom geschritten ist, wer über blühende Heide bei totenstiller Mittagszeit durch flimmernde Sonnenstäubchen wanderte, wer auf ragender Bergeshöhe oder am rauschenden Meer oder auf stiller Schneehalde die Sonne sinken sah, wer aus dumpfem Gemäuer verfallener Burgen zum sternenübersähten Nachthimmel aufschaute, wer, wenn das Sonnwendfeuer allmählich verglommen, über den Bergen das Frührot aufsteigen sah – wer so sich selbst als Teil der Natur und die Natur als Teil seines Selbst fühlt, der ist nicht mehr wurzellos wie der Städter, seine Wurzeln senken sich tief hinein in das Land, das er durchwandert, und er umfasst die Heimat mit seiner ganzen Liebe.«

Interessant ist, dass der Autor dieses intensive Naturerleben – ganz im Sinne von Immanuel Kants *Kritik der Praktischen Vernunft*[4] – mit der Ausbildung einer prosozialen moralischen Einstellung in unmittelbaren Zusammenhang stellt, wenn er wie folgt fortfährt: »Aber nicht nur das Land, auch seine Bewohner und ihre Art werden dem Wanderer Leben und Erleben. Wer heut beim Bauer, morgen beim Dorfhandwerker, übermorgen beim Förster, Lehrer oder Pfarrer sein einfaches Nachtlager findet, wer heut

4 »Zwei Dinge erfüllen das Gemüt mit immer neuer und zunehmender Bewunderung und Ehrfurcht, je öfter und anhaltender sich das Nachdenken damit beschäftigt: der bestirnte Himmel über mir und das moralische Gesetz in mir«, lautet das weithin bekannte Kant-Zitat zum Zusammenhang von Naturerleben und Moral, das heute im Lichte entsprechender empirischer Studien wieder stark diskutiert wird (Spitzer 2016).

hier am Herd sitzt und sich von der freundlichen Großmutter von alten Sagen und Gebräuchen und wunderbaren Menschenschicksalen erzählen lässt, wer morgen mit der Dorfjugend unter der weitausladenden Dorflinde die alten Volkslieder singt oder in lustigen Reigen sich schwingt, wer übermorgen mit dem Bauern aufs Feld geht und bei dringlicher Arbeit fleißig mit Hand anlegt – wer so mit freundlichem Blick und mit helfender Hand den Menschen begegnet, dem bleiben sie nicht fremd. Und aus dem Verstehen der Menschen, ihrer Art und Arbeit kommt Achtung und Liebe, kommt das tiefe Gefühl des Teilseins, das Bewusstsein eines übernatürlichen Zusammenhangs, in dem wir alle umfangen sind« (Buske 1920, zit. nach Kindt 1963, S. 198 f.).

Nach dem Ersten Weltkrieg kam es zu einer Annäherung von Pfandfinder- und Wandervogelbewegung, was zunächst einmal beiden gut tat, dem Wandervogel die Diszipliniertheit, Selbstkontrolle und Verantwortung (für andere) und den Pfadfindern die Konzentration auf die Natur und deren Erleben.

Entsprechend änderte sich das Erscheinungsbild der Beteiligten, »[...] die Jugendherberge hat Heulager und Zelt abgelöst, in der Kleidung ist man [...] zu sachlicher Schlichtheit gekommen [...]« merkt der Pädagoge Erich Weniger hierzu im Jahr 1928 an, und beschreibt das Erscheinungsbild der Wanderer sehr schön wie folgt: »[...] die eigentümlich aufgelöste Form des Tippelns – die weit auseinandergezogene Gruppe [...], von Ferne an den Zug von Wildvögeln erinnernd und ein merkwürdiges Ineinander von trotzigem Individualismus und von selbstverständlicher Gebundenheit – ist unter dem Einfluss der Pfadfinder [...] abgelöst durch die geschlossene, marschierende Gruppe [...]« (Weniger 1928, zit. n. Kindt 1963, S. 546).

Was nach 1933 sowohl mit der Pfadfinder- als auch mit der Wandervogelbewegung geschah, ist hinlänglich bekannt: Da es sich immer um einzelne kleine lokale Gruppen handelte, konnten sie entweder verboten bzw. unterdrückt werden oder sie wurden in die Hitlerjugend integriert bzw. gingen in ihr auf. Nicht zuletzt deshalb gelangten beide Bewegungen hierzulande nach dem Zweiten Weltkrieg nie mehr zu der Bedeutung, die sie im ersten Drittel des 20. Jahrhunderts hatten.

Damit könnte dieser Bericht enden, wären da nicht eine ganze Reihe neuer Daten und Erkenntnisse zur Bedeutung des Erlebens von Natur für die seelische Gesundheit ganz allgemein sowie das Funktionieren höherer geistiger Leistungen im Besonderen. In den USA untersuchten Jang und Mitarbeiter im Rahmen einer *Gallup*-Umfrage *Eagle Scouts*, also eine Untergruppe besonders herausragender Pfadfinder und verglichen sie mit normalen Pfadfindern *(Scouts)* sowie Personen, die nicht bei den Pfadfindern waren. Zwischen dem 12. Oktober und dem 20. November 2010 wurden 2489 – davon 134 *Eagle Scouts*, 853 (non-Eagle) *Scouts* und 1502 *non-Scouts* – männliche erwachsene Amerikaner telefonisch befragt.

Man erhob zunächst (unabhängige Variable), wie viele Jahre die Männer früher (d.h. vor ihrem 18. Lebensjahr) bei den Pfadfindern waren (von »0« bis »5 und mehr«).

Danach wurden (als abhängige Variablen) die Fähigkeiten zu Zielorientierung und Vorausplanung erfasst sowie das soziale Netzwerk und das Eingebundensein in soziale Gruppen (►Tab. 1-1). Auch das Freizeit- und Gesundheitsverhalten sowie das subjektive Wohlbefinden wurden mittels standardisierter Verfahren erfasst. Man erfragte dazu einzeln zwölf Freizeitaktivitäten, die man draußen ausführt (z.B. Wandern, Kanufahren, Fischen, Camping,

Tab. 1-1 Die sozialen Variablen wurden dadurch erfasst, dass man einerseits das soziale Netzwerk (links) erfragte und zum zweiten die Zeit bestimmte, die mit Gruppenaktivitäten (rechts) verbracht wurde (Jang et al. 2014).

Soziales Netzwerk	Gruppenaktivitäten
Wie oft sprechen Sie oder besuchen Sie die Nachbarn in den zehn bis zwanzig Ihnen am nächsten stehenden Haushalten? • nie • weniger als einmal im Jahr • mehrmals pro Jahr • einmal im Monat • mehrmals pro Monat • mehrmals pro Woche • etwa täglich	Wie vielen formellen oder informellen Gruppen, die sich mindestens einmal im Monat treffen, gehören Sie an? • keiner • einer • zwei • drei • vier • fünf • sechs • sieben und mehr

Wintersport) sowie vier weitere Freizeitbeschäftigungen (z.B. Besuch von Veranstaltungen wie Theater, Konzerte, Besuch von Fort- und Weiterbildungsveranstaltungen, ein Instrument spielen, Bücher lesen). Sportliche Aktivitäten wurden dadurch erfragt, dass man die Anzahl der Tage/Woche (von »0« bis »7«) erhob, an denen der Proband mindestens eine halbe Stunde Sport trieb.

Das subjektive Wohlbefinden wurde in soziales, emotionales und körperliches Wohlbefinden eingeteilt und einzeln erfasst (▸Tab. 1-2). Zudem wurde noch nach Alter, Familienstand, sozioökonomischem Status (SES), d.h. Einkommen (in tausend US$/Jahr), Bildung (in Jahren der Ausbildung) und Arbeitslosigkeit (ja/nein) sowie nach Religiosität (Häufigkeit von Gottesdienstbesuchen), ethnischer Herkunft (»white/non-white«) und Herkunft (Northeast, Midwest, South, West) gefragt. Die Erhebung dieser Kontrollvariablen war wichtig, da es hier viele bekannte Zusammenhänge gibt: Verheiratete sowie religiöse Männer sind gesünder und fühlen sich wohler als unverheiratete bzw. nicht religiöse. Gleiches gilt für die weiße Bevölkerung im Vergleich zu Menschen anderer Herkunft. Bildung und Einkommen sowie ein bestehendes Arbeitsverhältnis (sozioökonomischer Status) haben ebenfalls einen deutlichen Einfluss.

Tab. 1-2 Erfassung des subjektiven Wohlbefindens im sozialen, emotionalen und körperlichen Bereich (Jang et al. 2014).

Soziales Wohlbefinden	**Emotionales Wohlbefinden**	**Körperliches Wohlbefinden**
Schätzen Sie die Nähe Ihrer Beziehung (1 = gar nicht nahe; … 5 = sehr nahe) im Hinblick auf die folgenden Personengruppen ein: • Ihre Eltern • Ihre Geschwister • Ihre Kinder • Ihre Nachbarn • Ihre Religionsgemeinschaft • Ihre Freunde • Ihre Arbeitskollegen	Erlebten Sie die folgenden Gefühle oft am gestrigen Tag (0 = nein; 1 = ja)? • Sorgen • Stress • Depression	Wie schätzen Sie Ihre Gesundheit ein? • schlecht • mäßig • gut • sehr gut • exzellent

Um den Grad der im Erwachsenenalter gelebten *Zielorientierung* zu erfassen, fragte man danach, ob die Personen sich im Vorjahr (also 2009) ein privates, berufliches oder finanzielles Ziel gesetzt hatten und wie sie dessen Erreichung einschätzen würden. Die Antworten wurden jeweils mit

- »kein Ziel gesetzt«,
- »Ziel gesetzt, aber nicht erreicht« oder
- »Ziel gesetzt und erreicht«

kodiert, sodass ein Minimalwert von 3 und ein Maximalwert von 9 zu erreichen war.

Zur Erfassung der Fähigkeit zum vorausschauenden *Planen* für Notfälle wurde gefragt, ob und wie sie jetzt für Notfälle gerüstet sind. Hierzu wurde ein Index gebildet aus den positiven Antworten auf die Fragen nach einem Notfallkoffer (a) zuhause, (b) im Auto oder (c) bei der Arbeit, sowie (d) die Frage nach einem bereits vereinbarten Treffpunkt für den Fall, dass ein Notfall oder eine Evakuierung erfolgt ist und man sich nicht mehr zuhause treffen kann. Zudem wurde noch erfragt, (e) ob die Person ein Zertifikat über den erfolgreichen Abschluss eines Kurses zu Herz-Kreislauf-Wiederbelebung vorweisen konnte.

Der ganze erhebliche Aufwand diente dazu, genaue Daten zu erheben, um statistische Modelle zu berechnen, wie die gemessenen Größen miteinander in Beziehung stehen. *Denken* kann man sich dazu sehr viel, die Frage ist jedoch, wie stark diese Zusammenhänge sich tatsächlich in den Daten nachweisen lassen.

Rein deskriptiv ergaben sich folgende Ergebnisse: Die Befragten waren im Mittel 48 Jahre alt, zu knapp drei Viertel handelte es sich um Menschen europäischer Herkunft, knapp 60 % waren verheiratet und das Jahreseinkommen lag im Durchschnitt zwischen 45 und 55 tausend US-Dollar.

Ältere Befragte waren weniger zielorientiert und planten weniger, verbrachten weniger Zeit mit Freizeitaktivitäten oder Sport und fühlten sich körperlich nicht so wohl wie jüngere, wiesen aber ein höheres emotionales Wohlbefinden als jüngere Befragte auf. Auch zeigte sich (wie erwartet), dass verheiratete Männer und solche mit höherer Bildung, höherem Einkommen und vor allem Männer in Arbeit ein größeres Wohlbefinden aufwiesen. Religiosität war ebenfalls mit höherem sozialem, emotionalem und körperlichem Wohlbefinden assoziiert.

Das wichtigste Ergebnis war jedoch, dass die Anzahl der als Pfadfinder in der Jugend verbrachten Jahre positiv mit allen drei Maßen des Wohlbefindens im Erwachsenenalter (sozial, emotional und körperlich) korrelierten. Die Teilnahme bei den Pfadfindern hat also 30 Jahre später (!) noch messbare positive Effekte auf das Leben der Menschen – ein bemerkenswertes Ergebnis. Im Einzelnen fassen die Autoren ihre Ergebnisse wie folgt zusammen: »Unsere Resultate ergaben, dass das ausgedehnte Eingebundensein bei den Pfadfindern positiv mit Human- und Sozialkapital sowie gesundem Freizeitverhalten im Erwachsenenalter verknüpft war, was wiederum eine positive Verknüpfung mit subjektivem Wohlbefinden zeigte« (Jang et al. 2014, Übers. durch d. Autor). Vor allem der Befund, dass nicht nur gesundes Freizeitverhalten die körperliche Fitness positiv beeinflusst (dieses Ergebnis hatte man erwartet), sondern dass auch die – bei den Pfadfindern gelernte – Zielorientierung einen positiven Einfluss auf das körperliche Wohlergehen hatte, macht deutlich, dass bei den Pfadfindern das gelernt wird, was man heute unter exekutiven Funktionen versteht. Deren positiver Effekt auf Gesundheit und Lebensglück wiederum ist gut untersucht (Mischel et al. 1989; Moffit et al. 2011; Spitzer 2012).

Anders formuliert: Die Auswirkungen der Pfadfinderzeit in der Jugend auf das Wohlbefinden 30 Jahre später waren nicht direkt, sondern verliefen indirekt über eine bessere – glückendere (!) – Entwicklung von (Charakter-)

Eigenschaften wie Planungsvermögen, Zielorientierung sowie gesundes Sozial- und Gesundheitsverhalten[5].

Zwei kritische Einwände werden von den Autoren eingehend diskutiert: Könnten die positiven Auswirkungen nicht die Folge anderer Einflüsse sein (soziale Schicht, Religionszugehörigkeit)? – Diesem Einwand ist relativ leicht zu begegnen, wurden doch diese Einflüsse als Kontrollvariablen erfasst, sodass sie sich aus den Daten herausrechnen ließen. Die beschriebenen Effekte blieben dennoch bestehen.

Ein zweiter Einwand – könnte es sich nicht um einen Selektionseffekt handeln? – wiegt schwerer. Wer als junger Mensch zu den Pfadfindern geht, könnte auch von vorneherein gesünder sein als jemand, der sich entscheidet, nicht Mitglied bei den Pfadfindern zu sein. Solche Selektionseffekte muss man von den Auswirkungen der unterschiedlichen »Behandlung« (in der Jugend Pfadfinder gewesen sein oder nicht) klar trennen[6]. Man kann jedoch argumen-

---

5 Nochmals in den Worten der Autoren: »[...] unsere Variablen von humanem und sozialem Kapital und der Freizeitgestaltung im Erwachsenenalter sind wahrscheinlich abhängig von einer positiven Entwicklung im Jugendlichenalter. Diese Variablen geben an, was erwartet wird, in Bezug darauf, was die Teilnahme bei den Pfadfindern einem Jugendlichen zu erreichen hilft: die Fähigkeit zu planen, Zielorientierung, persönliche Bindungen herstellen, Gruppenzugehörigkeit und entspannende Freizeitgestaltung. Folglich zeigt diese Studie, wie die Teilnahme an öffentlichen Jugendprogrammen wie den Pfadfindern wahrscheinlich zum Wohlbefinden im Erwachsenenalter beitragen kann, indem sie eine positive Entwicklung in der Jugend hervorbringt, die dann später zu einem gesteigerten sozialen und humanen Kapital und einer gelungeneren Freizeitgestaltung beiträgt« (Jang et al. 2014, Übers. durch d. Autor).

6 Man bedenke: Basketballspieler sind eher groß gewachsen. Dies liegt jedoch nicht daran, dass man durch Basketballspielen

tieren, dass gerade die Religionszugehörigkeit und der sozioökonomische Status für einen nicht geringen Anteil an Selektion gesorgt haben dürften. Da deren »Herausrechnen« an den Befunden nichts Wesentliches änderte, lässt sich das Gleiche auch zu Selektionseffekten, die man diesen Variablen zuschreiben könnte, sagen. Zweitens zeigt der »Dosiseffekt« an, dass es hier nicht um Selektion, sondern um Training geht: *Nicht* die Entscheidung, zu den Pfadfindern zu gehen, sondern die Länge der Mitgliedschaft bei den Pfadfindern macht die Wirkung aus. Diese war bei den *Eagle Scouts* am größten, deren Mitgliedschaft am längsten war.

Was die Autoren abschließend hervorheben, erscheint mir bemerkenswert: »Von Anfang an hat die Pfadfinderbewegung Kinder, Heranwachsende und junge Erwachsene dazu erzogen, gesunde und zur Gemeinschaft beitragende Mitglieder der amerikanischen Gesellschaft zu sein. Trotz ihrer langen Geschichte (Eintragung im Jahr 1910) und landesweiter Mitgliedschaft von mehr als 2,7 Millionen Jungen und jungen Erwachsenen (im Alter von 7 bis 21 Jahren) wurden jedoch wenig Anstrengungen unternommen, den Beitrag der Pfadfinderbewegung auf die amerikanische Jugend und Gesellschaft zu untersuchen. Die vorliegende

---

wächst, sondern daran, dass große Menschen beim Spiel einen Vorteil haben. Daher erfolgt eine Selektion von größeren Menschen beim Spielen von Basketball automatisch. Eher anders ist es beim Gewichtheben: Hier kann man davon ausgehen, dass die dicken Muskeln eine Folge des Trainings sind (sich also unter Gewichthebern nicht einfach nur diejenigen befinden, die ohnehin dicke Muskeln haben). Das beste Verfahren zur Unterscheidung von Selektions- von Behandlungseffekten ist die Randomisierung, also die *zufällige* Zuteilung der Personen in die Behandlungs- und Kontrollgruppe.

Studie stellt einen ersten Schritt in diese Richtung dar […]« (Jang et al. 2014, Übers. durch d. Autor).

Das von den amerikanischen Autoren gegen Ende ihrer Diskussion genannte Desiderat einer prospektiven kontrollierten Langzeitstudie, die zudem ein Augenmerk auf Risikogruppen wie sozial benachteiligte Schichten richtet[7], wurde nur zwei Jahre später realisiert. Eine britische Arbeitsgruppe um Chris Dibben berichtete im Herbst 2016 im *Jornal of Epidemiology and Community Health* über eine prospektive Studie der Geburtskohorte des Jahres 1958. Diese stammte aus der *National Child Development Study* und untersuchte den Zusammenhang zwischen der Mitgliedschaft bei den Pfadfindern in der Jugend und der seelischen Gesundheit im Alter von 50 Jahren. In dieser Studie waren alle in einer Woche des Jahres 1958 Geborenen – etwa 17 500 Personen – erfasst worden, und im Jahr 2008 wurde mit 9790 dieser Personen (sie waren nun 50 Jahre alt) ein Interview geführt, um ihre seelische Gesundheit (mental health) mittels eines standardisierten Erhebungsinstruments, des *Mental Health Index 5* (MHS-5) zu erfassen.

---

7 »Zukünftige Forschung zu den Pfadfindern […] würde von einer beschleunigten, auf einem longitudinalen Design basierten Datenerhebung profitieren. Insbesondere glauben wir […], dass Studien zu als ›gefährdet‹ eingestuften Kindern und Jugendlichen ein großes Potenzial haben, nicht nur wenn es darum geht zu forschen, sondern auch wenn es darum geht, eine Politik zu verfolgen, die die positive Entwicklung von Jugendlichen fördert. Eine solche Studie könnte z. B. untersuchen, ob junge Leute, die in benachteiligten, durch Armut, Regellosigkeit und Kriminalität gekennzeichneten Gemeinschaften aufwachsen, mit der Zeit besser gedeihen, wenn sie an den Pfadfindern teilnehmen […], verglichen mit denjenigen, die dies nicht tun« (Jang et al. 2014, Übers. durch d. Autor).

Von allen befragten Personen waren tatsächlich etwa 28 % bei den Pfadfindern, und diese Mitgliedschaft war unabhängig von der sozialen Stellung. Sie hing jedoch von der Gegend ab: In Wales war der Prozentsatz der Pfadfinder vergleichsweise geringer, in Schottland dagegen höher.

Das wichtigste Ergebnis der Studie lautete wie folgt: Wer in jungen Jahren (bei Geburt im Jahr 1958 bedeutet dies, in den 1970er-Jahren) Mitglied einer Pfadfinder-Gruppe war, wies im Alter von 50 Jahren – nahezu 40 Jahre später! – eine höhere geistige Gesundheit auf. Die Effekte wurden für Mädchen (»Guides«) gleichermaßen gefunden wie für Jungen (»Scouts«).

Durch die Mitgliedschaft bei den Pfadfindern war beispielsweise die Wahrscheinlichkeit, an einer Angsterkrankung zu leiden, um 18 % vermindert. Auch wenn man wesentliche die Kindheit bestimmende Variablen kontrollierte (soziale Schichtenzugehörigkeit), blieb der Zusammenhang bestehen. Wie die Autoren vorrechnen, bedeutete dies ganz praktisch, dass bei den ehemaligen Pfadfindern 210 von 1000, bei den Nicht-Pfadfindern hingegen 250 von 1000 von einer Angsterkrankung betroffen waren.

Von besonderer Bedeutung erscheint zudem der Befund, dass die Mitgliedschaft bei den Pfadfindern auf sozioökonomische Unterschiede ausgleichend wirkte: Die Gruppe derer, die nicht bei den Pfadfindern waren, wies eine starke Abhängigkeit der Wahrscheinlichkeit, als Erwachsener an einer psychischen Störung zu leiden vom sozioökonomischen Status ihrer Eltern während ihrer Jugend auf, der sich in der Gruppe der Pfadfinder nicht bzw. nur in geringer Ausprägung fand!

Nun könnte es sich bei diesem Befund um einen Selektionseffekt handeln, wie schon bei der Diskussion der US-amerikanischen Studie erläutert. Um hier größtmögliche Klarheit zu schaffen, wurden andere Aktivitäten im Alter von 11 Jahren (Jugendfreizeitgruppe, kirchliche Gruppe, freiwillige regelmäßige Teilnahme an einer sozialen Aktivität) ebenfalls im Hinblick auf ihren Einfluss auf die seelische Gesundheit untersucht. Für die Mitgliedschaft in einer der genannten sozialen Gruppe ließ sich hingegen kein dosisabhängiger Effekt auf die Geistesgesundheit nachweisen.

Zweitens wurde nach einem »Dosiseffekt« gefahndet: Da eine längere Mitgliedschaft bei den Pfadfindern (wie schon in der US-Studie) einen größeren Effekt hatte, liegt eher kein Selektionseffekt vor.

Drittens wurde noch untersucht, ob das Ausmaß des Effekts abhängig davon war, ob in der Region relativ viele oder wenige jungen Menschen bei den Pfadfindern waren. Eine solche Abhängigkeit von der Region würde nach Meinung der Autoren eher gegen einen Behandlungseffekt und eher für einen Selektionseffekt sprechen, wurde jedoch nicht gefunden.

Insgesamt liefert die Studie damit aufgrund ihrer methodischen Qualität und der Anzahl der untersuchten Personen den bis heute stärksten Nachweis der positiven Auswirkungen des Pfadfindertums auf die Entwicklung von Kindern und Jugendlichen hin zu gesunden Erwachsenen. Ihre Ergebnisse bestätigen und ergänzen die der amerikanischen Studie. Es ist also durchaus verständlich, dass man die Arbeit in den Gruppen von Baden-Powell auch als »Charakter-Fabrik« (Character factory; Jeal 1989) bezeichnet hat.

Im Hinblick auf die Wandervögel mag man ergänzen, dass durch eine größere Zahl von Studien Folgendes belegt ist:

- Musik, insbesondere das aktive Musizieren (Singen, Instrumentalspiel), hat einen positiven Einfluss auf die geistige Entwicklung junger Menschen (Hille et al. 2011; Schellenberg 2004).
- Das Gleiche gilt für den Aufenthalt in der freien Natur, der nicht nur Denken und Kreativität fördert, sondern insbesondere auch prosoziale Motive und Verhaltensweisen (Spitzer 2016).
- Zudem reduziert Naturerleben die Auftretenswahrscheinlichkeit psychischer Erkrankungen (Hartig et al. 2014) und insbesondere
- den Einfluss der sozialen Schichtenzugehörigkeit auf die Auftretenswahrscheinlichkeit.
- Die körperliche Ertüchtigung durch das Bewegen (in der freien Natur) hat ihrerseits einen vielfach nachgewiesenen positiven Effekt auf die Gesundheit im späteren Erwachsenenalter.
- Durch erwachsene strukturierte gemeinsame Aktivitäten in kleinen Gruppen – Sport, Musik, Theater, (Hand-)Arbeit – lernen junge Menschen Kenntnisse, Haltungen und Handlungen, die es ihnen ermöglichen, ihr Leben besser im Griff zu haben; sie lernen das, was man »Selbstkontrolle« bzw. »exekutive Funktionen« nennt.
- Dies wirkt sich positiv auf die geistige Gesundheit im Erwachsenenalter aus, die sich – dies sei hier angemerkt – ihrerseits bekanntermaßen positiv auf die körperliche Gesundheit auswirkt.
- Wer mehr Zeit als Kind und junger Mensch in der Natur verbringt, der tut dies auch als Erwachsener (Ward Thompson et al. 2008).

Es ist nur konsequent, wenn Dibben und Mitarbeiter (2016) aus ihrer Studie klare Handlungsanweisungen für die Politik ableiten: »Angesichts der Kosten psychischer Störungen des Erwachsenenalters für das Gesundheitssystem könnten Interventionen im Jugendalter, insbesondere sofern sie von Freiwilligen getragen werden, eine kostengünstige Interventionsstrategie darstellen« (Übers. durch d. Autor). Man kann es auch noch einfacher und klarer sagen: Gäbe es nicht schon Wandervögel und Pfadfinder, dann müsste man sie schleunigst erfinden. Da es sie gibt, sollten wir mehr in diese Strukturen investieren – es braucht ja gar nicht viel! – um Vorhandenes zu fördern und dort, wo es nicht mehr vorhanden ist, wieder aufzubauen. Sozialarbeiter, die in Jugendzentren reparieren, was erst gar nicht kaputt gehen, sondern durch aktives Handeln in Gruppen mit der Unterstützung freiwillig mitwirkender Erwachsener nachhaltig gefördert werden sollte, sind teurer. Zweifellos brauchen wir sie dringend. Aber es ist mit sozialer Arbeit wie mit der Medizin: Am billigsten, effektivsten und für die Betroffenen am wenigsten schmerzhaft ist die Prophylaxe, nicht die Therapie. Wie gut Erlebnispädagogik auf die Entwicklung junger Menschen zu gesunden, glücklichen und an der Gemeinschaft aktiv teilhabenden Erwachsenen wirkt, hat die medizinische Wissenschaft eindrucksvoll gezeigt. Nun kommt es darauf an, dass Entscheidungsträger entsprechend handeln.

Literatur

Anonymus (2016). Wandervogel. Wikipedia.

Baden-Powell, RSS (1908). Scouting for Boys. Mansfield Centre, CT: Martino Publishing 1908/2010.

Balsano, AB, Phelps, E, Theokas, C, et al. (2009). Patterns of early adolescents' participation in youth development programs

having positive youth development goals. J Res Adolesc; 19: 249–259.
Bernard, P, Charafeddine, R, Frohlich, KL, et al. (2007). Health inequalities and place: A theoretical conception of neighbourhood. Soc Sci Med; 65: 1839–1852.
Blüher, H (1913). Geschichte des Wandervogels. Auszugsweise Widergabe aus dem ersten Band. In: Kindt W (Hrsg.). Grundschriften der Deutschen Jugendbewegung. Düsseldorf: Eugen Diederichs 1913/1963.
Buske, E (1920). Jugend und Volk. Aus der Schrift: Ursprung und Aufgaben der freideutschen Jugend von Adolf Grabowsky und Walther Koch. In: Kindt, W (Hrsg.). Grundschriften der Deutschen Jugendbewegung. Düsseldorf: Eugen Diederichs.
Damon, W (2004). What is positive youth development? Ann Am Acad Pol Soc Sci; 591: 13–24.
Dibben, C, Playford, C, Mitchell, R (2016). Be(ing) prepared: Guide and Scout participation, childhood social position and mental health at age 50 – a prospective birth cohort study. Epidemiol Community Health: 1–7.
Gilman, SE, Kawachi, I, Fitzmaurice, GM, et al. (2002). Socioeconomic status in childhood and the lifetime risk of major depression. Int J Epidemiol 2002; 31: 359–367.
Hartig, T, Mitchell, R, de Vries, S, Frumkin H (2014). Nature and health. Annual Review of Public Health; 35: 207–228.
Hille, K, Gust, K, Bitz, U, Kammer, T (2011). Associations between music education, intelligence, and spelling ability in elementary school. Advances in Cognitive Psychology; 7: 1–6.
Huxhold, O, Miche, M, Schüz, B (2014). Benefits of having friends in older ages: differential effects of informal social activities on well-being in middle-aged and older adults. J Gerontol B Psychol Sci Soc Sci; 69: 366–375.
Jang, SJ, Johnson, BR, Kim, Y-I, et al. (2014). Structured voluntary youth activities and positive outcomes in adulthood: An exploratory study of involvement in scouting and subjective well-being. Sociological Focus; 47: 238–267.
Jeal, T (1989). Baden-Powell. London: Hutchinson.
Kindt, W (Hrsg) (1963). Grundschriften der Deutschen Jugendbewegung. Düsseldorf: Eugen Diederichs.
Korpela, K, Borodulin, K, Neuvonen, M, et al. (2014). Analyzing the mediators between nature-based outdoor recreation and emotional well-being. J Environ Psychol; 37: 1–7.

Larson, RW (2000). Toward a psychology of positive youth development. Am Psychol; 55: 170–183.
Lerner, RM, Lerner, JV, Almerigi, JB, et al. (2005). Positive youth development, participation in community youth development programs, and community contributions of fifth-grade adolescents: findings from the first wave of the 4-H study of positive youth development. J Early Adolesc; 25: 17–71.
Mitchell, RJ, Richardson, EA, Shortt, NK, et al. (2015). Neighborhood environments and socioeconomic inequalities in mental well-being. Am J Prev Med; 49: 80–84.
Mischel, W, Shoda, Y, Rodriguez, MI (1989). Delay of gratification in children. Science; 244: 933–938.
Moffitt, TE, Arseneault, L, Belsky, D, et al. (2011). A gradient of childhood self-control predicts health, wealth, and public safety. PNAS; 108: 2693–2698.
Penedo, FJ, Dahn, JR (2005). Exercise and well-being: a review of mental and physical health benefits associated with physical activity. Curr Opin Psychiatry; 18: 189–193.
Schellenberg, EG (2004). Music lessons enhance IQ. Psychological Science; 15: 511–514.
Spitzer, M (2012). Geld und Glück, Karies und Kriminalität. In: Nichtstun, Flirten, Küssen und andere Leistungen des Gehirns. Stuttgart: Schattauer; 164–181.
Spitzer, M (2016). Der bestirnte Himmel über mir und das moralische Gesetz in mir. Ehrfurcht, Naturerleben und Sozialverhalten. In: Gelegenheit macht Liebe, Kleider machen Leute und der Teufel macht krank. Stuttgart: Schattauer; 278–298.
Ward Thompson, C, Aspinall, P, Montarzino, A (2008). The childhood factor: adult visits to green places and the signifcance of childhood experience. Environ Behav; 40: 111–143.
Weniger, E (1928). Die Jugendbewegung und ihre kulturelle Auswirkung. In: Kindt, W (Hrsg.) Grundschriften der Deutschen Jugendbewegung. Düsseldorf: Eugen Diederichs.
Wetzel, LG (2009). Die schlichte, schöne Art des Volkes. Das wichtigste deutsche Liederbuch des 20. Jahrhunderts: Der »Zupfgeigenhansl« der Wandervögel wird 100. Die Welt, 24.3.2009 www.welt.de/welt_print/article3432320/Die-schlichte-schoene-Art-des-Volkes.html

2 Ins Grüne und Blaue

Natur: Geschützt, gesund und teuer!

Jeder möchte gern in einem Häuschen im *Grünen* wohnen; und wenn man verreist, um sich zu entspannen, fährt man ins *Blaue*. – Warum eigentlich wollen die Menschen nicht ins Gelbe oder Rote, Graue oder Violette, sondern immer ins Grüne und ins Blaue? – »So reden wir eben, wenn wir nicht weiter nachdenken«, mag mancher Leser jetzt denken und das Grüne und Blaue als »romantischen Firlefanz« abtun, der dem Zeitgeist des modernen Lebens in Städten und vor Bildschirmen nun wirklich nicht mehr entspreche. Heutzutage gehe man sowieso *ins Internet* und sonst nirgendwo mehr hin.

Jeder auch noch so flüchtige Blick in die Werbung oder direkt auf die Preise von Immobilien zeigt, wie real und wertvoll das Grüne und Blaue ganz offenbar sind: Natur spricht uns an und bleibt im Gedächtnis hängen. Und ein Haus mitten im grauen, tristen Industriegebiet verkauft sich längst nicht so gut wie genau das gleiche Haus an einem grünen Waldrand. Wenn das Haus an einem blauen Gewässer steht, ist es ebenfalls deutlich teurer! Grün *und* Blau – ein Häuschen am Wald beim Wasser – sind ein Traum – und unbezahlbar, vor allem dann, wenn noch ein Ausblick hinzukommt! Der ökonomische Wert von Natur und Landschaft ist mittlerweile Gegenstand intensiver wissenschaftlicher Forschung geworden (Von der Heide & Heijman 2013).

Die Wenigsten machen sich klar, dass in Europa nahezu jede Landschaft bereits Kulturlandschaft ist, nämlich durch Rodung, Entwässerung, Bepflanzung und Pflege *geschaffenes* und erschlossenes Land[1]. So betrachtet ist heutzutage mit dem Begriff der Naturlandschaft gerade *nicht* das gemeint, wohin wir uns begeben, wenn wir sagen, dass wir »mal schnell« ins Grüne gehen (Wanderwege durch angelegte Felder und Wälder!) oder ins Blaue fahren (Straßen!). Wer heutzutage für ein Stündchen in die Natur geht, betritt nicht Natur-, sondern Kulturlandschaft[2]. Vielleicht sollten wir einfach sagen, wir gehen mal »raus ins Grüne und Blaue«, egal, ob angepflanzte Bäume, die Frucht auf dem Felde oder gar eine Hütte unser Ziel sind. So genießen wir die Natur auch in innerstädtischen Parks – schon ein paar Bäume am Straßenrand machen einen großen Unterschied im Hinblick darauf, wie gern wir uns dort aufhalten – und die Begrünung der Außenwände höherer Häuser kann im Stadtbild ganz ungewohnte und zugleich willkommene Akzente setzen (▸Abb. 2-1).

Erst mit der zunehmenden Entfernung des Menschen von der Natur wurde diese Thema, beispielsweise in der Kunst: Landschaftsmalerei sucht man in prähistorischen Fels- oder Höhlenzeichnungen vergebens. Tiere waren den Leuten damals wichtig – ob als Bedrohung oder als Nahrung. Dazwischen allenfalls ein – eher angedeuteter und im Vergleich zu den Tieren weniger detailreich dargestellter – Baum (▸Abb. 2-2).

1 Das ist keine romantisch-deutsche Ideosyncrasie: Wenn die Engländer von »landscape« sprechen, dann geht es ebenfalls um *land shaped*, also um gestaltetes Land.

2 Wenn wir im Gegensatz dazu davon sprechen, »Kultur zu tanken«, dann meinen wir eher einen Museums-, Konzert- oder Theaterbesuch und nicht den Ausflug in geschaffenes und gestaltetes Land.

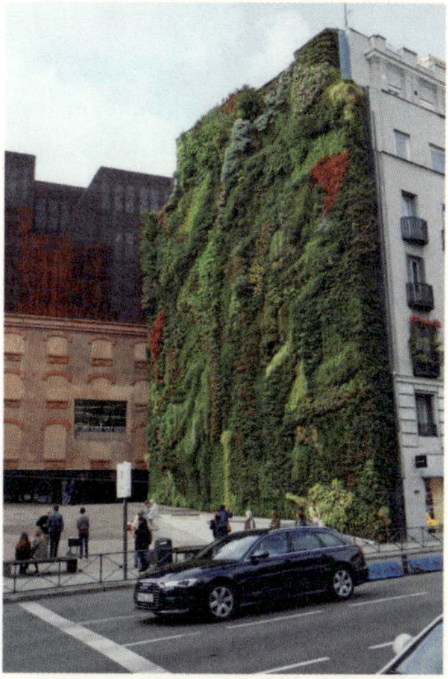

Abb. 2-1 Seit zehn Jahren gibt es den vertikalen Garten am *CaixaForum* in Madrid, einem Museum und Konferenzzentrum. Er wurde von dem französischen Botaniker Patrick Blanc konzipiert und enthält rund 15000 Pflanzen bzw. 250 Pflanzenarten. Foto: Autor.

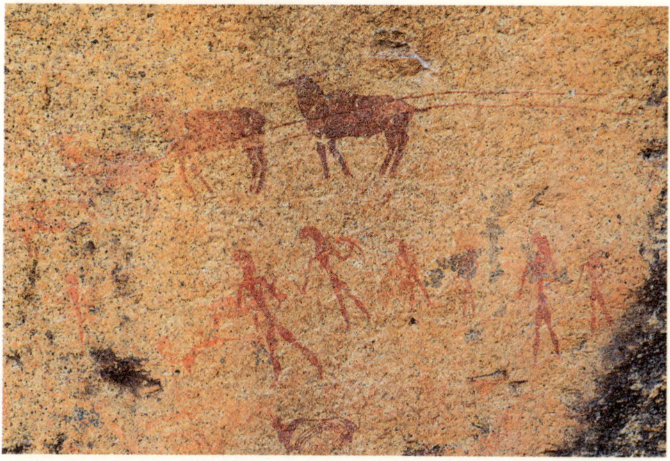

Abb. 2-2 Felszeichnung, wie man sie in Südafrika (hier: in Namibia) häufig findet. Tiere und Menschen sind in der Regel sehr deutlich dargestellt, Landschaftsmerkmale (angedeutet der Baum ganz links, Fluss oder Berg in der oberen Hälfte) dagegen nicht. Foto: Autor.

Ab dem 15. Jahrhundert wurde Landschaft zunehmend Gegenstand der Malerei und entwickelte sich im 17. und 18. Jahrhundert zu einem Genre, dessen Popularität umso mehr zunahm, je mehr die Natur durch den Menschen verändert wurde. Zwar wurde der röhrende Hirsch am Waldrand in deutschen Wohnzimmern mittlerweile längst von Wasserfällen, Bergen, Seen und Sonnenuntergängen, wenn möglich selbst im Urlaub fotografiert, abgelöst. Die Grundidee aber – man hängt sich in die Stube, woran man sich gerne erinnert und wonach man sich sehnt – bleibt dieselbe und hat im heutigen Alltag zwischen Betonwänden und Flachbildschirmen, privat und beruflich, keineswegs an Bedeutung verloren.

Was hat es mit dem Grünen und dem Blauen auf sich, dass es uns so lieb und wortwörtlich teuer ist? Wenn Sie Stress haben, gehen Sie einfach in den Wald! Oder schauen Sie auf das offene Meer. Sie werden merken, dass der Stress dann nachlässt. Warum ist das so?

»Grün« steht für Pflanzen jeder Art und damit für Nahrung, Schutz (vor Witterung und Sonne), Regeneration und Nachhaltigkeit; »Blau« steht für den Himmel und für Wasser, weil sowohl Luft als auch Wasser blaues Licht vergleichsweise stärker streuen, selbst also zwar nicht blau sind, aber aus physikalischen Gründen oft blau erscheinen. Pflanzen (»Grün«) und Wasser (»Blau«) wiederum stehen für die uns erhaltende Natur. So wundert es nicht, dass wir sowohl die Farbe Grün als auch Blau mit den Wirkungen von Natur auf uns Menschen im Sinne von Ruhe, Gelassenheit, Offenheit und Frieden verbinden (Mehta & Zhu 2009; Spitzer 2010). Und dies wiederum ist das genaue Gegenteil von Stress.

In Fachzeitschriften wie *Health Place*, *Landscape and Urban Planning* oder dem *International Journal of Envi-*

ronmental Research and Public Health spricht man von »green space« und »blue space«. In diesen Fachblättern wurde in jüngster Zeit eine ganze Reihe von Studien publiziert, die insgesamt zeigen, dass das Grüne und Blaue gesundheitsfördernde Eigenschaften aufweisen – im Gegensatz zum »dysbiotic grey space« (Logan 2015) von Beton und Asphalt.

Die positiven Wirkungen beziehen sich dabei auf die körperliche und seelische Gesundheit, den sozialen Zusammenhalt der Gemeinschaft sowie die Verminderung von Aggressivität, Gewalt und Kriminalität (Beyer et al. 2014). Betrachten wir ein paar publizierte Ergebnisse aus diesem Bereich (▸Tab. 2-1).

Tab. 2-1 Studien zu den Auswirkungen von *green space* und *blue space* auf die Gesundheit.

Autor, Jahr	**Land, Region**	**n**	**Gemessene Umwelt-Variable**	**Effekt**
Alcock et al. 2014	Großbritannien	1064	Umzug in grünere Gegend	Bessere seelische Gesundheit
Beyer et al. 2014	USA	2479	Baumbestand in der Wohngegend (%)	Je höher, desto bessere seelische Gesundheit
Cohen-Cline et al. 2015	USA	4338	Index der Vegetation	Geringeres Auftreten von Depression
Maas et al. 2009	Niederlande	345 143	Grünflächen in der Wohnumgebung	Je mehr, desto weniger Depression und Angst

Autor, Jahr	Land, Region	n	Gemessene Umwelt-Variable	Effekt
Markevych et al. 2014	Deutschland	2078	Begrünung der Wohngegend im Stadtgebiet (%)	Je weniger, desto höher der Blutdruck von 10-jährigen Kindern
Nutsford et al. 2013	Neuseeland	(keine Angaben)	Begrünung der Gegend (%)	Je höher, desto weniger Angststörungen und affektive Störungen
Park et al. 2010	Japan	280	15 Minuten Aufenthalt im Wald	Verminderung von Cortisol, Puls und RR
Roe et al. 2013	Schottland	106	Begrünung der Wohngegend (%)	Je höher, desto weniger Cortisol im Speichel
Stigsdotter et al. 2010	Dänemark	11238	Mehr als 1 km von Bäumen entfernt wohnen	Stress (Self-Report) um 42 % erhöht, geringere seelische und körperliche Gesundheit, Vitalität, mehr Schmerzsymptome
White et al. 2013	Großbritannien	12360	Lebensraum in Küstennähe	Bessere körperliche und seelische Gesundheit

In einer Studie aus den Niederlanden (Maas et al. 2009a) wurde gemessen, wie viel Prozent Grünfläche im Umkreis von 1 km bzw. 3 km um die Wohnung einer Person vorhanden ist. Man verwendete hierzu Daten zu 24 häufigen Erkrankungen bei insgesamt 345 143 Patienten aus 96 Hausarztpraxen. Die Erkrankungen gehörten zu sieben Clustern, Herz-Kreislauf-Erkrankungen, muskuloskelettale Erkrankungen, psychische Störungen, Atemwegserkrankungen, neurologische Erkrankungen, Erkrankungen des Verdauungstraktes und »verschiedene« Erkrankungen (im Sinne einer Restkategorie körperlicher Symptome). Die Patienten wurden nach ihrem Alter in sechs Kategorien eingeteilt: Kinder unter 12 Jahren (14,4 %), Jugendliche von 12 bis 17 Jahren (6,2 %), junge Erwachsene von 18 bis 25 Jahren (9,6 %), Erwachsene von 26 bis 45 Jahren (32,3 %), ältere Erwachsene von 46 bis 65 Jahren (24,7 %) und Ältere (65+ Jahre; 12,8 %). Auch das Geschlecht (49,5 % männlich), der Bildungsstand, die Arbeitssituation und der sozioökonomische Status wurden erfasst, anhand der postalischen Adresse der Patienten wurde der Anteil der Begrünung in einem Radius von 1 km Umgebung bestimmt. Dadurch wurde es möglich, den Einfluss der Begrünung der unmittelbaren Wohnumgebung auf die Gesundheit einer großen Zahl von Menschen zu bestimmen.

Im Mittel gab es im 1-km-Umkreis von 42,4 % der jeweiligen Wohnungen begrünte Räume (green space) bzw. im 3-km-Umkreis bei 60,8 % der Wohnungen. Man berechnete aus den Daten die Wahrscheinlichkeit, an einer der 24 Krankheiten zu leiden in Abhängigkeit davon, in einer Umgebung mit 10 % mehr Begrünung als der Durchschnitt zu leben. Bei 15 der 24 Krankheiten war das Erkrankungsrisiko vermindert. Betrachtete man die weitere Umgebung (3 km Umkreis), so gab es lediglich noch eine Auswirkung auf Angststörungen und Infektionskrankheiten des Verdauungstraktes.

Noch deutlicher zeigen sich die Effekte, wenn man Menschen, die 10 % Grün in ihrer Umgebung (1 km Radius) haben, mit Menschen mit 90 % Grün in der Umgebung vergleicht: Bei 10 % Grün ist im Vergleich zu einer starken Begrünung eine Depression um 25 % und eine Angststörung um 30 % wahrscheinlicher (Maas et al. 2009a). »Ganz allgemein wurde ein Zusammenhang zwischen Begrünung der Umgebung (green space) und der Einschätzung der Morbidität eines Menschen durch den Hausarzt gefunden, dessen Stärke in etwa dem Zusammenhang zwischen dem Alter und Morbidität entspricht. 1 % mehr Begrünung hat dabei etwa die gleiche Auswirkung auf den Gesundheitszustand eines Menschen wie ein um ein Jahr jüngeres Alter«, kommentieren die Autoren ihre Ergebnisse (Maas et al. 2009a, S. 970, Übers. durch d. Autor). Zudem wurde gefunden, dass der Zusammenhang zwischen Begrünung der unmittelbaren Umgebung der Wohnung und dem Vorhandensein von Krankheiten bei denjenigen am größten ist, bei denen man dies auch erwarten würde, nämlich bei Kindern und Menschen aus sozial benachteiligten Schichten.

Im Rahmen einer Längsschnittstudie untersuchten Alcock und Mitarbeiter (2014), was geschieht, wenn die Leute in eine grünere Gegend mit mehr Bäumen am Straßenrand, mehr privaten Gärten und öffentlichen Parks der gleichen Stadt umziehen. Man fand heraus, dass dies die Menschen glücklicher macht, mindestens für die nächsten drei Jahre, und zudem auch zufriedener mit ihrem Leben. Der Effekt war nicht groß, hatte doch der Umzug in eine grünere Gegend für das persönliche Glück nur etwa ein Zehntel der Bedeutung eines Arbeitsplatzes und ein Drittel der Bedeutung des Verheiratet-Seins (zwei gut untersuchte Faktoren, die das Lebensglück und die langfristige Zufriedenheit eines Menschen sehr deutlich beeinflussen; Gilbert 2016). Gegenüber einem anderen bekannten Indikator des erlebten Glücks – der Kriminalität in der Wohngegend – war der Effekt der grüneren Umgebung jedoch stärker ausgeprägt. Insgesamt zeigt die Studie, dass der Umzug in eine grünere Umgebung sich positiv auf die geistige Gesundheit auswirkt.

So wundert auch nicht, dass eine Metaanalyse von 30 Studien an insgesamt 8523 Personen einen signifikanten Zusammenhang von r = 0,18 zwischen der langfristig erlebten Verbundenheit mit der Natur eines Menschen und dessen Glückserleben ergab (Capaldi et al. 2014). Um die Auswirkungen von Umwelt und Genetik trennen zu können, führten Hannah Cohen-Cline und Mitarbeiter (2015) von der University of Washington in Seattle eine Vergleichsstudie an 2169 gleichgeschlechtlichen Zwillingspaaren (d.h. 4338 Personen) durch. Hierbei zeigte sich ein Effekt der Begrünung der Umgebung – unabhängig von anderen Variablen, die bei Zwillingen ja identisch und damit kontrolliert sind.

Eine Studie aus Großbritannien (Faber Taylor et al. 2002) brachte das Kunststück fertig, 169 Familien mit Kindern (91 Jungen, 78 Mädchen) im Alter von 7 bis 12 Jahren aus sozial schwachen Verhältnissen per Zufall in Sozialwohnungen unterzubringen, die sich in 12 verschiedenen Wohnblöcken mit unterschiedlicher Entfernung von Begrünung befanden: Manche Wohnungen waren von Asphalt, Beton und Mauern, andere hingegen von Rasen und/oder Bäumen umgeben. Gemessen wurde die Selbstregulationsfähigkeit bzw. Selbstdisziplin der Kinder, d.h. ihre Konzentrationsfähigkeit sowie ihre Fähigkeit zur Impulskontrolle und zum Gratifikationsaufschub. In allen drei Maßen zeigten Mädchen einen deutlichen und statistisch signifikanten Effekt: Wohnten sie im Grünen, war ihre Selbstregulationsfähigkeit größer. Der Effekt war unabhängig vom Alter und zeigte sich bei den Jungen gar nicht bzw. nur als Trend bei einer der Variablen (die Impulsivität war im Grünen geringer, jedoch mit p = 0,13 nicht signifikant). Die Autoren diskutieren ihre Befunde ausgiebig und unterbreiten einige Hypothesen dazu, warum sie einen (unerwarteten) Unterschied zwischen den Geschlechtern fanden.

Ebenfalls aus Großbritannien kommt eine Studie, welche die Möglichkeiten der heutigen Digitaltechnik (Smartphones) auf kreative Weise nutzte, um die Auswirkungen der Umgebung auf das Befinden von Menschen zu messen (MacKerron & Mourato 2013). Über ihr Smartphone wurden mehr als 20 000 Personen zu zufällig ausgewählten Zeitpunkten aufgefordert, einen kleinen Fragebogen am Bildschirm zu ihrem Befinden zu beantworten. Gleichzeitig zeichnete das im Smartphone eingebaute Satellitennavigationssystem (GPS) den genauen Standort der Person auf. Die Standortdaten wurden verwendet, um für jede Person (Messwiederholungsdesign) die Variabilität des Befindens in Abhängigkeit von der Begrünung der jeweiligen unmittelbaren Umgebung zu messen. Insgesamt zeigte sich, dass die Menschen im Grünen signifikant glücklicher waren und ihr Wohlbefinden höher einschätzten als in städtischer Umgebung.

Zum Wirkungsmechanismus des Naturerlebens auf die Gesundheit liegen sehr viele Theorien und nicht sehr viele Daten vor. Eine Studie aus Japan (Park et al. 2010) ging den physiologischen Auswirkungen des Aufenthaltes im Wald – sitzend oder gehend – nach. Seit 1982 wird dies analog zum »Sonnenbaden« als »Waldbaden« *(Shinrin-yoku)* bezeichnet, nimmt man doch den Wald mit allen Sinnen auf, wie bei einer Immersion in Wasser – dem Baden eben[3]. Jeweils 12 männliche Studenten im Alter von etwa 21 Jahren saßen oder liefen für etwa eine Viertelstunde in einem von 24 bewaldeten Arealen des Landes. Jeweils vorher und nachher wurden Puls, Blutdruck (systolisch und diastolisch), Pulsvariabilität und Cortisol im Speichel gemessen. Zudem wurde die Stimmung der Probanden mit Hilfe von 30 Adjektiven erfasst, deren Zutreffen auf das eigene momentane Befinden auf einer Skala von 0 bis 4 einzuschätzen war (Profile of Mood States, POMS). Daraus wurden sechs Dimensionen statistisch gewonnen: Angst und Anspannung (A), Depression und Niedergeschlagenheit (D), Wut und Aggressivität (W), Müdigkeit (F), Verwirrtheit (C) und Vitalität (V). Insgesamt zeigte die Studie, dass der Aufenthalt im Wald die Konzentration des Stresshormons Cortisol im Blut, den Puls und den Blutdruck vermindert.

Zusätzlich zu den Studien über die gesunden Auswirkungen der Natur gibt es auch direkte Nachweise der krankmachenden Effekte von Städten. Eine Metaanalyse aus dem Jahr 2010, die Daten aus 20 populationsbasierten, nach 1985 publizierten Studien zusammenfasste, ergab beispielsweise, dass Städter mit 20 % höherer Wahrscheinlichkeit an Angststörungen und mit fast 40 % höherer Wahrscheinlichkeit an affektiven Störungen erkranken als die auf dem Land lebende Bevölkerung (Peen et al. 2010). Das Risiko, an einer Schizophrenie zu erkranken, ist bei Menschen, die in Städten geboren und aufgewachsen sind, etwa verdoppelt (Lederbogen et al. 2011). Hinzu kommt,

3 Der Begriff Shinrin-yoku (die Atmosphäre des Waldes aufnehmen oder Waldbaden) wurde 1982 vom japanischen Ministerium für Landwirtschaft, Forstwirtschaft und Fischerei geprägt (Park et al. 2010, S. 18).

dass sich gerade die Städte sehr deutlich im Hinblick darauf unterscheiden, wie weit es der Bewohner im Durchschnitt zur nächsten Grünfläche hat. Im Mittel von vier untersuchten europäischen Städten liegt dieser Wert bei 180 Metern (Smith et al. 2017).

Man ist schon seit längerer Zeit der Meinung, dass Natur insbesondere für Kinder und deren gesunde Entwicklung einen wichtigen Faktor darstellt. Liegt er nicht vor, sprechen manche sogar von *Nature Deficit Disorder* (Louv 2005; ▸Abb. 2-3), ein nicht klinischer Ausdruck, der die Sache dennoch ziemlich gut trifft.

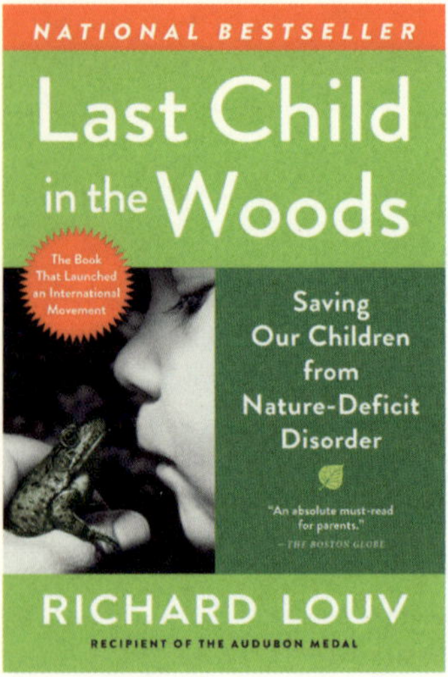

Abb. 2-3 Cover der Monografie des US-amerikanischen Publizisten Richard Louv aus dem Jahr 2005, in dem er die Entfremdung heutiger Kinder von der Natur anmahnt. Mit diesem US-Bestseller erlangte der Ausdruck *Nature Deficit Disorder* erstmals weite Verbreitung.

Angesichts dieser besonderen Bedeutung der Natur für die Gesundheit und das seelische sowie körperliche Wohlbefinden des Menschen wundert es nicht, dass die Natur bereits im vorletzten Jahrhundert an verschiedenen Orten im heutigen Deutschland unter besonderen Schutz gestellt wurde.

Zu den ersten Schutzgebieten, die hierzulande »durch Verfügungen oder Polizeiverordnungen« sowie »Flächensicherungen verschiedenster Art« (Bundesamt für Naturschutz, BfN, 2016) geschützt wurden, gehörten u.a. der *Drachenfels* im Siebengebirge (1836), der *Hochstein/Totenstein* in der Oberlausitz (1844), der *Neuenburger Urwald* in Ostfriesland (1850), der Pflanzenschonbezirk *Berchtesgadener Alpen* (1910) sowie die Inseln *Langenwerder* in der Wismarbucht (1910), *Trischen* und die Hallig *Norderoog* im schleswig-holsteinischen Wattenmeer (1909).

Erstmals rechtlich verankert wurde die Kategorie »Naturschutzgebiet« (NSG) im Jahr 1920 mit dem Preußischen Feld- und Forstpolizeigesetz (PrFFGG). Das *Neandertal* wurde am 9. August 1921 zum ersten deutschen Naturschutzgebiet, das zweite war die *Lüneburger Heide* (29. Dezember 1921); das *Siebengebirge* wurde am 7. Juni 1922 Nummer drei. Im Jahre 1936 gab es bereits 98 Naturschutzgebiete in Deutschland (►Abb. 2-4). Ende 2014 waren es 8676 (!) mit einer Gesamtfläche von 1378410 Hektar, entsprechend 3,9 % der Fläche Deutschlands (Bundesamt für Naturschutz 2016).

Einen vergleichsweise noch strengeren Schutz der Natur stellen die Nationalparks dar, deren weltweit erster – der *Yellowstone Park* – im Jahr 1872 gegründet wurde. Die oberste Behörde der US-amerikanischen Nationalparks – der *National Park Service* – feierte übrigens im Jahr 2016 den hundertsten Geburtstag (Anonymus 2016). In Deutschland wurde der erste Nationalpark im Bayrischen Wald gegründet – erst im Jahr 1970, also knapp ein Jahrhundert nach dem *Yellowstone Park* in den USA. Flächenmäßig spielen die mittlerweile 16 Nationalparks hierzulande kaum eine Rolle, denn sie umfassen mit 2145 km^2 nur 0,6 % der deutschen Landfläche.

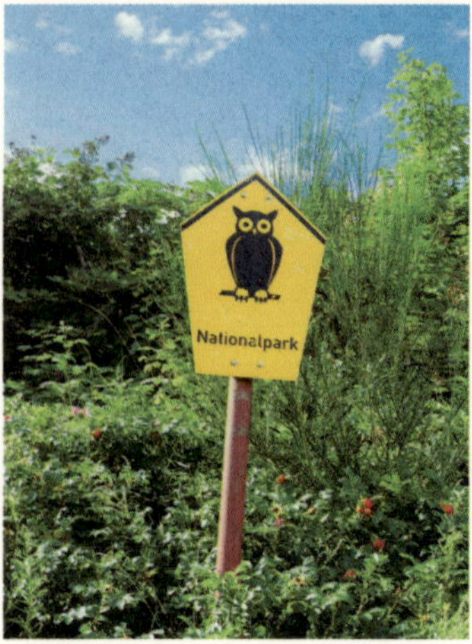

Abb. 2-4 Ein Vielen vertrauter Anblick. Das Schild weist darauf hin, dass die Natur hier besonders schützenswert erscheint.

Zurück zu den angeführten Studien zu den positiven Auswirkungen des Naturerlebens auf den Menschen. Von besonderer Bedeutung erscheint mir, dass dieser Effekt umso größer ist, je tiefer sich der Betreffende auf der sozialen Leiter befindet. »Der Effekt ist in ärmeren Gemeinden am größten. Reiche Leute sind sowieso schon recht gesund«, meint hierzu der Sozial- und Umweltpsychologe Mathew White von der University of Exeter, UK, in einer in der Zeitschrift *Nature* publizierten Übersicht (Gilbert 2016, S. 57).

Die Begrünung gerade von Wohngebieten im sozialen Wohnungsbau ist damit kein Luxus, sondern eine vergleichsweise billige Maßnahme, um die Gesundheit der Bevölkerung positiv zu beeinflussen, wie die Autoren einer der Studien klar zum Ausdruck bringen: »Unsere Arbeit deutet darauf hin, dass Regional- und Stadtplaner Begrünung als eine Investition mit geringen Kosten, aber hohem Nutzen sehen sollten, die sich positiv auf die seelische Gesundheit der Bevölkerung auswirkt. Da außerdem bekannt ist, dass Beeinträchtigungen der seelischen Gesundheit wie Stress, Angst und Depression mit einer Vielzahl von anderen negativen gesundheitlichen Auswirkungen, Fehltagen bei der Arbeit und einer geringen Produktivität in Verbindung gebracht werden können, könnten die Vorteile einer solchen Strategie mannigfaltig und zahlreich sein« (Stigsdotter et al. 2010, S. 3467, Übers. durch d. Autor).

Um es abschließend nochmals mit den Worten des britischen Epidemiologen Richard Mitchell von der Glasgow University zu sagen: »Natur verbessert die seelische Gesundheit – Menschen sind weniger deprimiert, wenn sie besseren Zugang zu Grünflächen haben. Der positive Effekt ist nicht nur eine Frage von körperlicher Betätigung, obwohl das auch ein Teil des Gesamtbildes ist. Es gibt da etwas an Naturlandschaften, das das Wohlbefinden von Menschen verbessert [...]. Einfach ausgedrückt: In der Natur zu sein fühlt sich gut an« (zit. nach Gilbert 2016, S. 56, Übers. durch d. Autor).

Literatur

Alcock, I, White, MP, Wheeler, BW, et al. (2014). Longitudinal effects on mental health of moving to greener and less green urban areas. Environ Sci Technol; 48: 1247–1255.

Anonymus (2016). In praise of parks. Nature; 529: 437–438.

Beyer, K, Kaltenbach, A, Szabo, A, et al. (2014). Exposure to neighborhood green space and mental health. Int J Environ Publ Health Res; 11: 3453–3472.

Bundesamt für Naturschutz. Naturschutzgebiete www.bfn.de/0308_nsg.html (abgerufen am 24. 3. 2016).

Capaldi, CA, Dopko, RL, Zelenski, JM (2014). The relationship between nature connectedness and happiness: a meta-analysis. Frontiers in Psychology 2014; 5: 976.

Cohen-Cline, H, Turkheimer, E, Duncan, GE (2015). Access to green space, physical activity and mental health: a twin study. J Epidemiol Community Health; 69: 523–529.

Faber Taylor, A, Kuo, FE, Sullivan, WC (2002). Views of nature and self-discipline: Evidence from inner city children. Journal of Environmental Psychology; 22: 49–63.

Gascon, M, Triguero-Mas, M, Martínez, D, et al. (2016a). Mental health benefits of long-term exposure to residential green and blue spaces: a systematic review. Int J Environ Res Public Health; 12: 4354–4379.

Gascon, M, Triguero-Mas, M, Martínez, D, et al. (2016b). Residential green spaces and mortality: A systematic review. Environ Int; 86: 60–67.

GIK, Gesellschaft für integrierte Kommunikationsforschung (2016). b4t Kreativtracking: Auswertung Krombacher. München (www.b4t.media).

Gilbert, N (2016). Green space: A natural high. Nature; 531: 56–57.

Lachowycz, K, Jones, AP (2014). Does walking explain associations between access to greenspace and lower mortality? Soc Sci Med; 107: 9–17.

Lange, E, Schaeffer, PV (2001). A comment on the market value of a room with a view. Landscape & Urban Planning; 55: 113–120.

Lederbogen, F, Kirsch, P, Haddad, L, et al. (2011). City living and urban upbringing affect neural social stress processing in humans. Nature; 474(7352): 498–501.

Logan, AC (2015). Dysbiotic drift: mental health, environmental grey space, and microbiota. Journal of Physiological Anthropology; 34: 23.

Logan, AC, Katzman, MA, Balanzá-Martínez, V (2015). Natural environments, ancestral diets, and microbial ecology: is there a modern »paleo-deficit disorder«? Part I. J Physiol Anthropol; 34: 1.

Louv, R (2005). Last Child in the Woods: Saving Our Children from Nature-Deficit Disorder. Chapel Hill, NC: Algonquin Books.

Luttik, J (2000). The value of trees, water and open spaces as reflected by house prices in the Netherlands. Landscape and Urban Planning; 48: 161–167.

Maas, J, Verheij, RA, Groenewegen, PP, et al. (2006). Green space, urbanity, and health: how strong is the relation? J Epidemiol Community Health; 60: 587–592.

Maas, J, van Dillen, SME, Verheij, RA, Groenewegen, PP (2009a). Social contacts as a possible mechanism behind the relation between green space and health. Health Place; 15: 586–595.

Maas, J, Verheij, RA, de Vries, S, et al. (2009b): Morbidity is related to a green living environment. J Epidemiol Community Health; 63: 967–973.

MacKerron, G, Mourato, S (2013). Happiness is greater in natural environments. Global Environmental Change; doi: 10.1016/j.gloenvcha.2013.03.010

Markevych, I, Thiering, E, Fuertes, E, et al. (2014). A cross-sectional analysis of the effects of residential greenness on blood pressure in 10-year old children: results from the GINIplus and LISAplus studies. BMC Publ Health; 14: 477.

McKenzie, K, Murray, A, Booth, T (2013). Do urban environments increase the risk of anxiety, depression and psychosis? An epidemiological study. Journal of Affective Disorders; 150: 1019–1024.

Mehta, R, Zhu, R (2009). Blue or red? Exploring the effect of color on cognitive task performances. Science; 323: 1226–1229.

Mitchell, R (2013). Is physical activity in natural environments better for mental health than physical activity in other environments? Social Science & Medicine; 91: 130–134.

Mitchell, R, Popham, F (2008). Effect of exposure to natural environment on health inequalities: an observational population study. The Lancet; 372: 1655–1660.

Mytton, OT, Townsend, N, Rutter, H, Foster, C (2012). Green space and physical activity an observational study using Health Survey for England data. Health & Place; 18: 1034–1041.

Nutsford, D, Pearson, AL, Kingham, S (2013). An ecological study investigating the association between access to urban green space and mental health. Publ Health; 127: 1005–11.

Nutsford, D, Pearson, AL, Kingham, S, Reitsma, F (2016). Residential exposure to visible blue space (but not green space) associated with lower psychological distress in a capital city. Health Place; 39: 70–78.

Park, BJ, Tsunetsugu, Y, Kasetani, T, et al. (2010). The physiological effects of Shinrinyoku (taking in the forest atmosphere or forest bathing): evidence from field experiments in 24 forests across Japan. Environ Health Prev Med; 15: 18–26.

Peen, J, Schoevers, RA, Beekman, AT, Dekker, J (2010). The current status of urban-rural differences in psychiatric disorders. Acta Psych Scand; 121: 84–93.

Roe, JJ, Thompson, CW, Aspinall, PA, et al. (2013). Green space and stress: evidence from cortisol measures in deprived urban communities. Int J Environ Res Publ Health; 10: 4086–4103.

Smith, G, Cirach, M, Swart, W, et al. (2017). Characterisation of the natural environment: quantitative indicators across Europe. Int J Health Geogr; 16: 16.

Spitzer, M (2010). Die Farben des Denkens. In: Aufklärung 2.0. Gehirnforschung als Selbsterkenntnis. Stuttgart: Schattauer; 175–185.

Stigsdotter, UK, Ekholm, O, Schipperijn, J, et al. (2010). Health promoting outdoor environments-associations between green space, and health, health-related quality of life and stress based on a Danish national representative survey. Scand J Pub Health; 38: 411–417.

Sugiyama, T, Leslie, E, Giles-Corti, B, Owen, N (2008). Associations of neighbourhood greenness with physical and mental health: do walking, social coherence and local social interaction explain the relationships? J Epidemiol Community Health; 62: e9.

Thompson, CW, Roe, J, Aspinall, P, et al. (2012). More green space is linked to less stress in deprived communities: evidence from salivary cortisol patterns. Landsc Urban Plan; 105: 221–229.

Triguero-Mas, M, Dadvand, P, Cirach, M, et al. (2015). Natural outdoor environments and mental and physical health: relationships and mechanisms. Environ Int; 77: 35–41.

Turrell, G, Haynes, M, Wilson, LA, Giles-Corti, B (2013). Can the built environment reduce health inequalities? A study of neighbourhood socioeconomic disadvantage and walking for transport. Health and Place; 19: 89–98.

Vemuri, AW, Grove, MJ, Wilson, MA, Burch, WR (2011). A tale of two scales: Evaluating the relationship among life satisfaction, social capital, income, and the natural environment at the individual and neighborhood levels in metropolitan Baltimore. Environ Behav; 43: 3–25.

Villeneuve, PJ, Jerrett, M, Su, JG, et al. (2012). A cohort study relating urban green space with mortality in Ontario, Canada. Environmental Research; 115: 51–58.

Von der Heide, CM, Heijman, WJM (2013). The Economic Value of Landscapes. London: Routledge.

Vorster, HH (2002). The emergence of cardiovascular disease during urbanisation of Africans. Public Health Nutrition; 5: 239–243.

White, MP, Alcock, I, Wheeler, BW, Depledge, MH (2013). Coastal proximity, health and well-being: Results from a longitudinal panel survey. Health Place; 23: 97–103.

3 Geben macht glücklicher und ist gesünder als Nehmen

Bereits zweimal war in Büchern von mir vom Bibelwort *Geben ist seliger denn Nehmen* die Rede (Spitzer 2007; 2009). Wenn dies nun ein drittes Mal geschieht, dann erstens weil hierzu in jüngster Zeit neue Erkenntnisse publiziert wurden, weil man es zweitens vielleicht nicht oft genug sagen kann und es drittens ja auch im Mittel schon wieder zehn Jahre her ist, dass davon die Rede war. Zudem sind gerade in Deutschland freiwillige Hilfe und Ehrenamt weit verbreitet: Ohne die Millionen von ehrenamtlichen Helfern würden viele wesentliche Institutionen nicht existieren oder zumindest nicht mehr funktionieren. Zwei Beispiele:

- Die wenigsten Leute wissen, dass es in Deutschland nur in wenigen großen Städten Berufsfeuerwehren gibt. In der Fläche dagegen wird dieser »Service«, den niemand will und alle brauchen, wenn Not am Mann ist, durch die *freiwillige* Feuerwehr geleistet. Wollten wir (oder müssten wir gar) alle freiwilligen Feuerwehren durch Berufsfeuerwehren ersetzen, kämen erhebliche Kosten auf uns als Sozialgemeinschaft zu.
- In vielerlei Hinsicht werden Hunderttausende von Flüchtlingen hierzulande von ehrenamtlichen Helfern unterstützt.

Wie bedeutsam das Geben von Hilfe für den Gebenden ist, wurde in der jüngsten Zeit auf ganz unterschiedliche Weise gezeigt. Zunächst einmal hat sich der Kontext dieser Befunde mittlerweile erweitert, kennt man doch die pathogenen Effekte von Einsamkeit – sie bewirkt eine deutliche

Steigerung der Morbidität und Mortalität – heute besser denn je (Spitzer 2017). Meist ist jedoch in diesem Zusammenhang lediglich das Erhalten von sozialer Unterstützung untersucht worden, nicht hingegen das Geben derselben. Genau darum geht es jedoch hier. Denn knapp jeder vierte Europäer geht nach einer großen statistischen Erhebung (European Social Survey, ESS6) aus den Jahren 2012 und 2013 freiwillig mindestens einmal pro Halbjahr einer organisierten ehrenamtlichen Tätigkeit nach. Die Erhebung erfolgte in 29 europäischen Ländern, die meisten in der EU sowie in den Nicht-EU-Ländern Albanien, Island, Israel, Kosovo, Norwegen und der Schweiz.

Belgische Wissenschaftler untersuchten die an insgesamt 42 926 Personen erhobenen Daten zum freiwilligen Engagement und zur Gesundheit (Detollenaere et al. 2017). Von allen Teilnehmern gaben 10 358 (24 %) an, freiwillige Arbeiten zu leisten. Dabei gab es deutliche Unterschiede zwischen den Ländern: Während in Deutschland, den Niederlanden und Norwegen der Anteil bei über 40 % lag, war er in Bulgarien, Ungarn und Litauen mit unter 10 % gering.[1]

Zwischen den freiwilligen (ehrenamtlichen) Helfern und den Nichthelfern gab es eine Reihe numerisch geringer, aber (aufgrund der großen Zahl der Untersuchten) dennoch signifikanter Unterschiede: Wer ein Ehrenamt hat, ist im Vergleich zu dem, der sich nicht engagiert, eher männlich, hat eine höhere Bildung, verdient mehr, ist eher

1 Ländervergleiche sind allerdings methodisch nicht unproblematisch. Man denke nur an die bekannte Tatsache, dass wir Europäer insgesamt im Durchschnitt mehr Steuern zahlen als die Amerikaner; diese jedoch sind großzügiger, wenn es um das Spenden für wohltätige Zwecke und um nachbarschaftliche Hilfe geht (Harbaugh et al. 2007).

religiös, im Mittel ein Jahr jünger und eher kein Migrant. Da es den Forschern um die Gesundheit der Befragten ging, mussten die genannten Variablen in die statistische Auswertung einbezogen werden, denn ein höheres Einkommen oder die Zugehörigkeit zu einer Religion korrelieren bekanntermaßen mit der Gesundheit einer Person.[2]

Betrachtete man den einfachen Zusammenhang zwischen Ehrenamt und Gesundheit, so ergab sich der aus früheren Studien schon bekannte deutliche Zusammenhang: Freiwillige Helfer sind bzw. erleben sich[3] um etwa 10 % einer Standardabweichung gesünder als Nichthelfer. Die multivariate Analyse der Daten ergab, dass es hier einen direkten Effekt gibt und einen indirekten, der über das Einkommen vermittelt ist: Der direkte Effekt macht jedoch mehr als 80 % des Gesamteffektes aus, sodass man den Effekt des Ehrenamtes im Wesentlichen *nicht* auf das etwas höhere Einkommen der Helfer zurückführen kann. Der Effekt eines Ehrenamtes auf die Gesundheit ist beachtlich und wird von den Autoren wie folgt kommentiert: »Der gesamte Zusammenhang stellt sich als erheblich heraus: er korrespondiert mit der besseren Gesundheit eines um 5 Jahre jüngeren Alters« (Detollenaere et al. 2017, S. 9; Übers. durch d. Autor). Wer einem Ehrenamt nachgeht, ist also im Mittel um volle 5 Jahre gesünder!

Auch eine kulturvergleichende Studie in 136 Ländern zeigte, dass Menschen weltweit sich freuen, wenn sie ande-

---

2 Wer religiös ist, lebt im Mittel etwa 7 Jahre länger – vermutlich u. a. deshalb, weil Religionszugehörigkeit das Stressniveau senkt (Spitzer 2006).

3 Die durch Selbst-Rating erfasste (erlebte) Gesundheit korreliert nicht zu 100 % mit der tatsächlichen Gesundheit. Andererseits liegt man auch nicht ganz falsch, wenn man Personen einfach danach fragt, wie gesund sie sind.

ren Menschen finanzielle Hilfe gewähren können (Aknin et al. 2010). Zusätzliche Experimente in zwei sehr unterschiedlichen Ländern – Kanada und Uganda – zeigten zudem, dass es sich hierbei um einen Kausalzusammenhang handelt. Die Daten dieser Studie von Wirtschaftswissenschaftlern und Psychologen am *National Bureau of Economic Research* in Cambridge, Massachusetts, USA, widersprechen damit einem auf Adam Smith zurückgehenden Grundprinzip der Ökonomie, das darin besteht, dass der Eigennutz die Triebfeder ökonomischen Handelns sei. »Unsere Ergebnisse legen nahe, dass die Belohnung, die man erlebt, wenn man anderen hilft, tief in der menschlichen Natur verwurzelt ist und in ganz unterschiedlichen kulturellen und wirtschaftlichen Kontexten auftritt«, folgern Aknin und Mitarbeiter (2010) in ihrer Zusammenfassung (Übers. durch d. Autor).

Wie kommt das? – Auch hierzu liegen Studien vor, von denen im Folgenden drei aus dem Jahr 2016 kurz diskutiert seien. Eine japanische Arbeitsgruppe verwendete das Paradigma des gemeinsamen Ballspielens (Cyberball), mit dem schon vor 15 Jahren die Auswirkungen von sozialem Ausschluss auf die Gehirnaktivität gemessen wurde (Spitzer 2003). Man wandelte das Paradigma dahingehend ab, dass alle Mitspieler entweder gleich häufig den Ball zugespielt bekamen oder ein Mitspieler, der im Magnetresonanztomografen (MRT) lag, den Ball mit *häufigerer* Frequenz zugespielt bekam (Kawamichi et al. 2016).

Man fand, dass dies das Belohnungssystem dieses Mitspielers aktivierte, wobei methodisch ausgeschlossen wurde, dass vermehrte Aktivität des Nucleus accumbens auf vermehrtes Handeln (den Ball zurückwerfen) zurückzuführen war. Auf der Erlebensseite wurde das vermehrte Eingebundensein ins Spiel sehr positiv erlebt. Das Ausmaß der Aktivierung des Nucleus accumbens beim Einzelnen korrelierte mit dessen Prosozialität: »Darüber hinaus kovariiert die Aktivierung des ventralen Striatums mit der individuellen Präferenz für Interaktion mit anderen« (Kawamichi et al. 2016, S. 1). Daraus leiten die Autoren eine grundlegende und durchaus neue Einsicht ab: »Soziale Belohnung, die durch soziale Interaktion *per se* hervorgerufen wird, könnte die Motivation mit anderen zu agieren steigern« (S. 7, Hervorhebung im Original, Übers. durch d. Autor).

Eine holländische Arbeitsgruppe verwendete ebenfalls das Paradigma des gemeinsamen virtuellen Ballspielens. Man wandelte dieses Spiel dahingehend ab, dass man es nicht zu dritt, sondern *zu viert* spielen ließ, und dass im Spielverlauf nicht nur der Ausschluss (das Verlassenwerden) eines Mitspielers beobachtbar war, sondern auch kompensatorische prosoziale Verhaltensweisen erfolgen konnten: Zwei Mitspieler schließen einen dritten aus (d. h. werfen ihm den Ball nicht mehr zu) und der vierte Mitspieler beobachtet das und wirft nun seinerseits dem ausgeschlossenen Mitspieler den Ball zu. Dieser vierte Mitspieler liegt im MRT, um seine Gehirnaktivität zu messen. Wenn er den sozialen Ausschluss des Dritten bemerkt, reagiert seine Insel mit vermehrter Aktivierung. Da die vordere Insel bekanntermaßen in das Erleben auch sozialer Schmerzen (wie bei der akuten Vereinsamung, dem Verlassenwerden) eingebunden ist, wundert dies nicht weiter und ist schon länger bekannt.

Man konnte in diesem Paradigma jedoch zusätzlich zeigen, dass prosoziales Verhalten (das Zuwerfen des Balls zum gerade von den anderen beiden Mitspielern ausgeschlossenen dritten Mitspieler) das Belohnungssystem (Nucleus accumbens) aktiviert (van der Meulen et al. 2016).

Auf der Verhaltensebene entspricht dies der Beobachtung, dass der vierte Mitspieler dem ausgeschlossenen dritten Mitspieler den Ball tatsächlich öfter zuwirft (verglichen zum Spielen ohne den ausgeschlossenen Dritten).

Die dritte Studie von US-amerikanischen Wissenschaftlern (Inagaki et al. 2016) untersuchte im direkten Vergleich das Bekommen und Geben von sozialer Unterstützung mittels psychologischer und neurobiologischer Verfahren (fMRT). Insgesamt 36 Teilnehmer (im Alter von ca. 22 Jahren, knapp die Hälfte weiblich) führten jeweils drei Aufgaben im fMRT durch: einen Stress-Test (Kopfrechnen mit negativer Bewertung der eigenen Leistungen), eine Aufgabe zur sozialen Bindung (Betrachten von Bildern zweier nahestehender Personen im Vergleich zu Bildern zweier fremder Personen) und eine Aufgabe, bei der es um prosoziales Handeln ging (die Probanden konnten im MRT Tickets für eine Lotterie erarbeiten, deren möglicher Gewinn von 300 US-Dollar einer von ihnen genannten Person, die in Geldnöten ist, zugute kam). Zudem wurden die Probanden nach ihrer psychosozialen Situation und dem Ausmaß der sozialen Unterstützung, die sie von anderen erhalten und die sie anderen geben, befragt.

Hierbei ergab sich, dass sowohl das Geben als auch das Erhalten von sozialer Unterstützung mit einer positiven psychosozialen Gesamtsituation des jeweiligen Probanden in Zusammenhang steht. Interessanterweise zeigte sich in der funktionellen Bildgebung, dass nur das Geben, nicht aber das Erhalten von Hilfe mit folgenden Aktivierungsänderungen im Zusammenhang steht: geringere Aktivierung stressassoziierter Gehirnareale und gesteigerte Aktivierung des Belohnungssystems beim Erleben enger sozialer Verbundenheit (ventrales Striatum, rechts) und bei prosozialem Handeln (ventrales Striatum, bilateral).

Interessanterweise passt hierzu der Befund, dass die Konnektivität des Striatums mit der Persönlichkeitseigenschaft der Kooperativität korreliert ist (Lei et al. 2016).

Vielleicht die bedeutsamste Studie unter entwicklungspsychologischem Aspekt ist eine Studie aus der kanadischen Arbeitsgruppe um Elizabeth Dunn (Aknin et al. 2012), die schon 2008 im Fachblatt *Science* über die positiven Wirkungen, die das Geldausgeben für *andere* auf einen *selber* hat, berichtet hatte (Dunn et al. 2008). Bereits bei Kindern im Alter von unter zwei Jahren ließ sich zeigen, dass diese *mehr* Freude daran haben, wenn Süßigkeiten anderen Kindern gegeben werden als wenn diese ihnen selbst gegeben werden. Insbesondere mögen Kinder von dem abgeben, was sie selbst haben. Aus evolutionärer Sicht ergibt sich damit ein Hinweis auf die Entstehung prosozialen Verhaltens beim Menschen durch das »Kapern« des Belohnungssystems durch altruistische Verhaltensweisen. Wer Spaß an der Freude anderer hat – und dies scheint gerade nach neueren Befunden ein menschliches Universal zu sein – braucht prosoziales Verhalten nicht erst per Nachahmung oder gar Ermahnung zu lernen.

Diese Studie passt übrigens zu weiteren Daten aus der Entwicklungspsychologie an 8- bis 16-Jährigen, die gezeigt haben, dass diese ein stärkeres helfendes Verhalten aufweisen als Erwachsene (Kwak & Huettel 2016). Sie lernen zudem prosoziales Verhalten vergleichsweise rasch am Modell (Layous et al. 2012).

Vielleicht sind wir Menschen ja gar nicht so schlecht, wie uns mancher Wildwestkapitalist glauben machen will.

Literatur

Aknin, LB, Barrington-Leigh, CP, Dunn, EW, et al. (2010). Prosocial spending and well-being: Cross-cultural evidence for a psychological universal. NBER Working Paper; no. 16415

Aknin, LB, Hamlin, JK, Dunn, EW (2012). Giving leads to happiness in young children. PLoS ONE; 7(6): e39211.

Aknin, LB, Barrington-Leigh, CP, Dunn, EW, et al. (2013). Prosocial spending and well-being: Cross-cultural evidence for a psychological universal. J Pers Soc Psychol; 104: 635–652.

Bjäkebring, P, Västfjäll, D, Dickert, S, Slovic, P (2016). Greater emotional gain from giving in older adults: age-related positivity bias in charitable giving. Front Psychol; 7: 846.

Brown, SL, Brown, RM (2015). Connecting prosocial behavior to improved physical health: Contributions from the neurobiology of parenting. Neurosci Biobehav Rev; 55: 1–17.

Detollenaere, J, Willems, S, Baert, S (2017). Volunteering, income and health. PLoS ONE; 12(3): e0173139.

Dunn, EW, Aknin, LB, Norton, MI (2008). Spending money on others promotes happiness. Science; 319: 1687–1688.

Harbaugh, WT, Mayr, U, Burghart, DR (2007). Neural responses to taxation and voluntary giving reveal motives for charitable donations. Science; 316: 1622–1625.

Inagaki, TK, Bryne Haltom, KE, Suzuki, S, et al. (2016). The neurobiology of giving versus receiving support: The role of stress-related and social reward-related neural activity. Psychosom Med; 78: 443–453.

Inagaki, TK, Orehek, E (2017). On the benefits of giving social support: When, why, and how support providers gain by caring for others. Psychological Science; 26: 109–113.

Kawamichi, H, Sugawara, SK, Hamano, YH, et al. (2016). Increased frequency of social interaction is associated with enjoyment enhancement and reward system activation. Sci Rep; 6: 24561.

Kirby, JN, Doty, JR, Petrocchi, N, Gilbert, P (2017). The current and future role of heart rate variability for assessing and training compassion. Front Public Health; 5: 40.

Kwak, Y, Huettel, SA (2016). Prosocial reward learning in children and adolescents. Front Psychol; 7: 1539.

Layous, K, Nelson, SK, Oberle, E, et al. (2012). Kindness counts: prompting prosocial behavior in preadolescents boosts peer acceptance and well-being. PLoS One; 7(12): e51380.

Lei, X, Chen, C, Chen, C, et al. (2016). Striatum-centered fiber connectivity is associated with the personality trait of cooperativeness. PLoS ONE; 11(10): e0162160.
Spitzer, M (2003). Verstoßen im Scanner: Ablehnung schmerzt. Nervenheilkunde; 22: 486–530.
Spitzer, M (2006). Das Gott-Gen. In: Gott-Gen und Großmutterneuron. Geschichten von Gehirnforschung und Gesellschaft. Stuttgart: Schattauer; 1–9.
Spitzer, M (2007). Geben ist seliger denn Nehmen (p <0,05). Ehrenamt und Gesundheit. In: Vom Sinn des Lebens. Wege statt Werke. Stuttgart: Schattauer; 184–190.
Spitzer, M (2009). Geben ist seliger denn Nehmen 2.0. Wie man Geld ausgibt, um glücklich zu sein. In: Das Wahre, Schöne, Gute. Brücken zwischen Geist und Gehirn. Stuttgart: Schattauer; 81–88.
Spitzer, M (2017). Einsamkeit – erblich, ansteckend, tödlich. In: Früher war alles später … und heute zerreißen wir (uns) so schnell es geht. Stuttgart: Schattauer; 238–260.
van der Meulen, M, van IJzendoorn, MH, Crone, EA (2016). Neural correlates of prosocial behavior: compensating social exclusion in a four-player cyberball game. PLoS ONE; 11(7): e0159045.

4 Blaue Augen, blaues Meer

Die Wissenschaft, die Ostsee und ein Hauch von Sex

Knapp 10 % der Weltbevölkerung hat blaue Augen (► Abb. 4-1). Warum? Und woher weiß man etwas über die Ursachen? Warum haben die Menschen überhaupt unterschiedlich gefärbte Ringblenden (genannt *Iris*) um die Pupille des Auges? Estland ist das Land, in dem blaue Augen am häufigsten – nämlich bei 99 % der Bevölkerung! – vorkommen und im ganzen Ostseeraum gibt es die wenigsten braunäugigen Menschen. Warum ist gerade die Ostsee der Hotspot (► Abb. 4-2) der blauen Augen – weltweit? Die Antworten auf diese Fragen reichen erkenntnistheoretisch erstaunlich weit – gut 150 Jahre – in die Wissenschaftsgeschichte zurück, ont(olog)isch sind sie jedoch erst 10 000 Jahre alt, vielleicht sogar gerade mal 6000 Jahre jung!

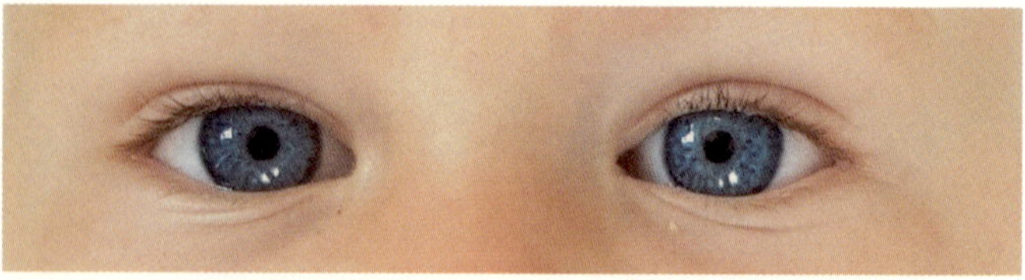

Abb. 4-1 Blaue Augen sind für uns Europäer ein ganz normaler Anblick: Foto der blauen Augen meines Enkels Leopold. Foto: © Dr. Anja Spitzer

Schon im Jahr 1907 publizierten Gertrude und Charles Davenport im Fachblatt *Science* eine einflussreiche Arbeit zur Vererbung der Augenfarbe. Unter Mithilfe von »Schuldirektoren und anderen Freunden« (Davenport & Davenport 1907, S. 589 f.) analysierten sie Hunderte tabellarisch

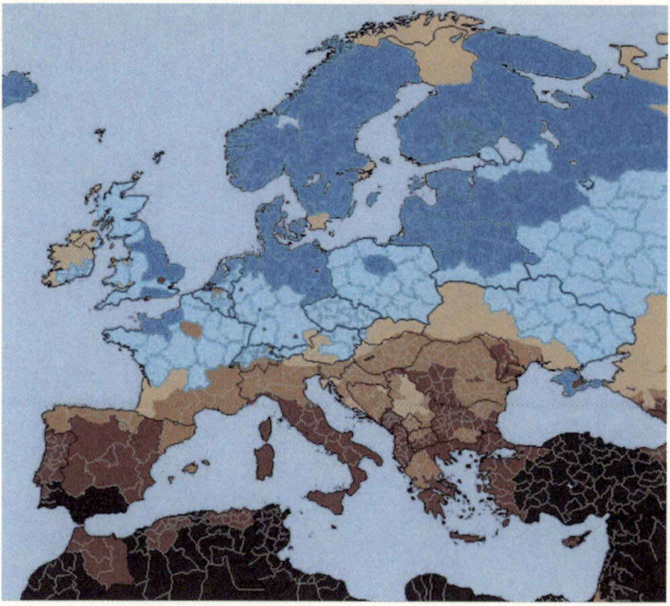

Abb. 4-2 Bevölkerungsanteil mit blauen Augen in Europa (landkartenindex.blogspot.de 2015).

aufgeführter Familienstammbäume mit Angaben zur Augenfarbe von drei Generationen im Hinblick auf die Frage, ob die Vererbung der Augenfarbe den Mendelschen Regeln folgt. Ihre Antwort: Nimmt man an,

- dass es nur zwei Grundfarben (»prinzipal colors«) gibt, also eigentlich nur braune und blaue Augen,
- dass die Farbe der Augen erblich ist und
- dass »blau« rezessiv und »braun« dominant ist,

ist dies tatsächlich der Fall. Wir werden allerdings noch sehen, dass die Dinge tatsächlich weitaus komplexer sind als man vor gut 110 Jahren angenommen hatte (▸ Abb. 4-3).

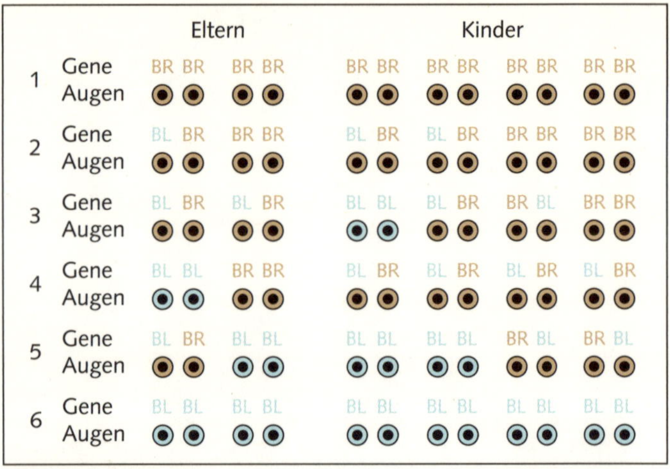

Abb. 4-3 Zur Genetik der Augenfarbe unter der Annahme, dass es bei den Augen des Menschen nur zwei »Grundfarben« gibt, braun (dominant) und blau (rezessiv). Sind die Augen beider Eltern braun (ganz oben) oder blau (ganz unten), ist die Sache einfach: Alle Kinder erben die Augenfarbe der Eltern. Alle anderen Fälle lassen sich jedoch nur dann erklären – und das war die geniale Idee des Mönchs und späteren Abts des Stiftes St. Thomas zu Brünn, Gregor Johann Mendel (1822–1884) – wenn man die Annahmen macht, die heute als 1. und 2. Mendelsche Regeln (Uniformitätsregel in Zeile 4; Spaltungsregel in Zeile 3) bekannt sind (Mendel 1866).

Dass das Merkmal »blaue Augen« rezessiv ist, wird damit erklärt, dass »blau« im Fall der Augen eigentlich gar keine Farbe ist, sondern bei Abwesenheit von braunem Pigment durch *Streuung* im Auge entsteht. Betrachten wir den Sachverhalt der Streuung daher etwas genauer. Licht von der Sonne enthält alle Farben und erscheint daher weiß. Farben entstehen im Normalfall dadurch, dass bestimmte Stoffe (Pigmente) bestimmte Anteile des Lichts reflektieren und andere absorbieren. Pflanzen sind beispielsweise deshalb grün, weil der Farbstoff in ihren Blättern, das Chlorophyll, vor allem blaues und rotes Licht absorbiert, grünes Licht jedoch reflektiert. Die meisten Dinge haben aus dem gleichen Grund irgendeine Farbe – und Malfarben (Flüssigkeiten, die Pigmente enthalten) sowieso.

Der Himmel und das Meer sind jedoch aus einem anderen Grund blau, denn weder Luft noch Wasser enthalten blaue Farbpigmente: Füllt man Wasser in ein Glas, so sieht es nicht blau aus, und auch das zuvor noch leere Glas – voller Luft (!) – beinhaltete nichts Blaues. Der luftleere Weltraum ist schwarz, obwohl dort ja jede Menge Lichtstrahlen umherirren. Aus irgendeinem Grund sehen also Luft und Wasser blau aus (▸ Abb. 4-4), obwohl sie gar nicht blau sind.

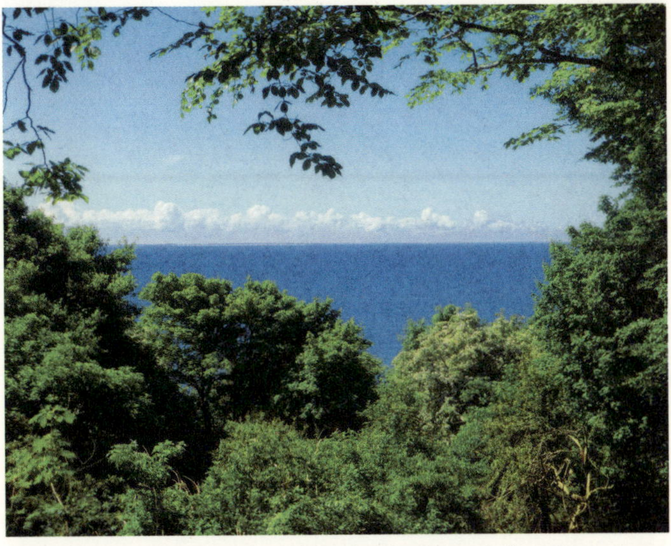

Abb. 4-4 Jeder kennt den Anblick (und sehnt sich danach, weil er so gesund ist) (▸ Kap. 2): Blauer Himmel und blaues Meer. Foto: Autor

Licht breitet sich normalerweise gradlinig aus, weswegen man ja auch von Licht*strahlen* spricht. Von der Seite betrachtet sieht man einen Lichtstrahl daher nicht, denn er fliegt ja *vorbei*. Dies kann sich jedoch ändern, wenn der Lichtstrahl auf ganz kleine Teilchen trifft und an diesen dann in alle möglichen Richtungen reflektiert wird. Man nennt dieses Licht *Streulicht*, wird doch der Lichtstrahl gleichsam überall hin gestreut (▸ Abb. 4-5).

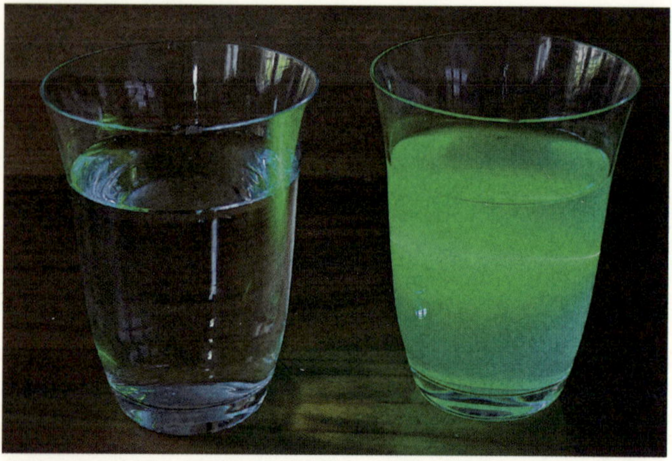

Abb. 4-5 Ein Laserstrahl, der durch ein Glas klares Wasser hindurchgeht, ist unsichtbar. Mit ein paar Tropfen Milch im Glas ändert sich das, denn nun wird der Strahl an den kleinen Tröpfchen in alle Richtungen gestreut und damit als Strahl sichtbar.

Der erste, der sich mit solchen Streuungseffekten von Licht in einem eingetrübten Medium – also an mikroskopisch kleinen Schwebeteilchen in einer Flüssigkeit oder einem Gas – ausgiebig wissenschaftlich beschäftigt hatte, war John Tyndall (1820–1893). Die Streuung von Licht in trüben Medien wird daher auch *Tyndall-Effekt* genannt.

Nun ist das Ausmaß der Streuung von Licht abhängig von der Frequenz des Lichts (also von dessen Farbe). Kurzwelliges Licht (blau) wird stärker gestreut als langwelliges (rot). Letztlich ist aus diesem Grund der Himmel blau und die Sonne gelb: Das weiße Licht von der Sonne wird durch die kleinen Moleküle der Luft gestreut[1]. Da der Blauanteil am stärksten gestreut wird, erscheint der Himmel (lauter Streulicht, das eigentlich von der Sonne kommt) blau. Aus dem gleichen Grund erscheint die Sonne selbst tagsüber gelb, denn das blaue Licht von ihr befindet sich ja überall am Himmel. Der – nicht gestreute Rest des weißen Lichts enthält damit alle Farben außer blau. Und Licht, das »alle Farben (d.h. Wellenlängen) außer einer bestimmten Farbe (d.h. Wellenlänge)« enthält, erscheint uns als Licht der Gegenfarbe zur fehlenden Farbe[2]. Der Effekt ist geringer, wenn man aus einem in ca. 10 km Höhe fliegenden Passagierflugzeug tagsüber aus dem Fenster schaut: Der Himmel ist dunkler (weniger blaues Streulicht) und die Sonne weißer (es fehlt weniger blaues Licht) als am Boden.

Steht die Sonne sehr tief am Horizont, laufen deren flach auf die Erde treffenden Strahlen zuvor durch sehr viel Luft, werden daher stärker gestreut, sodass nur noch das langwelligere *rote* Licht direkt durchkommt: Beim Auf- und Untergang erscheint die Sonne daher rot.

---

1 Man nennt diese Streuung nach ihrem Entdecker auch Rayleigh-Streuung, benannt nach John William Strutt, dem 3. Baron Rayleigh (1842–1919), der im Jahr 1904 den Nobelpreis für Physik erhielt. Der experimentelle Nachweis der von Rayleigh Senior aufgestellten Theorie gelang erst seinem Sohn Robert Strutt, dem 4. Baron Rayleigh (1875–1947), im Jahr 1918.

2 Man kann alle Farben in einem Kreis anordnen – dem Farbkreis – auf dem sich dann Gegenfarben genau gegenüberliegen.

Beim Tyndall-Effekt wird das Licht nicht wie beim blauen Himmel an Luft (Rayleigh-Streuung an Sauerstoff- und Stickstoffmolekülen) gestreut, sondern an kleinen Teilchen, deren Größe bestimmt, welche Wellenlängen (also Farben) am stärksten gestreut werden. Bei sehr kleinen Teilchen wird eher das blaue Licht gestreut und das gelbe und rote Licht eher durchgelassen. Bei manchen Steinen, die im Prinzip durchsichtig sind, jedoch kleine Verunreinigungen enthalten, sieht man diesen Effekt sehr schön (▸ Abb. 4-6).

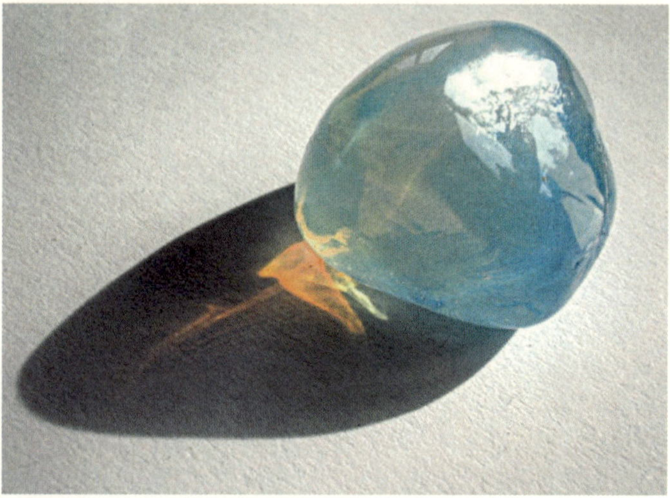

Abb. 4-6 Auf den Stein fällt weißes Licht, dessen Blau-Anteil gestreut wird, weswegen der Stein blau erscheint. Hindurch geht der »Rest«, also vor allem gelb-rotes Licht. Foto: Wiki commons

Aus dem gleichen Grunde erscheint das Meer blau. Vor allem der blaue Anteil des Sonnenlichts wird durch kleinste Teilchen im Wasser gestreut, sodass Wasser blau erscheint, obwohl Wasser »eigentlich« farblos ist.

Auch bei blauen Augen spielt die Streuung von Licht

eine Rolle. Und die Ostsee! – Aber zur Geschichte später mehr; fangen wir lieber zunächst systematisch an: Die Farbe der Augen beim Menschen hängt letztlich von der Menge des Pigments Melanin in den Pigmentzellen (Melanozyten) der Iris ab und variiert zwischen Schwarzbraun bis Hellbraun über Grün nach Blau und Grau. Auch in der Haut wird Melanin von Melanozyten produziert. Dort wird das Pigment von diesen jedoch nach extrazellulär ausgeschieden, wohingegen es in der Iris in den Pigmentzellen verbleibt. Dies ist der Grund dafür, dass sehr viele Babys mit blauen Augen zur Welt kommen und dann – meist im Laufe des ersten Lebensjahres – oft braune Augen entwickeln. Das Melanin in der Iris muss erst gebildet werden. Und es bleibt dann dort, wo es ist. Im Gegensatz dazu ändert sich der Melaningehalt der Haut mit der Sonneneinstrahlung, denn das Melanin zwischen den Zellen unterliegt einem dauernden Abbau. Die Bräune der Haut ist damit ein Fließgleichgewicht, d. h. eine Funktion von Synthese und Sekretion (angeregt durch UVB bzw. UVA) und Abbau.

Es gibt zwei Sorten von Melanin, das Eumelanin (schwarzbraun) und das Pheomelanin (gelblich bzw. hellbraun), von deren Menge und Mischung die Farbe der Augen letztlich abhängt. Etwa 90 % aller Menschen weltweit haben braune Augen. Bei blauen Augen fehlt das Pigment weitestgehend, sodass die Streuung des Lichts in der Iris zum Tragen kommt. Grüne Augen (▸Abb. 4-7) sind mit weniger als 2 % am seltensten, kommen jedoch in Europa nach blauen und braunen Augen am dritthäufigsten vor (▸Abb. 4-8). Sie enthalten weniger Pigment als braune Augen, jedoch mehr als blaue und sind oftmals mit flächigeren Farbvariationen zwischen Hellbraun und Graublau verbunden.

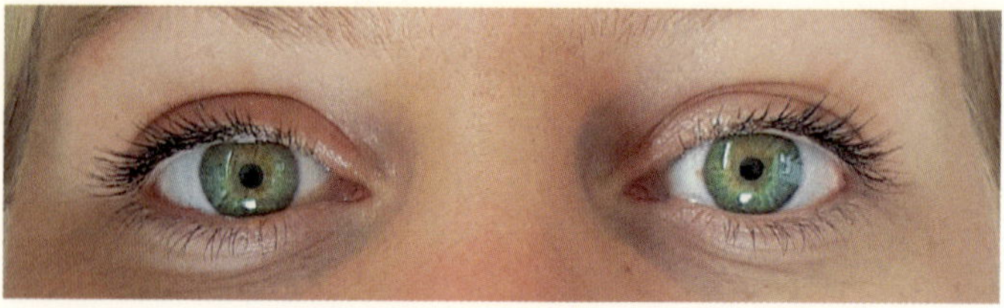

Abb. 4-7 Grüne Augen. Foto: Autor

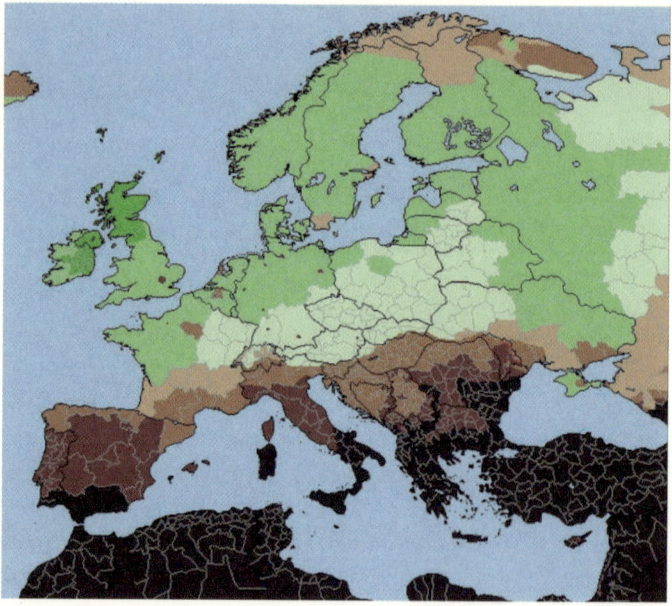

Abb. 4-8 Verbreitung grüner Augen in Europa. Der Maßstab ist ein anderer als in Abbildung 4-2, weil grüne Augen seltener sind als blaue (landkartenindex.blogspot.de 2015).

Sehr selten sind rote Augen bei Menschen. In diesen Fällen fehlt das Melanin komplett, sodass die Iris durchscheinend ist (d. h. kaum Licht reflektiert) und Licht vom Augenhintergrund reflektiert wird (► Abb. 4-9).

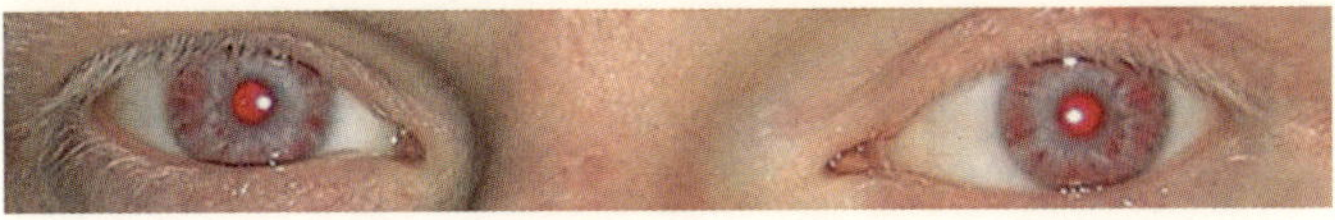

Abb. 4-9 Rote Augen eines Patienten mit schwerem Albinismus (Genvariante OCA1A), die mit einer Häufigkeit von 1 zu 40000 auftritt und mit praktisch vollkommenem Fehlen von Melanin in Augen, Haaren und Haut einhergeht (aus: Grønskov et al. 2007). Man sieht deutlich das von der Netzhaut reflektierte, durch die dortigen Blutgefäße rot gefärbte Licht.

Schon vor längerer Zeit wurde deutlich, dass das Modell von Davenport zu einfach ist, und dass die Farbe der Augen beim Menschen von mehreren Genen abhängt (Sturm & Frudakis 2004). Liegen die Gene für die Produktion von Melanin vor, resultieren braune Augen. Das Verhältnis von Eumelanin zu Pheomelanin wird durch andere Gene festgelegt und bestimmt die Helligkeit der Augen.

Weil es mittlerweile mehr als 16 genetische Variationen gibt, durch welche die Augenfarbe beeinflusst wird, muss man zur besseren Übersicht die wesentlichen bestimmenden Faktoren von denen, die weniger wichtig sind, unterscheiden. Von größter Bedeutung sind die beiden auf dem Chromosom 15 nebeneinander liegenden Gene HERC2 und OCA2. Ein Teil (Intron) von HERC2 enthält eine Region (Promotor), welche die Expression von OCA2 steuert, das wiederum ein Protein kodiert, das die Menge und den pH-Wert von Melanin in Melanozyten steuert. Veränderungen an einem der beiden Gene, die nur ein einziges Basenpaar betreffen (Single Nucleotid Polymorphismus, SNP), haben einen starken Einfluss auf die Augenfarbe.

Im Hinblick auf OCA2 wurden über 300 Varianten (SNPs) entdeckt, die einen Einfluss auf die Augenfarbe haben. Fast noch wichtiger ist die Entdeckung, dass eine Variante des HERC2-Gens (SNP rs12913832) die Expression des Proteins nahezu vollständig verhindert und daher blaue Augen bewirkt. Eine einzige Mutation (d.h. die Änderung nur eines von 3 Milliarden Buchstaben des genetischen Codes des Menschen) kann also zu blauen Augen führen.

Weil viele Mutationen im Bereich der Pigmente nicht nur die Augen, sondern auch die Pigmente der Haare und vor allem der Haut betreffen, ist es wichtig zu wissen, dass die Pigmentierung der Haut vor starker Sonneneinstrahlung schützt. So wundert es nicht, dass die weltweit bestehenden Unterschiede in der Pigmentierung der Menschen von der Sonneneinstrahlung abhängen, insbesondere vom ultravioletten Licht. Nach Wellenlänge und Energiegehalt unterscheidet man das energieärmere langwelligere ultraviolette Licht UVA (mit einer Wellenlänge von 380–315 nm) und das energiereichere, kurzwelligere UVB (Wellenlänge 315–280 nm).

Die UVA-Strahlen haben weniger Energie als die UVB-Strahlen, dringen aber tiefer bis in die Lederhaut ein. Bis vor wenigen Jahren hielt man sie für ungefährlich, weswegen Solarien zur Bräunung der Haut diese Strahlung verwenden. Die UVA-Strahlen können jedoch in hohen Dosen Sonnenbrände auslösen und für die Entstehung von Hautkrebs (z.B. Melanome) mit verantwortlich sein. Die UVB-Strahlen sind zwar energiereicher als die UVA-Strahlen, dringen aber nur bis in die Oberhaut ein. Dort bewirken sie die Verdickung der Hornhaut (auch »Lichtschwiele« genannt). Vor allem aber sorgt das UVB-Licht für die Pigmentierung (Bräunung) der Haut. Dadurch wird sie vor zu viel Sonneneinstrahlung geschützt, denn UVB-Strahlung verursacht erstens Sonnenbrände und kann in den Zellen der Oberhaut zweitens krebsauslösend sein. Zugleich bewirken UVB-Strahlen aber auch die Synthese von Vitamin D in der Haut, sind also für Menschen, die mit der Nahrung zu wenig Vitamin D aufnehmen, überlebenswichtig. Zu viel UV-Strahlung ist also ungesund; und zu wenig auch!

Nachdem die Menschen mit dem Ackerbau begonnen hatten und sich damit weniger vitaminreich ernährten, ergab sich insbesondere in Breiten nördlich von etwa 50° für alle Menschen mit heller Haut ein Vorteil. Wer dort durch eine prinzipiell sehr seltene Mutation wenig Melanin produzierte und damit helle Haut und helle – blaue oder grüne – Augen hatte, war in der Lage, Vitamin D selbst zu produzieren, und damit keinen Vitamin-D-Mangel zu bekommen, selbst wenn er oder sie wenig oder gar keinen Fisch mit der Nahrung zu sich nahm.

Global betrachtet waren Gegenden nördlich des 50. Breitengrades in aller Regel zu kalt für den Ackerbau – mit einer wichtigen Ausnahme: das Umland der Ostsee im durch den Golfstrom erwärmten Nordeuropa. Wer dort Ackerbau betrieb und zugleich genug Vitamin D in seiner (hellen) Haut produzieren konnte, hatte genug zu essen und erkrankte nicht an Vitamin-D-Mangel.[3]

Erst durch die Kultur des Ackerbaus war der Vorteil der Mutation, die auch für blaue oder grüne Augen sorgt, groß genug, um für die Lebensaussichten eines Menschen relevant zu sein. Und genau deswegen gibt es bis heute blaue Augen vor allem in den Ostsee-Anrainerstaaten. Die Kultur

3 Tatsächlich tragen viele lebende blauäugige Menschen die gleiche Mutation dieses einen genetischen Buchstabens, die erstmals vor 6000 bis 10000 Jahren aufgetreten ist, wie sich berechnen lässt (Eiberg et al. 2008). Angelina Jolie und Brad Pitt (beide blauäugig) wären also miteinander verwandt, und mit ihnen (fast) jeder andere blauäugige Mensch (Berndt 2010).

(Ackerbau) hat also unsere Biologie (Genetik der Augenfarbe) verändert.[4]

Für den Psychiater interessant ist weiterhin die Tatsache, dass man mit einer besseren Charakterisierung der Augenfarbe auch genetisch weiterkam. Denn man findet nur Gene für Phänotypen, die man klar und eindeutig beschreiben kann. Dabei sind

- *objektive Messungen kontinuierlicher Variablen* grundsätzlich besser als
- *subjektive* (im Sinne von »persönlichen«) *Einschätzungen* der Zugehörigkeit zu bestimmten oft schwer abgrenzbaren *Kategorien.*

Lange hat sich die Psychiatrie mit der Charakterisierung von Phänotypen schwer getan, weil die Kategorien unscharf und die Einschätzungen persönlich gefärbt waren. Bei den Farben der Augen war das nicht anders. Wer würde schon von sich behaupten, ein grünliches Blau von einem bläulichen Grün immer klar und eindeutig abgrenzen zu können?

Vor diesem Hintergrund ist eine Arbeit interessant, die dieses Problem an den Hörnern gepackt und gezeigt hat, dass man damit Fortschritte machen kann (Liu et al. 2010). Die holländischen Autoren verwendeten digitale Fotos der Augen von 5951 Holländern und klassifizierten deren Farben nicht kategorial, sondern bestimmten jeweils mittels entsprechender Software den Farbton und die Sättigung der Augenfarbe. Damit wurde die Augenfarbe erstmals objektiv mittels zweier kontinuierlich verteilter Variablen *gemes-*

---

4 Hierauf weist beispielsweise Joseph Henrich (2016) in seiner lesenswerten Monografie hin, in der er auch weitere Beispiele für dieses bemerkenswerte Phänomen aufführt.

sen. Durch die Analyse der Genome der Probanden konnten drei neue, nicht bekannte Gen-Loci gefunden werden. Diese waren bei der ungenaueren Farbklassifikation früherer Studien offenbar übersehen worden. Damit hat das Aufkommen neuer Messmethoden als auch der modernen molekulargenetischen Methoden das Wissen um die Farben unserer Augen *und* um deren Genetik deutlich verfeinert.

Und mit Hilfe dieses systematischen Wissens ließ sich auch die Geschichte der Augenfarbe über die letzten Jahrtausende rekonstruieren. Denn bis vor 6000–10000 Jahren hatten alle Menschen braune Augen. Und wenn einmal zufällig einer blaue Augen hatte, ging diese Mutation wieder unter, weil sie keinen besonderen Vorteil brachte. Erst die Kombination von Ackerbau und hohem fruchtbaren (und vergleichsweise warmem) Norden führte zum Durchbruch der blauen Augen im Bereich der Ostsee.

Wer glaubt, der »Sex« in der Kapitelüberschrift stünde dort nur, um den Leser zur Lektüre zu verführen, der irrt. Denn es gibt noch ein kleines Problem zu klären, das da lautet: Wie kann es sein, dass sich eine einzige Mutation (blaue Augen[5]) in evolutionär so kurzer Zeit so massiv durchsetzte und verbreitete?

Hier kommt ein Mechanismus ins Spiel, der seit Darwin als »sexuelle Selektion« bezeichnet wird (▸Kap. 5). Er

---

5 Interessanterweise gibt es blaue Augen nicht nur beim Menschen, sondern auch bei drei anderen Primaten. Wie genetische Studien zeigten, sind dafür andere Mutationen als beim Menschen die Ursache, sodass der Phänotyp »blaue Augen« im Lauf der Evolution mehrfach entstanden sein muss (Meyer et al. 2013). Nicht zuletzt dieser Gedanke führt zu dem Schluss, dass auch das »besondere Aussehen« blauer Augen zu deren Verbreitung durch sexuelle Selektion (d. h. durch Vorlieben bei der Partnerwahl) geführt hat.

meint die Auslese von Individuen durch Vorteile beim Fortpflanzungserfolg gegenüber Geschlechtsgenossen *derselben* Art. Darwin führte diese Art der Selektion ein, um Merkmale zu erklären, die aufgrund von natürlicher Selektion (survival of the fittest) nicht erklärbar waren, wie beispielsweise (auf grünen Blättern lebende) knallrote männliche Käfer, männliche Hirsche mit riesigen schweren und vollkommen unbrauchbaren Geweihen und männliche Pfauen mit sehr unpraktischen sehr großen bunten (und ansonsten nutzlosen) Schwanzfedern. Solche Merkmale können sich dennoch evolutionär durchsetzen, so Darwin, wenn sie dem Geschlechtspartner die eigene Fitness gerade dadurch signalisieren, dass sie so besonders bzw. so selten sind. »Ich bin weithin sichtbar und lebe immer noch, also muss ich besonders fit sein«, signalisiert der knallrote Käfer auf dem grünen Blatt allen Weibchen und wird zudem auch besonders gut gesehen. Nichts anderes tut der Hirsch, der Pfau oder das Löwenmännchen mit seiner dunklen Mähne. Blaue Augen sind etwas Besonderes und könnten daher auch der sexuellen Selektion unterliegen.

Für dieses Argument spricht eine kürzlich publizierte Studie an jeweils 400 britischen und brasilianischen Models beiderlei Geschlechts, der zufolge die Models auf der (eher blau- und grünäugigen) britischen Insel eher braunäugig sind, wohingegen sie im (braunäugigen) Brasilien eher blauäugig sind. Die Abweichungen von den erwarteten Häufigkeiten waren jeweils signifikant und bei Frauen etwas stärker ausgeprägt als bei Männern. »In beiden Ländern gilt für beide Geschlechter, dass seltenere Augenfarben bei kommerziell arbeitenden Models häufiger waren als in der Allgemeinbevölkerung dieser Länder. Die Daten stützen damit die Hypothese, dass die Augenfarbe von Models in der Werbung einer negativen häufigkeitsabhängigen Selektion unterliegt: die seltenere Farbe wird bevorzugt« (Forti & Young 2016, S. 5, Übers. durch d. Autor).

Geht man davon aus, dass Models das in einer Gesellschaft jeweils vorherrschende Schönheitsideal beruflich kommerzialisieren, so wird durch dieses Ergebnis die Hypothese der sexuellen Selektion der Augenfarbe gestützt. Nach Frost (2014) führen gerade die besonderen, eher harten Lebensumstände (Kälte, lange Nächte) im Baltikum zu deren besonderer Wirksamkeit, was wiederum für die rasche Ausbreitung des Merkmals bedeutsam gewesen sein könnte.

Es ist nicht anzunehmen, dass es beim hier dargestellten Stand der Dinge bleibt, denn weitere genetische Varianten, die für den kleinen, noch unerklärten Anteil der Varianz der Pigmentierung des Menschen – einschließlich der Augen – ursächlich sein könnten, wurden bereits (Andersen et al. 2016; Caliebe et al. 2016) und werden sicherlich künftig noch gefunden. Die Ostseeregion war schon immer eine besondere Gegend und wird es künftig auch bleiben, biologisch *und* kulturell.

Literatur

Andersen, JD, Pietroni, C, Johansen, P, et al. (2016). Importance of nonsynonymous OCA2 variants in human eye color prediction. Molecular Genetics & Genomic Medicine; 4: 420–430.

Berndt, C (2010). Trendfarbe der Evolution. Süddeutsche.de Wissen, 17.5.2010 http://www.sueddeutsche.de/wissen/2.220/urahn-der-blauen-augentrendfarbe-der-evolution-1.288702.

Caliebe, A, Harder, M, Schuett, R, et al. (2016). The more the merrier? How a few SNPs predict pigmentation phenotypes in the Northern German population. Eur J Hum Genet; 24: 739–747.

Davenport, GC, Davenport, CB (1907). Heredity of eyecolor in man. Science; 26: 589–592.

Eiberg, H, Troelsen, J, Nielsen, M, et al. (2008). Blue eye color in humans may be caused by a perfectly associated founder

mutation in a regulatory element located within the HERC2 gene inhibiting OCA2 expression. Hum Genet; 123: 177–187.
Forti, IRN, Young, RJ (2016). Human commercial models' eye colour shows negative frequency-dependent selection. PLoS ONE; 11(12): e0168458.
Frost, P (2014). The puzzle of European hair, eye, and skin color. Advances in Anthropology; 4: 78–88.
Fu, Q, Posth, C, Hajdinjak, M, et al. (2016). The genetic history of Ice Age Europe. Nature; 534: 200–205.
Grønskov, K, Ek, J, Brondum-Nielsen, K (2007). Oculocutaneous albinism. Orphanet Journal of Rare Diseases; 2: 43.
Henrich, J (2016). The Secret of Our Success. Princeton: University Press.
Kleisner, K, Priplatova, L, Frost, P, Flegr, J (2013). Trustworthy-looking face meets brown eyes. PLoS ONE; 8(1): e53285.
Landkartenindex.blogspot.de (2015). Europakarten der grünen und blauen Augen. http://landkartenindex.blogspot.de/2015/10/europakarten-der-grunen-und-blauen.html.
Liu, F, Wollstein, A, Hysi, PG, et al. (2010). Digital quantification of human eye color highlights genetic association of three new loci. PLoS Genet; 6(5): e1000934.
Mendel, G (1866). Versuche über Pflanzen-Hybriden. Verhandlungen des Naturforschenden Vereins zu Brünn; 4: 3–47.
Meyer, WK, Zhang, S, Hayakawa, S, et al. (2013). The convergent evolution of blue iris pigmentation in primates took distinct molecular paths. American Journal of Physical Anthropology; 151: 398–407.
Sturm, RA, Frudakis, TN (2004). Eye colour: portals into pigmentation genes and ancestry. Trends in Genetics; 20: 327–332.
Sturm, R, Duffy, D, Zhao, Z, et al. (2008). A single SNP in an evolutionary conserved region within intron 86 of the HERC2 gene determines human blue-brown eye colour. Am J Hum Genet; 82: 424–431.
Sulem, P, Gudbjartsson, DF, Stacey, SN, et al. (2007). Genetic determinants of hair, eye and skin pigmentation in Europeans. Nature Genetics; 39: 1443–1452.
White, D, Rabago-Smith, M (2011). Genotype–phenotype associations and human eye colour. Journal of Human Genetics; 56: 5–7.

5 Warum gibt es Musik?

»Dumme Frage!« – werden viele Leser nach dem Überfliegen der Überschrift jetzt denken. »Sie machen doch selber gelegentlich solchen rhythmischen Lärm und werden daher wissen, dass das Spaß macht«, werden manche dann vielleicht noch im Hinterkopf ergänzen. Dabei könnte man es belassen. Musik macht Freude und daher gibt es sie.

Betrachten wir eine ähnliche Frage: Warum gibt es Süßigkeiten? – Die Antwort »weil viele Menschen gerne Süßes essen« befriedigt hier nur bei oberflächlicher Betrachtung, denn man kann sofort weiter fragen: »Und warum ist das so?«, vielleicht mit dem Hintergedanken: »Wenn sie durch Süßigkeiten dick werden und dadurch früher sterben, müssten diejenigen Menschen mit einer besonderen Vorliebe für Süßes doch eigentlich längst ausgestorben sein.« Sie sind es aber nicht! Wie kann das sein?

Jetzt sind wir nicht mehr bei Antworten wie »es macht Spaß«, sondern fragen nach dem Grund dafür, dass etwas Spaß macht. Solche *Warum-Fragen* nach der »tieferen« oder *ultimativen Ursache* – im Vergleich zur »oberflächlichen« oder *naheliegenden Ursache* (wie z.B.: »es macht Spaß«) – kommen in der Biologie häufiger vor als beispielsweise in der Physik. Kaum jemand fragt: »Warum gibt es Gravitation?«, und wenn, dann würden die meisten Physiker sagen: »Es gibt sie eben (schau den Apfel an, wie er vom Baum fällt oder den Mond, wie er sich um die Erde dreht) – basta.«

In der Biologie unterscheidet man schon lange zwei »Sorten« von Ursachen, die naheliegende (Beispiel: »Menschen essen Süßes, weil es ihnen schmeckt«) und die ultimative.[1] Im Hinblick auf unser Beispiel könnte man die ultimative Ursache etwa wie folgt formulieren: »Menschen essen Süßes, weil die Geschmacksqualität ›süß‹ das Vorhandensein von Zucker anzeigt und weil mit der Nahrung aufgenommener Zucker Energie zur Aufrechterhaltung lebensnotwendiger Prozesse im Körper bereitstellt. Die Rezeptoren für Süßes mitsamt der Vorliebe dafür sind Produkt der Evolution, d.h. sind durch zufällige Mutationen und natürliche Auswahl (Selektion) von Eigenschaften, Merkmalen, Prozessen oder Fähigkeiten entstanden, die dem Überleben dienten.« Man spricht hier auch von »Anpassung«, die nicht bewusst oder gar willensgesteuert funktioniert, sondern durch »blinde« Mutation und Selektion, den Mechanismus der Evolution.

Zurück zur Musik und zur Frage, warum es sie gibt. Kein Geringerer als Charles Darwin (▸ Abb. 5-1), der Urvater der Evolutionstheorie, hat sich diese Frage gestellt. In seiner zweiten großen Schrift *Zur Abstammung des Menschen* liest man Folgendes: »Die Fähigkeit und Liebe zum Singen und zur Musik [...] darf hier nicht übergangen werden. Obschon die von Thieren aller Arten ausgestoßenen Laute vielen Zwecken dienen, kann doch mit Nachdruck hervorgehoben werden, dass die Stimmorgane ursprünglich in Beziehung zur Fortpflanzung der Art gebracht und vervollkommnet werden. Insecten und einige wenige Spinnen sind die niedrigsten Thiere, welche absichtlich einen Laut hervorbringen, und dies wird allgemein mit Hülfe sehr schön construierter Stridulationsorgane bewirkt, welche häufig allein auf die Männchen beschränkt sind. Die hier-

1 Meine Wortwahl ist bewusst der angloamerikanischen Literatur zu diesen Sachverhalten entnommen, wo man von »proximate cause« und »ultimate cause« spricht.

durch hervorgebrachten Laute bestehen, wie ich glaube, in allen Fällen aus einem und dem nämlichen Tone, welcher rhythmisch wiederholt wird, und dies ist zuweilen selbst für das Ohr des Menschen angenehm. Ihr hauptsächlichster und in einigen Fällen ausschließlicher Nutzen scheint darin zu bestehen, entweder das andere Geschlecht zu rufen oder es zu bezaubern« (Darwin 1871, S. 640 f.).

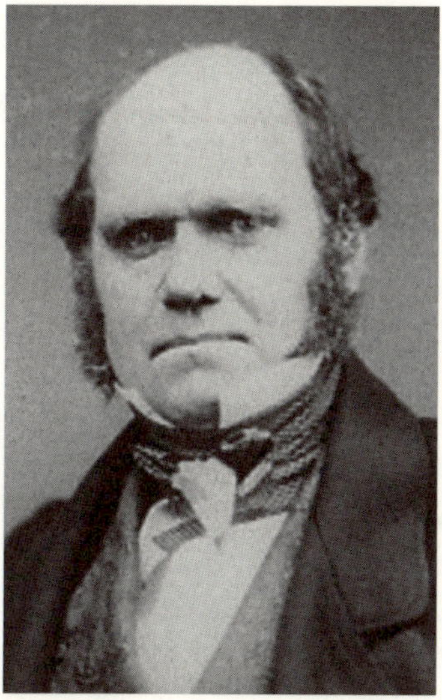

Abb. 5-1 Charles Darwin (1809–1882), Fotografie aus dem Jahr 1854, fünf Jahre vor der Publikation seines ersten großen Werks *Die Entstehung der Arten* (© gemeinfrei).

Über Seiten gehen dann die Beschreibungen Darwins des Verhaltens von Kröten, Alligatoren, Singvögeln, Schildkröten, Gibbons, Walen und Mäusen im Hinblick auf lautliche Äußerungen vor allem der Männchen zur Paarungszeit. Er diskutiert in Anlehnung an Hermann von Helmholtz Konsonanz und Dissonanz (S. 643), argumentiert, dass auch die Tiere »Vergnügen« beim Singen bzw. Hören von Gesang haben (S. 644): »[...] denn wenn die

Weibchen nicht fähig wären, solche Laute zu würdigen, und sie nicht von ihnen angeregt oder bezaubert würden, so würden die ausdauernden Anstrengungen der Männchen und die häufig nur ihnen allein zukommenden complicierten Gebilde nutzlos sein; und dies kann man unmöglich glauben« (S. 644).

Für Darwin entstand die Musik im Verlauf der Menschheitsgeschichte vor der Sprache (S. 648; Mithen 2005). In seinem Werk über die Entstehung der Arten kommt sie (noch) nicht vor, weil er sie – wie andere vollkommen »nutzlose« Eigenschaften von Lebewesen (z. B. Pfauenschwanz oder Geweih) letztlich Ergebnis von evolutionären Anpassungs- bzw. Optimierungsprozessen – *nicht* erklären konnte: »Da weder die Freude an dem Hervorbringen musikalischer Töne noch die Fähigkeit hierzu *von dem geringsten Nutzen für den Menschen in Beziehungen zu seinen gewöhnlichen Lebensverrichtungen* sind, so müssen sie unter die mysteriösesten gerechnet werden, mit welchen er versehen ist«, schreibt Darwin im Jahr 1871 (S. 644, Hervorhebung durch d. Autor).

Wenn Musik so vollkommen nutzlos ist, wie konnte sie dann im Verlauf der Evolution entstehen? Dieses für Darwin keineswegs randständige Problem der Entstehung von scheinbar völlig nutzlosen Strukturen (Pfauenschwanz) und Verhaltensweisen (lange Balzgesänge und/oder -tänze bei Männchen vieler Vogelarten) veranlasste ihn letztlich zur Abfassung seines zweiten großen Werks, das mit vollständigem Titel *»Die Abstammung des Menschen und die geschlechtliche Zuchtwahl«* lautete. Hier diskutierte er neben der Evolution als Überleben des besser angepassten Organismus *(survival of the fittest)* mit der *sexuellen Selektion* einen zweiten evolutionären Mechanismus, der kurz und knapp formuliert wie folgt funktioniert: Das

Geschlecht mit dem höheren Reproduktionsaufwand – definitionsgemäß ist dies das weibliche Geschlecht[2] – wählt zur sexuellen Reproduktion den Partner (und nicht umgekehrt), weil es mehr zu verlieren hat. Männchen konkurrieren also um die Gunst der Weibchen, und so kommt es zur Auswahl von Merkmalen beim Männchen, die auf besondere Qualitäten hinweisen.

Denkt man darüber zum ersten Mal nach, erscheinen männliche Größe und Stärke als Auswahlkriterien unmittelbar plausibel. Und in der Tat wird der bei vielen Arten zu beobachtende sexuelle Dimorphismus (Männchen und Weibchen sehen unterschiedlich aus) auf diese Weise erklärt. Aber damit längst nicht genug: Auch »nutzlose« Eigenschaften lassen sich erklären. Wenn sich ein männlicher (im *grünen* Urwald lebender) Vogel ein knall*rotes* Gefieder »leisten« kann, muss er schon ein »toller Hecht« sein, denn die Farbe ist ja maximal auffällig und würde eigentlich seinen frühen Tod durch Fressfeinde verursachen. Das rote Kleid auf grünem Hintergrund ist also einerseits eine »Behinderung«, die aber gerade dadurch anzeigt, wie fit der Junge ist, denn er kann sie sich ganz offensichtlich leisten (sonst wäre er nicht mehr da!). Feldstudien konnten zeigen, dass Weibchen prächtig farbig gefiederte Männchen bei der Paarung bevorzugen, weil die Männchen hierdurch eine höhere Qualität, beispielsweise bei der Aufzucht der Jungen, anzeigen: Zusätzliche Experimente ergaben, dass besonders bunt gefiederte Männchen dem Nest mehr

---

2 Was die wenigsten wissen: »weiblich« ist biologisch *nicht* etwa als »Träger zweier X-Chromosomen« definiert (die gibt es bei vielen Arten gar nicht), sondern als das Geschlecht mit dem höheren Reproduktionsaufwand. Dieser ergibt sich in vielen Fällen ganz einfach aus der Größe der Geschlechtszellen: Eizellen sind *definitionsgemäß* größer als Samenzellen.

Aufmerksamkeit schenkten und den Winter mit höherer Wahrscheinlichkeit überlebten (Hill 1991).

Dieses *Handicap-Prinzip* wurde in den 1970er-Jahren dem Wissenschaftlerehepaar Avishag (Pflanzenphysiologin) und Amotz (Zoologe) Zahavi publiziert und erklärt die Entwicklung von Merkmalen durch Partnerwahl, die einen Überlebens*nachteil* für den Träger bringen, aber als Signal die Qualität von dessen Genen belegen. Mittlerweile gibt es hierfür viele Beispiele, von denen zwei sehr hochrangig publizierte angeführt sein sollen (Zahavi & Zahavi 1997):

1. Löwen *(Panthera leo)* mit schwarzer Mähne haben bei heftiger Sonne einen Nachteil (schwarz heizt sich stärker auf), sind aber bei Löwinnen begehrter (West & Packer 2002).
2. Ägyptische Geier *(Neophron percnopterus)* haben ein sehr gelbes Gesicht, weil sie den Kot von Kühen fressen, der gelbe Karotenoidpigmente enthält (Negro et al. 2002). Das resultierende gelbe Gesicht signalisiert eine gute Immunabwehr und macht das Männchen daher für Weibchen besonders attraktiv.

Für Darwin war Musik das Paradebeispiel einer solchen »nutzlosen« Funktion, die im Rahmen der sexuellen Selektion beim Menschen aus einfachen Anfängen der Lauterkennung zu immer größerer Perfektion des Hörens und Produzierens geführt hat.

Interessanterweise haben diese Überlegungen zu den Ursprüngen von Musik für mehr als hundert Jahre kaum Aufsehen erregt. Sie wurden kaum diskutiert. Dies änderte sich mit dem Aufkommen der Soziobiologie (Wilson 1975) und vor allem der evolutionären Psychologie (Barkow et al. 1997) in den vergangenen Jahrzehnten: Musik als Ausdruck und Ergebnis der Selektion im Rahmen der Partnerwahl wurde zu einem Gemeinplatz (Miller 2000). Aber stimmt das auch? Gibt es Musik wirklich nur, weil wir Menschen, ähnlich wie die Singvögel, balzen was das Zeug hält?

Überall auf der Welt in jeder Kultur vorkommende Wiegenlieder weisen darauf hin, dass Musik auch Funktionen hat, die mit »Balz« nichts zu tun haben: Wiegenlieder beruhigen, nehmen Ängste, signalisieren Kontakt und Präsenz (Fernald 1989; Spitzer 2014; Trehub 2001; ▸Kap. 6). Es geht bei ihnen zwar durchaus um *social bonding*, aber sicher nicht um Sex. Diese soziale Funktion von Musik trat in den vergangenen zwei Dekaden zunehmend in den Vordergrund.

Schon vor knapp 20 Jahren schlug Björn Merker vom *Institute for Biomusicology* im schwedischen Ostersund vor, dass Musik eher durch synchrones Singen zur Verstärkung der Amplitude von Revierbegrenzungslauten oder zur Signalisierung der Stärke einer Gruppe entstanden sein könnte (Merker 2000). Diese zunächst gewagte These reiht sich ein in seither zunehmend produzierte Arbeiten zu den gemeinschaftsstiftenden Auswirkungen von Musik.

Edward Hagen vom Institut für Theoretische Biologie der Humboldt Universität in Berlin publizierte im Jahr 2003 zusammen mit Gregory A. Bryant von der University of California in Santa Cruz die Überlegung, dass Musik und Tanz ein Organisations- und Kommunikationssystem darstellen, das der Kooperation von Mitgliedern verschiedener Gruppen diene. Sie hatten durch entsprechende Experimente herausgefunden, dass die Synchronizität gemeinsam gemachter und wahrgenommener Musik die Wahrnehmung der Qualität der Musik *und* des Zusammenhalts der Gruppe beeinflusste. »Angesichts dessen, dass das Feiern und das Knüpfen von Verbindungen in ethnographischen Aufzeichnungen allgegenwärtig sind, stellen wir die Hypothese auf, dass solche ›Angeber‹ zum Teil ihre Fähigkeit Bündnisse einzugehen demonstrieren könnten [...]. Dies würde sich für das Individuum in Form einer verbesserten Qualität von Verbindungen auszahlen, und noch wichtiger durch eine hervorgehobene Führungsrolle (und somit die Möglichkeit, die Aktionen der Gruppe zu beeinflussen); den Mitgliedern der Gruppe wiederum sichern erfolgreichere Bündnisse einen Vorteil im Wettbewerb mit anderen Gruppen«, schreiben die Autoren in ihrer Diskussion (Hagen & Bryant 2003, S. 43, Übers. durch d. Autor).

Musik ist Teil vieler Feste, Rituale und anderer bedeutsamer gemeinschaftlicher Aktivitäten wie Gottesdienste, Hochzeiten oder Beerdigungen. Auch zur Jagd oder in den Krieg zieht man mit »Musik und Tamtam«. Dies deutet stark darauf hin, dass Musik für den sozialen Zusammenhalt einer Gemeinschaft von entscheidender Bedeutung ist (Dissanayake 2006; Fitch 2006; Huron 2001; Kirschner & Ilari 2014). Hier reihen sich auch neueste Befunde zur Koordination und Kooperation ein (Mithen 2005) sowie zur Förderung von exekutiven Funktionen (Kammer & Spitzer 2018) und damit Emotionsregulation, was wiederum dem Miteinander sehr dienlich ist.

Musikinstrumente gibt es seit mindestens 35 000 Jahren (Conard et al. 2009) und sie wurden nicht nur unweit vom Wohnort des Autors (► Abb. 5-2) gefunden, sondern überall auf der Welt (Kuney & Turk 2000; Zhang et al. 1999). Das hat seinen Grund: Gemeinsames Singen, Musizieren und Tanzen fördert uns als Individuen und als Gemeinschaftswesen in ganz besonderer Weise, wie man es sonst vielleicht allenfalls noch vom Sport oder dem Theaterspiel her kennt. Zum Sport gibt es sehr viele empirische

Befunde, zum Theater fast nichts und zur Musik glücklicherweise immer mehr. Dies ist wichtig, denn es gibt gerade in jüngster Zeit immer wieder Bestrebungen, ihren Stellenwert zu senken oder sie gar aus den Vorschulen oder dem Unterricht an Schulen ganz zu streichen. Dies hätte nach dem heutigen Stand des Wissens fatale Folgen für die gesunde Entwicklung der nächsten Generation.

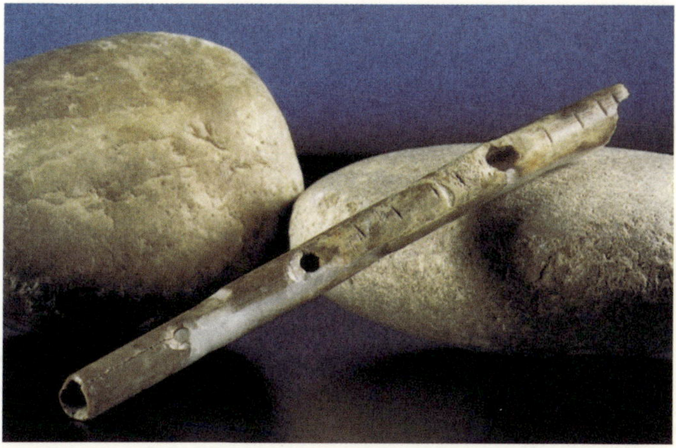

Abb. 5-2 Eines der ältesten Musikinstrumente der Welt: Die aus einem Schwanenknochen gefertigte Flöte wurde 1990 im Geißenklösterle – einer Höhle bei Blaubeuren – gefunden (Hahn 1994). Foto: Hilde Jensen, Bildrechte: Universität Tübingen.

Literatur

Barkow, JH, Cosmides, L, Tooby, J (eds) (1992). The Adapted Mind: Evolutionary Psychology and the Generation of Culture. Oxford: University Press.

Clayton, M (2009). The social and personal functions of music in crosscultural perspective. In: Hallam, S, Cross, I, Thaut, M (eds). Oxford Handbook of Music Psychology. Oxford: University Press; 35–44.

Conard, NJ, Malina, M, Münzel, SC (2009). New flutes document the earliest musical tradition in southwestern Germany. Nature; 460: 737–740.
Darwin, C (1871). Zur Abstammung des Menschen (undatierter Nachdruck). Kirchheim: Oldenbourg Taschenbuch 1971/1871.
Dissanayake, E (2006). Ritual and ritualization: Musical means of conveying and shaping emotion in humans and other animals. In: Brown, S, Voglsten, U (eds). Music and Manipulation: On the Social Uses and Social Control of Music. New York: Berghahn Books; 31–56.
Fernald, A (1989). Intonation and communicative intent in mothers' speech to infants: Is the melody the message? Child Development; 60: 1497–1510.
Fitch, WT (2006). The biology and evolution of music: a comparative perspective. Cognition; 100: 173–215.
Hagen, EH, Bryant, GA (2003). Music and dance as a coalition signaling system. Hum Nat; 14: 21–51.
Hahn, J (1994). Neue besondere Funde aus dem Geißenklösterle und dem Hohle Fels. Eine 36000 Jahre alte Knochenflöte aus dem Geißenklösterle. In: Scheer, A (Hrsg). Höhlenarchäologie im Urdonautal bei Blaubeuren. Urgeschichtliches Museum, Blaubeuren; 87–89.
Haidt, J, Seder, JP, Kesebir, S (2008). Hive psychology, happiness, and public policy. Journal of Legal Studies; 37: S133–S156.
Hill, GE (1991). Plumage coloration is a sexually selected indicator of male quality. Nature; 350: 337–339.
Huron, D (2001). Is music an evolutionary adaptation? Annals of the New York Academy of Sciences; 930: 43–61.
Kammer, T, Spitzer, M (2018). Macht Musizieren wirklich schlau? Transfereffekte auf kognitive Leistungen. Nervenheilkunde 2018; 37: 392–397.
Kirschner, S, Ilari, B (2014). Joint drumming in Brazilian and German preschool children: cultural differences in rhythmic entrainment, but no pro-social effects. J Cross Cult Psychol; 45: 137–166.
Kirschner, S, Tomasello, M (2009). Joint drumming: social context facilitates synchronization in preschool children. J Exp Child Psychol; 102: 299–314.
Kuney, D, Turk, I (2000). New perspectives on the beginnings of music: Archeological and musicological analysis of a middle paleolithic bone »flute«. In: Wallin, NL, Merker, B, Brown, S

(eds). The Origins of Music. Cambridge, MA: MIT Press; 235–268.
Merker, B (2000). Synchronous chorusing and the origins of music. Musicae Scientiae (Special Issue 1999–2000): 59–73.
Miller, GF (2000). Evolution of human music through sexual selection. In: Wallin, NL, Merker, B, Brown, S (eds). The Origins of Music. Cambridge: MIT Press; 329–360.
Mithen, S (2005). The Singing Neanderthals: The Origins of Music, Language, Mind, and Body. London: Weidenfeld & Nicholson.
Negro, JJ, Grande, JM, Tella, JL, et al. (2002). Coprophagy: an unusual source of essential carotenoids. Nature; 416: 807–808.
Puts, DA, Hill, AK, Bailey, DH, et al. (2016) Sexual selection on male vocal fundamental frequency in humans and other anthropoids. Proc R Soc B; 283: 20152830.
Spitzer, M (2014). Musik im Kopf. 2. Aufl. Stuttgart: Schattauer.
Trehub, SE (2001). Musical predispositions in infancy. Annals of the New York Academy of Sciences; 930: 1–16.
West, PM, Packer, C (2002). Sexual selection, temperature, and the lion's mane. Science; 297: 1339–1343.
Wilson, EO (1975). Sociobiology: The New Synthesis. Harvard: University Press.
Zahavi, A, Zahavi, A (1997). The Handicap Principle. Oxford: University Press.
Zhang, J, Harbottle, G, Wang, C, Kong, Z (1999). Oldest playable musical instruments found at Jiahu early neolithic site in China. Nature; 401: 366–368.

6 Musik: Von der Koordination zur Kooperation

Prosoziale Effekte von Musizieren, Singen und Tanzen

Menschen sind die einzigen Primaten, die musizieren, singen und tanzen. Das tun sie nicht nur manchmal und (wie manche Tiere) zur Zeit der Balz (anders als die Tiere in geschlechtshormongeschwängerten schwach beleuchteten Clubs), sondern zu allen Zeiten und überall auf der Welt (▸Abb. 6-1). Die Anthropologen, die dies herausgefunden haben, waren selber erstaunt darüber, dass es keine menschliche Kultur gibt, in der keine Musik vorkommt.[1] Nun sind Menschen auch Gemeinschaftswesen, unter den Primaten die sozialsten, d.h. am stärksten auf Gemeinschaft ausgerichtet, und allein auf sich gestellt im Grunde nur sehr bedingt überlebensfähig. – Könnte es da einen Zusammenhang geben?

Nun gibt es dazu viele Meinungen, die das bestätigen, aber auch andere, die daran zweifeln. Mein Freund Thomas – studierter Musiker mit viel Orchestererfahrung – beispielsweise sagte einmal, angesprochen auf Musik und Prosozialität (sinngemäß): »Wenn du wüsstest, wie wenig kollegial es in manchen Orchestern zugeht, würdest du dir nicht solche Gedanken machen.« Wie gut, dass es seit geraumer Zeit empirische Untersuchungen zu den pro-

---

1 Ob es Kultur bei Tieren (Primaten und Nichtprimaten) gibt, wird diskutiert. Wenn ja, dann sind die – jeweils von älteren Artgenossen gelernten – *Gesänge* der Singvögel und Buckelwale herausragende Beispiele dafür (neben dem Werkzeuggebrauch von Krähen, die übrigens auch singen, und manchen nicht menschlichen Primaten; Garland et al. 2017; Rutz et al. 2016).

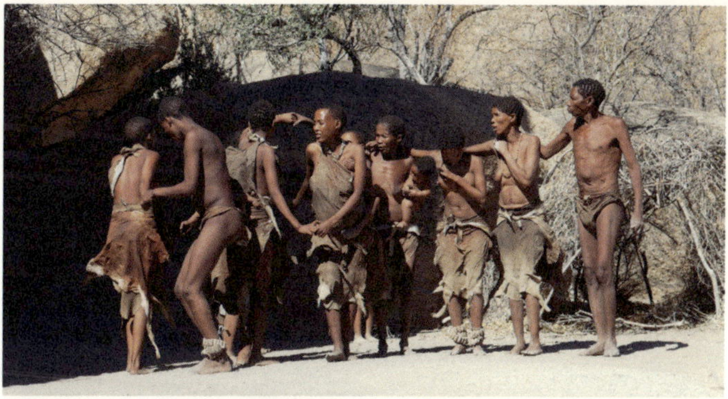

Abb. 6-1 Das gemeinsame Tanzen ist Bestandteil des Alltags bei den San in Namibia, die in nordöstlichen Landesteilen noch heute als Jäger und Sammler – fast – so leben wie vor Jahrtausenden in der Steinzeit. Ausnahmen sind die Gegenstände, die für den Kontakt mit Menschen aus der westlichen Zivilisation erforderlich sind, wie beispielsweise Geld aus dem Verkauf selbst hergestellter Schmuckwaren. Auch bei deren Herstellung aus kleinen runden Stücken der Schalen von Straußeneiern wie vor 75 000 Jahren verwenden sie heute zum Bohren des Lochs zum Auffädeln einen Stahlbohrer. Auf meine Nachfrage meinte eine junge Frau mit dem Bohrer in der Hand während der Arbeit: »Stein geht schneller kaputt«. (Die Aufnahme entstand im »The Living Museum«, in dem wechselnde Gruppen aus dem Nordosten in einer für Touristen erschlossenen Region gleichsam sich selber und ihre Lebensweise ausstellen. Sie können davon ihre von Steinzeitbedingungen kaum unterschiedene Lebensweise mit finanzieren, »gewöhnen« sich jedoch wegen der Rotation für jeweils nur wenige Wochen ins Museum nicht allzu sehr an die westliche Zivilisation.)

sozialen Effekten von Musik und Tanz gibt, die zum Teil erstaunliche Ergebnisse hervorbrachten.

Schon vor über 30 Jahren publizierten die beiden israelischen Psychologen Anat Anshel und David Kipper (1988) eine Studie an 96 israelischen Männern im Alter von 22–41 Jahren (Mittelwert: 32), die in vier Gruppen zu jeweils 24 Personen randomisiert aufgeteilt wurden. In einem 2×2-Design mit den Faktoren Musik (ja/nein) und Aktivität (aktiv/passiv) wurden die vier Gruppen einer der folgenden Bedingungen zugeteilt:

- gemeinsam Singen (Musik/aktiv),
- gemeinsam Musik hören (Musik/passiv),
- gemeinsam einen Text vorlesen (keine Musik/aktiv),
- gemeinsam einen Film anschauen (keine Musik/passiv).

Das Ausmaß an Vertrauen in andere Personen wurde mittels eines Fragebogens ermittelt (18 Items aus dem insgesamt 27 Items umfassenden Griffin-Trust-Differential Questionaire). Die Bereitschaft zur Kooperation wurde mittels des Gefangenendilemma-Spiels erfasst, das jeweils in Dyaden gespielt wurde. Die Ergebnisse der Studie sind in ▸Abbildung 6-2 zu sehen: Musik hat sowohl in der Form des aktiven Singens als auch des passiven Hörens einen signifikanten positiven Effekt auf das Vertrauen.

Einundzwanzig Jahre später publizierten Scott Wiltermuth und Chip Heath von der Stanford University drei clever ausgedachte Experimente mit ähnlicher Fragestellung (Wiltermuth & Heath 2009). Es ging den Autoren nicht nur um die Frage, ob es prosoziale Effekte von gemeinsamem Singen gibt, sondern auch darum, ob das gemeinsame Bewegen – also Tanzen – einen ähnlichen Effekt hat.

Im ersten an 30 Studenten (Durchschnittsalter 20 Jahre; 18 weiblich) durchgeführten Experiment machte der Versuchsleiter mit Dreiergruppen einen Spaziergang über den Campus der Uni, wobei er die Studenten entweder dazu anhielt, im Gleichschritt zu laufen oder nicht. Danach mussten sie einen Fragebogen ausfüllen und dann war der Spaziergang beendet. Das Experiment aber nicht. Denn als nächstes wurde die Gruppe von einem zweiten Versuchs-

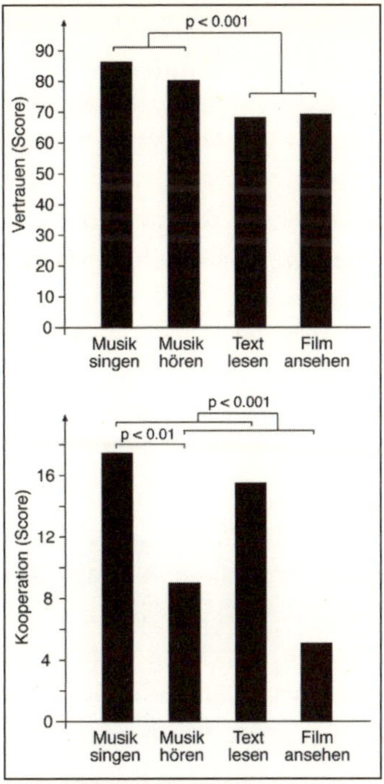

Abb. 6-2 Ergebnis der Studie von Anshel und Kipper (1988). Oben: Musik (sowohl aktiv singen als auch passiv hören) hatte einen signifikanten positiven Effekt auf das Vertrauen (Haupteffekt für Musik in der Varianzanalyse: $p < 0{,}001$). Unten: Im Hinblick auf die Kooperation im Gefangenendilemma gab es in der Varianzanalyse einen Haupteffekt des aktiven Handelns (sowohl in Gestalt des Singens als auch des Vorlesens von Text; $p < 0{,}001$); der Haupteffekt des Faktors »Musik« war mit $p = 0{,}078$ nur als Trend vorhanden. Betrachtete man bei der Kooperation nur die beiden Musik-Gruppen, so war die Kooperation nach dem Singen signifikant größer ($p < 0{,}01$) als nach dem Musikhören.

leiter übernommen, der mit der Gruppe nun – für die Probanden völlig unabhängig vom Spaziergang – einen Test machte, der die soziale Einstellung jedes der drei Gruppenmitglieder zu den anderen beiden erfassen sollte.

Das verwendete *Weak-Link Game* geht auf Ökonomen zurück, die bestimmte Entscheidungssituationen modellieren wollten, bei denen es immer darum geht, dass die Effektivität der Gesamtgruppe von der Effektivität des schwächsten Mitglieds abhängt. »Jede Kette ist nur so stark wie ihr schwächstes Glied.« Das Sprichwort ist nicht umsonst so bekannt, denn Beispiele für solche Situationen gibt es viele: Ein Geheimnis für sich behalten; erst mit dem Essen beginnen, wenn der Letzte da ist; oder ein Kapitel für ein Buch verfassen, das erst gedruckt werden kann, wenn alle Kapitel geschrieben sind (Weber et al. 2004).

Jedes Mitglied der Dreiergruppe musste eine Zahl von 1 bis 7 aufschreiben. Danach bekommt jeder einen Geldbetrag ausbezahlt, dessen Höhe abhängt,

- von der Höhe der von ihm gewählten Zahl (je höher, desto mehr) und
- von der kleinsten durch einen der drei Spieler gewählten Zahl (je größer der Unterschied der eigenen Zahl zur kleinsten Zahl, desto *weniger*).

Was genau bei welcher Kombination von selbst gewählter Zahl und kleinster von den drei Spielern gewählter Zahl dem Spieler jeweils ausgezahlt wird, zeigt ▸Tabelle 6-1. Absprachen zwischen den Teilnehmern sind nicht möglich, denn sonst wäre die Sache einfach: Jeder wählt die 7 und bekommt den Höchstbetrag. Und weil man sich nicht absprechen kann, könnte es sich lohnen, nicht die 7 zu wählen, denn dann bekommt man mehr ausgezahlt, wenn ein anderer auch nicht die 7 wählt. Das wiederum weiß jeder. Was der Test also letztlich misst, ist das Ausmaß des Vertrauens, das jeder der drei Spieler in die jeweils beiden anderen hat. Wenn ich die 1 wähle, bekomme ich auf jeden Fall 4,20 US-Dollar. Wenn ich die 7 wähle, bekomme ich schlimmstenfalls (nämlich dann, wenn ein anderer die 1 wählt) nur 60 Cent.

Man spielte insgesamt sechs Runden. Jeder schrieb seine Zahl auf einen Zettel, der Versuchsleiter gab die kleinste gewählte Zahl an (wodurch jeder wusste, wie er selbst abgeschnitten hat, aber nicht wusste, wer von den

Tab. 6-1 Auszahlungsmatrix des Spiels »Schwächstes Kettenglied« (Weak-Link Game; Werte aus Wiltermuth & Heath 2009). Die Höhe der Auszahlung an den einzelnen Spieler steigt mit seiner gewählten Zahl und fällt mit dem Abstand seiner gewählten Zahl zur kleinsten von allen gewählten Zahl.

	Kleinster gewählter Wert (von allen drei Spielern)							
		7	6	5	4	3	2	1
Selbstgewählter Wert	7	7,80 US$	6,60 US$	5,40 US$	4,20 US$	3,00 US$	1,80 US$	0,60 US$
	6		7,20 US$	6,00 US$	4,80 US$	3,60 US$	2,40 US$	1,20 US$
	5			6,60 US$	5,40 US$	4,20 US$	3,00 US$	1,80 US$
	4				6,00 US$	4,80 US$	3,60 US$	2,40 US$
	3					5,40 US$	4,20 US$	3,00 US$
	2						4,80 US$	3,60 US$
	1							4,20 US$

anderen diese kleinste Zahl gewählt hat), und danach wurde die nächste Runde gespielt. Am Ende wurde eine der Runden per Zufall ausgewählt und die Auszahlung wurde gemäß dem Ergebnis dieser ausgewählten Runde durchgeführt. Dann sollten die Teilnehmer jeder für sich noch drei Fragen beantworten – auf einer Skala von 1 (gar nicht) bis 7 (sehr) –, die sich darauf bezogen,

- wie zusammengehörig sie sich beim Spaziergang mit den anderen beiden Teilnehmern gefühlt hätten,

- in wieweit sie den anderen beim Experiment vertraut hatten und
- wie glücklich sie sich jetzt gerade fühlten.[2]

Das Ergebnis des Experiments war eindeutig (▸ Abb. 6-3): Wer miteinander im Gleichschritt gelaufen war, fühlte sich stärker zusammengehörig, vertraute den anderen mehr und schrieb daher im Mittel höhere Zahlen auf als beim bloßen Spaziergang »ohne Tritt« (wie man das »Nicht-im-Gleichschritt-Laufen« im militärischen Kontext nennt). Im Hinblick auf Glücksgefühle gab es hingegen keinen Unterschied zwischen den Bedingungen »synchron laufen« und »nicht synchron laufen«.

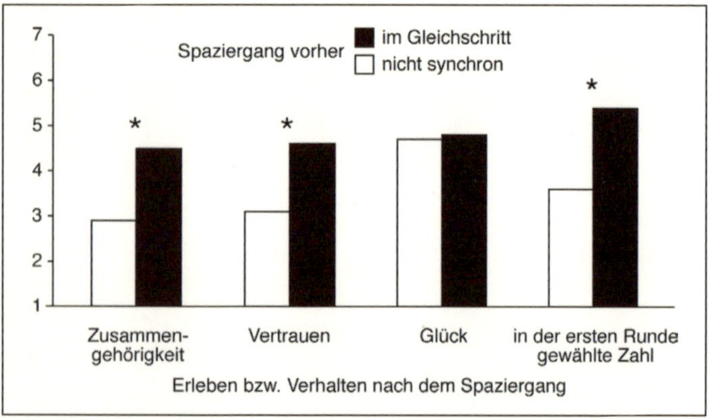

Abb. 6-3 Effekt der Koordination des Gehens auf das nachfolgende Erleben und kooperative Verhalten (nach Daten aus Wiltermuth & Heath 2009, S. 2).

2 »How connected did you feel with the other participants during the walk?« »How much did you trust the other participants going into the exercise?« »How happy do you feel?« (1 = not at all, 7 = very much).

Im zweiten Experiment an 96 Teilnehmern (56 % weiblich, Durchschnittsalter 21 Jahre) ging es ebenfalls um synchrones Agieren, das wie folgt implementiert wurde: In Dreiergruppen hörten die Teilnehmer über Kopfhörer das gleiche Lied (»O Kanada«; alle Studenten kamen aus den USA) und hielten alle einen Plastikbecher in der Hand. Per Zufall wurden die Dreiergruppen einer von vier Experimentalbedingungen zugeteilt. In der einfachsten Bedingung (Kontrolle) hörten die Teilnehmer das Lied, hielten den Plastikbecher (ohne Bewegung) in der Hand und lasen still für sich den Liedtext während sie das Lied hörten. In der zweiten Bedingung (synchron singen) sangen die Teilnehmer das Lied gleichzeitig, in der dritten sangen sie das Lied und bewegten zugleich den Plastikbecher im Rhythmus hin und her (Bedingung synchron singen und agieren) und in der vierten Bedingung (asynchron) hörten und sangen die Teilnehmer in den Dreiergruppen das per Kopfhörer in verschiedenen Geschwindigkeiten eingespielte Lied und bewegten den Becher entsprechend auch asynchron dazu. Den Teilnehmern in allen Gruppen (d.h. unter allen vier Bedingungen) wurde vorher gesagt, dass sie möglicherweise verschiedene Versionen des Liedes »O Kanada« hören würden, was faktisch jedoch nur in der vierten Bedingung (asynchron) der Fall war.

Wie die Ergebnisse der nach dieser Prozedur gespielten Runden des Weak-Link-Spiels zeigten, führte gemeinsames Singen mit und ohne gemeinsames, koordiniertes Bewegen zur Wahl höherer Zahlen, also zu einem größeren Vertrauen in die jeweils anderen beiden Mitspieler in der Dreiergruppe. Beides führte also zu mehr Kooperation im Vergleich zu asynchronem Singen und Bewegen oder zum einfachen Stillsitzen (weder singen noch bewegen). Das gemeinsame Bewegen erwies sich damit als überflüssig, denn das gemeinsame Singen allein sorgte bereits für mehr Kooperation. Es geht bei der Koordination also nicht unbedingt um grobmotorisches Handeln, sondern um synchrones Agieren, das nicht von synchronen Bewegungen von Rumpf, Armen oder Beinen begleitet sein muss.

In einem dritten Experiment wurde dies dann nochmals bestätigt, wobei die Effekte auf eine andere Weise, nämlich mit dem sogenannten *Public Goods Game*, gemessen wurden. Bei dem in Dreiergruppen durchgeführten Spiel geht es um Folgendes: Jeder bekommt 10 Plastik-Spielchips, die man entweder für sich behalten oder in einen »gemeinsamen Topf« geben kann. Für jeden Chip, den man behält, bekommt man 0,5 US-Dollar, für jeden Chip im gemeinsamen Topf erhält jeder Spieler 0,25 US-Dollar. Wenn jeder Spieler alles für sich behält, bleiben ihm insgesamt also 5 US-Dollar; wenn hingegen alle alles in den Topf geben, erhält jeder 7,5 US-Dollar (3 × 0,25 × 10). Es lohnt sich also, sich für die Gruppe einzusetzen, aber nur dann, wenn die anderen das auch tun. Allgemein formuliert geht es bei dem Public Goods Game darum, eigene Mittel zu investieren, damit es der Gemeinschaft besser geht. Wer nicht investiert, profitiert dennoch von den Investitionen der anderen, was als Problem »Trittbrettfahren« (engl: free rider problem) bekannt ist. Dieses gibt es in jeder Gemeinschaft, weswegen sehr viele Studien dazu gemacht wurden, unter welchen Bedingungen sich Menschen in diesem Spiel wie verhalten.

Die Ergebnisse des über fünf Runden von 35 Dreiergruppen (n = 105, mittleres Alter 21 Jahre, 60 % weiblich) durchgeführten Spiels sind in ► Abbildung 6-4 dargestellt. Wie man sieht, ist das Ausmaß der Kooperation in den Gruppen, die zuvor gemeinsam sangen – also sowohl nach synchronem Singen als auch nach synchronem Singen und

Agieren (Plastikbecher im Rhythmus bewegen) – größer als nach der Kontrollbedingung (weder singen noch Bewegung) oder nach der asynchronen Bedingung.

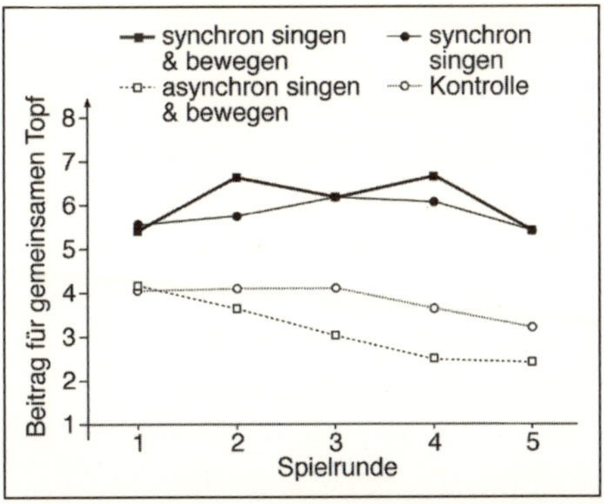

Abb. 6-4 Ergebnis des dritten von Wiltermuth und Heath durchgeführten Experiments. Für die fünf gespielten Runden getrennt wurde die mittlere Anzahl der Spielchips, die in den gemeinsamen Topf gegeben wurden, getrennt nach den vier Bedingungen, aufgetragen. Ab Runde 2 sind die Unterschiede zwischen den oberen beiden und den unteren beiden Kurven signifikant (nach Daten aus Wiltermuth & Heath 2009, S. 4).

Bei den Teilnehmern in den Gruppen mit asynchroner Bedingung und Kontrollbedingung kam es beim Vergleich der in den gemeinsamen Topf gegebenen Spielchips zwischen Runde 1 und Runde 5 zu einer signifikanten Abnahme. Diese war in den synchronen Gruppen nicht beobachtbar. Diese Persistenz des prosozialen Verhaltens ist insofern bemerkenswert, da man aus früheren Studien bereits wusste, dass der in diesem Spiel in den gemeinsamen Topf gegebene Anteil über die gespielten Runden hinweg sinkt. Ein Grund hierfür könnte sein, dass unkooperative Mitspieler die Motivation zur Kooperation der anderen Spieler mindern.

Nach vorherigem Singen geschieht dies nicht, was für eine gewisse Nachhaltigkeit der Effekte spricht.

Die Teilnehmer in den beiden synchronen Gruppen berichteten in einem nach dem Spiel bei allen Teilnehmern durchgeführten Fragebogen ein signifikant stärker ausgeprägtes Gefühl, im gleichen Team zu sein. Für die Stärke dieses Wir-Gefühls ließ sich in den Runden 3 bis 5 statistisch ein moderierender Effekt nachweisen, der sich auf die Menge der in den gemeinsamen Topf gegebenen Spielchips auswirkte. Glücksgefühle (auch mittels Fragebogen erfasst) hatten hingegen keinen solchen Effekt, d.h. der Ausgang des Experiments war nicht einfach dadurch zu erklären, dass die Teilnehmer besser gestimmt waren.

Die Autoren kommentieren dies wie folgt: »Unsere Ergebnisse zeigen, dass kulturelle Praktiken, die synchrone Aktionen beinhalten (wie Musik, Tanz oder Marschieren) einer Gruppe dabei helfen, das Problem der Trittbrettfahrer [Menschen, die nichts zur Gruppe beitragen, aber von ihr profitieren] zu mindern und durch Koordination ihren möglicherweise aufwändigen sozialen Aktivitäten zum Erfolg zu verhelfen. Rituale synchroner Aktionen haben wahrscheinlich manchen kulturellen Gruppen einen Vorteil ihrer gesellschaftlichen Evolution ermöglicht, was dazu geführt hat, dass diese überlebten, wo andere versagt haben« (Wiltermuth & Heath 2009, S.5, Übers. durch d. Autor).

Dass gemeinsames Tanzen prosoziale Auswirkungen hat, konnten Diane Ehlers und ihre Kollegen im Rahmen eines Experiments mit 69 Erwachsenen nachweisen. Das Ausmaß von Stress und Einsamkeit nahm zugleich signifikant ab (Ehlers et al. 2017). Eine weitere Studie konnte zeigen, dass es nicht auf die tatsächlich erreichte Synchronizität der Bewegungen ankommt, sondern dass es letztlich die Intention zu koordiniertem Handeln ist, die ausreicht, um für mehr Kooperation zu sorgen. Anders ausgedrückt: Auch passionierte »Nichttänzer« können durch Tanzen (oder Tanzversuche) für mehr Kooperation sorgen!

Mittlerweile liegt eine ganze Reihe von Studien zu den Auswirkungen von synchronem Handeln vor (Cross et al. 2016; Kniffin et al. 2017; Pearce et al. 2016; Vicary et al. 2017). Eine Metaanalyse von 60 Experimenten ergab einen Effekt von 49 % mehr prosozialer Einstellung und 45 % mehr prosozialem Handeln (Rennung & Göritz 2016).

Schon bei vierjährigen Kindern lässt sich der prosoziale Effekt gemeinsamen Musizierens oder Singens nachweisen, wie die Arbeitsgruppe um Michael Tomasello vom Institut für Evolutionäre Anthropologie in Leipzig bereits ein Jahr nach der gerade eben beschriebenen Untersuchung zeigen konnte (Kirschner & Tomasello 2010). Mithilfe einer standardisierten komplexen sozialen Situation wurden spontane Hilfeleistung und spontanes kooperatives Problemlösen bei 96 Kindern im Alter von viereinhalb Jahren untersucht, nachdem sie zuvor in kleinen Gruppen (immer derselbe männliche Versuchsleiter und jeweils zwei Kinder gleichen Geschlechts aus dem gleichen Kindergarten, die sich schon kannten) gesungen und mit einem Perkussionsinstrument musiziert sowie sich dazu im Rhythmus bewegt hatten. Das prosoziale Verhalten wurde jeweils ohne Versuchsleiter bei den beiden Kindern untersucht, wobei die Situation so war, dass einer dem anderen helfen musste bzw. man gemeinsam ein Problem lösen musste. Eine Kontrollgruppe führte zunächst mit dem Versuchsleiter ähnliche Handlungen und Bewegungen aus, ohne jedoch zu musizieren, zu singen und zu tanzen. Danach wurden die gleichen Standardsituationen (spontanes Helfen, kooperatives Problemlösen) durchgespielt.

Wie die Auswertung der Daten zeigte, bewirkte das gemeinsame Musizieren signifikant mehr prosoziales Verhalten, sowohl im Hinblick auf spontane Hilfeleistungen ($p < 0{,}01$) als auch im Hinblick auf kooperatives Problemlösen ($p < 0{,}01$). Dabei waren die Mädchen deutlich hilfsbereiter (mit $p = 0{,}03$ signifikant) und auch kooperativer (mit $p = 0{,}01$ signifikant) als die Jungen (►Abb. 6-5).

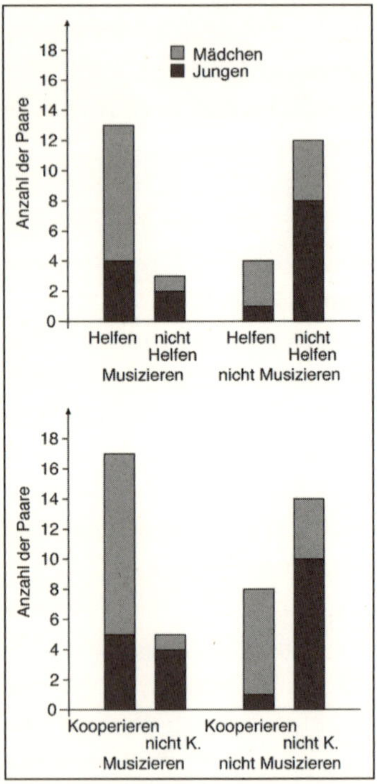

Abb. 6-5 Spontanes Helfen (oben) und kooperatives Problemlösen bei Vierjährigen nach vorherigem gemeinsamem Musizieren (linke Säulen) im Vergleich zu einer Kontrollgruppe (rechte Säulen), die zuvor ähnliche Aktivitäten ausführte, ohne zu musizieren (nach Daten aus Kirschner & Tomasello 2010, Figs. 2 und 3). Da es zwischen »Helfen und nicht Helfen« sowie zwischen »Kooperieren und nicht Kooperieren« noch weitere Kategorien beim Outcome gab (z. B. »Abwarten« oder »ein bisschen von beidem«) ergibt die Summe der Säulen nicht 48 (Anzahl der Kinder-Paare). Man sieht deutlich, dass gemeinsames Musizieren prosoziales Verhalten bahnt.

Zudem zeigten sich weitere interessante Unterschiede im Verhalten der Kinder nach dem gemeinsamen Musizieren: Von denen, die nicht halfen, äußerten 70 % »Ausreden«, warum das gerade jetzt nicht gehe, wohingegen dies nur bei 33 % der (nicht musizierenden) Kontrollgruppe der Fall war. Beim kooperativen Problemlösen redeten die Kinder spontan miteinander (»jetzt bis du dran«, »wir haben es geschafft«), was bei den Kindern, die nicht kooperierten, nicht der Fall war. Entsprechend gab es bei den Kindern, die zuvor gemeinsam musiziert hatten, eine höhere Anzahl kommunikativer Äußerungen (Mittelwert: 6,4) als bei den Kindern der Kontrollbedingung (Mittelwert: 3,4; der Unterschied war mit $p = 0{,}02$ statistisch signifikant).

Angesichts der in dieser kleinen Übersicht beschriebenen prosozialen Auswirkungen von gemeinsamem Musizieren, Singen und Tanzen stimmt unser derzeitiger gesellschaftlicher Umgang mit Musik nachdenklich: Der Unterricht von Musik hatte noch nie einen besonders hohen Stellenwert, wird aber sowohl systematisch (immer weniger Stunden Musikunterricht in den Lehrplänen) als auch pragmatisch (immer mehr Musikunterricht wird von fachfremden Lehrern unterrichtet bzw. fällt an Schulen aus) eher weiter reduziert als gefördert.

Musik wird immer seltener aktiv produziert und immer häufiger passiv konsumiert. Der passive Konsum von Musik erfolgt überwiegend individuell per Kopfhörer. Dies konterkariert die prosozialen Auswirkungen von *gemeinsamem* und *aktivem* Musizieren.

Ebenso wie wir das Rad nicht neu erfinden brauchen, müssen wir Musik nicht erfinden. Es gibt sie schon – seit Jahrzehntausenden! Aber in einer Zeit abnehmender Empathie und Gemeinschaftlichkeit, zunehmender Ich-Bezogenheit, sozialer Isolation und damit einhergehender Vereinsamung müssen wir uns auf ihre Bedeutung neu besinnen. Musik mögen viele Menschen als »nette Nebensache« erleben oder gar abtun. Sie ist es jedoch nicht. Die hier diskutierten Studien zeigen vielmehr ihre Bedeutung für das Funktionieren menschlicher Gemeinschaft sehr klar auf. Handeln wir danach – vor allem wenn es darum geht, wie unsere Kinder ihre freie Zeit sinnvoll gestalten sollten.

Literatur

Anshel, A, Kipper, DA (1988). The influence of group singing on trust and cooperation. Journal of Music Therapy; 3: 145–155.

Cross, L, Wilson, AD, Golonka, S (2016). How moving together brings us together: when coordinated rhythmic movement affects cooperation. Front Psychol; 7: 1983.

Ehlers, DK, Daugherty, AM, Burzynska, AZ, et al. (2017). Regional brain volumes moderate, but do not mediate, the effects of group-based exercise training on reductions in loneliness in older adults. Front Aging Neurosci; 9: 110.

Foubert, K, Collins, T, De Backer, J (2017). Impaired maintenance of interpersonal synchronization in musical improvisations of patients with borderline personality disorder. Front Psychol; 8: 537.

Garland, EC, Rendell, L, Lamoni, L, et al. (2017). Song hybridization events during revolutionary song change provide insights into cultural transmission in humpback whales. PNAS; Jul 24. pii: 201621072.

Gebauer, L, Witek, MA, Hansen, NC, et al. (2016). Oxytocin improves synchronisation in leader-follower interaction. Sci Rep; 6: 38416.

Kirschner, S, Tomasello, M (2010). Joint music making promotes prosocial behavior in 4-year-old children. Evolution and Human Behavior; 31: 354–364.

Kniffin, KM, Yan, J, Wansink, B, Schulze, WD (2017). The sound of cooperation: Musical influences on cooperative behavior. J Organ Behav; 38: 372–390.

Pearce, E, Launay, J, Machin, A, Dunbar, RI (2016). Is group singing special? Health, well-being and social bonds in community-based adult education classes. J Community Appl Soc Psychol; 26: 518–533.

Pearce, E, Launay, J, van Duijn, M, et al. (2016). Singing together or apart: The effect of competitive and cooperative singing on social bonding within and between sub-groups of a university fraternity. Psychol Music; 44:1255–1273.

Ravignani, A, Honing, H, Kotz, SA (2017). The evolution of rhythm cognition: Timing in music and speech. Front Hum Neurosci; 11: 303.
Rennung, M, Göritz, AS (2016). Prosocial consequences of interpersonal synchrony: A meta-analysis. Z Psychol; 224: 168–189.
Rutz, C, Klump, BC, Komarczyk, L, et al. (2016). Discovery of species-wide tool use in the Hawaiian crow. Nature; 537: 403–407.
Vicary, S, Sperling, M, von Zimmermann, J, et al. (2017). Joint action aesthetics. PLoS One; 12: e0180101.
Weber, RA, Camerer, CF, Knez, M (2004). Timing and virtual observability in ultimatum bargaining and »weak link« coordination games. Experimental Economics; 7: 25–48.
Wiltermuth, SS, Heath, C (2009). Synchrony and cooperation. Psychol Sci; 20: 1–5.

7 Parasitärer Kapitalismus

Toxoplasmose und Kultur

Der Titel dieses Kapitels mag manchen Leser an politische Agitation erinnern – etwa an den Vergleich von Unternehmern mit Heuschrecken des damaligen SPD-Vorsitzenden Müntefering – oder gar an die ideologischen Einlassungen von Karl Marx zur – bis heute umstrittenen – unausweichlichen Aggregation des Produktionsfaktors Kapital in den Händen einiger Weniger (»Made im Speck«). Darum geht es hier jedoch nicht. Vielmehr geht es um eine weitere aus meiner Sicht beeindruckende Arbeit zu den Auswirkungen einer vermeintlich »latenten« Toxoplasmose-Infektion.

Vor noch gar nicht so langer Zeit habe ich recht überraschende neue Erkenntnisse über den Parasiten Toxoplasma gondii vorgestellt (Spitzer 2017). Er infiziert zwar mehr als hundert Wirbeltierarten (Zwischenwirte, zu denen auch der Mensch gehört), vermehrt sich jedoch nur in (Raub-, Wild- oder Haus-) Katzen. Alles, was Zwischenwirte dazu bringt, eher von Katzen gefressen zu werden, sollte daher dem Parasiten nutzen. Anders gesagt, die Evolution könnte dafür gesorgt haben, dass eine abgelaufene Infektion zu Verhaltensweisen führt, die mit einer erhöhten Wahrscheinlichkeit einhergehen, von Katzen gefressen zu werden. Bei Toxoplasmose-infizierten Nagetieren wie Mäusen kommt es zu Hyperaktivität, Risikoverhalten (sie betreten als erstes Mausefallen) und sie haben weniger Angst vor Katzen bzw. eine geringere Abneigung gegen Katzenurin.

Seit Jahren gibt es zunehmend Hinweise darauf, dass Schimpansen bzw. Menschen nach abgelaufener Toxoplasmose-Infektion ebenfalls nicht nur eine geringere Abneigung gegen Katzenurin haben, sondern auch ein gesteigertes Risikoverhalten und vermehrte Impulsivität, Aggressivität (einschließlich Suizidalität; Cook et al. 2015) und erhöhte Werte für Neurotizismus (der definitionsgemäß in einer Beeinträchtigung der betreffenden Person oder der Personen in deren Umfeld besteht) aufweisen. Man nimmt heute an, dass all dies früher zu einer Zunahme der Wahrscheinlichkeit, Opfer von Raubkatzen zu werden, geführt hat. Die gängige Meinung, eine abgelaufene Infektion beim Menschen, die bekanntermaßen Zysten im Gehirn des Betroffenen hinterlässt, habe keine oder vernachlässigbar kleine Auswirkungen auf das Erleben und Verhalten einer Person, muss daher überdacht werden.

Man könnte nun meinen, dass diese Erkenntnisse unter den heutigen Lebensbedingungen irrelevant seien. Bei weltweit mehr als zwei Milliarden infizierten Menschen und einer hohen Variabilität der Infektionsraten (von 8,6 % in Norwegen bis 60,4 % in Brasilien; ▸Tab. 7-1) können jedoch auch kleine Effekte eine große Wirkung haben: Eine Häufung von Verkehrsunfällen (Gohardehi et al. 2018; Stepanova et al. 2017) und Suizidversuchen sowie Suiziden (Bak et al. 2018; Dickerson et al. 2017) nach abgelaufener Toxoplasmose-Infektion ist tatsächlich zu verzeichnen und lässt auf vermehrte Aggressivität, Impulsivität und risikoreicheres Verhalten schließen. Da die Durchseuchung der Bevölkerung in Deutschland über 40 % beträgt, geht das uns alle durchaus an: Eine abgelaufene Infektion mit Toxoplasma gondii ist nicht völlig ohne Folgen.

Tab. 7-1 Toxoplasmose-Infektionsrate (Prävalenz seropositiver Menschen) in Prozent, altersadjustiert auf 22 Jahre. Da die Rate mit dem Alter zunimmt und meist Frauen im gebärfähigen Alter getestet werden, unterscheiden sich die Samples in den Ländern im Durchschnittsalter der Teilnehmerinnen. Um diese Verzerrung der Daten zu berücksichtigen, wurden die Prävalenzraten auf 22 Jahre normiert, d. h. der Alterseffekt wurde herausgerechnet (Aus: Johnson et al. 2018, Supplement; dort zitiert nach Maseland 2013).

Land	Infektionsrate (%)	Land	Infektionsrate (%)
Argentinien	46,2	Japan	12,3
Australien	23,0	Jordanien	37,4
Österreich	35,3	Malaysia	38,5
Belgien	38,6	Mexiko	26,3
Brasilien	60,4	Niederlande	29,9
China	16,5	Neuseeland	27,2
Kolumbien	48,6	Norwegen	8,6
Kroatien	34,2	Peru	32,9
Tschechische Republik	27,2	Polen	36,3
Dänemark	21,7	Portugal	17,0
Finnland	16,2	Rumänien	57,6
Frankreich	44,1	Singapur	12,8
Deutschland	41,9	Slowenien	29,9
Griechenland	23,4	Spanien	23,4
Ungarn	56,1	Schweden	13,0
Indien	30,0	Schweiz	26,8
Indonesien	53,5	Taiwan	26,0

Land	Infektions-rate (%)	Land	Infektions-rate (%)
Irland	21,6	Thailand	11,0
Israel	16,7	Türkei	42,6
Italien	21,7	England	8,7
Jamaika	52,1	USA	15,9

Ein internationales Wissenschaftlerteam aus Großbritannien, den USA, Deutschland, Norwegen, Spanien und Hongkong hat eine Arbeit mit drei Studien zu den Auswirkungen einer abgelaufenen Toxoplasmose-Infektion auf Risikoverhalten (englisch: »risk-taking«) publiziert, die es wert sind, einer breiteren Öffentlichkeit vorgestellt zu werden. Ihre grundlegende Idee formulieren die Autoren wie folgt: »In welchem Ausmaß beeinflussen die Auswirkungen einer Infektion [mit Toxoplasma gondii] auf das Verhalten auf individueller und gesellschaftlicher Ebene den Erfolg neu gegründeter Unternehmen« (Johnson et al. 2018, S. e2, Übers. durch d. Autor). Dies mag ungewöhnlich klingen, die Überlegung liegt jedoch bei genauerem Hinsehen recht nahe: Eine Infektion mit Toxoplasmen »verstärkt genau diejenigen Verhaltensweisen, die (zumindest bei Männern) mit unternehmerischem Erfolg assoziiert sind: Impulsivität, Sensationshunger, Risikobereitschaft, Geltungsstreben, Egoismus, Streben nach materiellem Besitz und Erfolg. Studien zum Unternehmertum zeigten wiederholt die Bedeutung dieser Persönlichkeitsmerkmale – Risikobereitschaft und geringere Angst vor Misserfolgen – für den unternehmerischen Erfolg sowohl auf individueller als auch gesellschaftlicher Ebene« (Johnson et al. 2018, S. e2, Übers. durch d. Autor).

Die Autoren bestimmten Toxoplasmose-IgG-Antikörper im menschlichen Speichel (nicht im Blut) unter Verwendung eines neuen Assays, wodurch die Untersuchung größerer Stichproben möglich wurde (die Hürden für eine venöse Punktion zur Blutentnahme sind wesentlich höher als die für das zweiminütige Herumkauen auf einem kleinen Schwamm!).

Eine erste Untersuchung erfolgte an insgesamt 1495 Studenten (undergraduate level; 1293 Fälle auswertbar, weil der Sero-Status von etwa 200 Studenten nicht eindeutig bestimmbar war) aus den Bereichen Business[1], Ingenieurwesen und (Natur- und Geistes-)Wissenschaft. Die Infektionsrate der Business-Studenten wurde dann mit derjenigen der Studenten der beiden anderen großen Bereiche (Ingenieurwesen und Wissenschaften) verglichen.

Bei den Business-Studenten zeigte sich mit 31 % (146 von 475) eine signifikant ($p < 0,005$) höhere Infektionsrate mit Toxoplasma gondii als bei den übrigen Studenten mit 22 % (179 von 818), auch wenn man das Geschlecht und den Notendurchschnitt als Kontrollvariablen hinzuzog. Anders ausgedrückt: Wer Business studiert, hat ein auf das 1,4-Fache gesteigertes Risiko (95 %-Konfidenzintervall: 1,1 bis 1,7), mit Toxoplasmen infiziert zu sein.

Innerhalb der Studenten der Betriebswirtschaft wurde nochmals zwischen den Studenten, die sich auf »Management und Unternehmertum« spezialisierten, und solchen,

---

1 In den USA ist die Einteilung der Fächer etwas anders als bei uns: Neben der Fakultät für Natur- und Geisteswissenschaften, die auch die Künste mit einbezieht (Faculty for Arts and Sciences), gibt es dort die *Professional Schools* für Medicine, Business, Law, Engineering und manch weiteren Fachbereich (z. B. International Policy oder Education). Hierzulande würde man von Studenten der Betriebswirtschaft sprechen.

die drei anderen Spezialisierungen (Buchhaltung, Finanzen, Marketing) nachgingen, unterschieden. Hierbei ergab sich, dass 42 % (24 von 57) der auf »Management und Unternehmertum« spezialisierten Studenten mit Toxoplasmen infiziert waren, wohingegen dies nur für 29 % der Studenten (63 von 216) in den Spezialisierungen Buchhaltung, Finanzen, Marketing zutraf (p = 0,054).

Eine zweite Studie zur Toxoplasmose-Infektion bei »Professionals« wurde an 197 Teilnehmern von Unternehmertagungen (»entrepreneurship events«) durchgeführt. Hierbei wurde neben Alter und Geschlecht auch die Tatsache erfasst, ob die Person jemals ein Unternehmen gegründet hat oder nicht. Wieder war die Wahrscheinlichkeit einer Toxoplasmose-Infektion bei denjenigen Teilnehmern von Unternehmertagungen, die ein Unternehmen gegründet hatten (17 von 124, d.h. 14 %), 1,8-mal größer als bei denjenigen, die noch kein Unternehmen gegründet hatten (4 von 73, entsprechend 5,5 %).

In einer dritten Studie wurden Länder daraufhin untersucht, ob die Infektionsrate mit T. gondii mit der Absicht, ein Unternehmen zu gründen[2] und der Häufigkeit von Unternehmern[3] sowie Ängsten vor Misserfolg in Zusammenhang steht. Man verwendete hierzu zum einen Daten zur Prävalenz von Toxoplasmose aus entsprechenden landesweiten Untersuchungen (▸Tab. 7-1). Zum zweiten wurde eine Datenbank zu unternehmerischen Aktivitäten und Einstellungen/Haltungen bzw. dem unternehmerischen Klima in verschiedenen Ländern verwendet, die von einem

---

2 »... the proportion of people intending to start their own business« (S. e4)

3 »... the proportion currently engaged in entrepreneurial activity« (S. e4)

globalen Konsortium von Universitäten implementiert wird, der seit 18 Jahren existierende GEM (Global Entrepreneurship Monitor)[4]. Drei abhängige Variablen wurden für jedes Land erhoben: die relative Häufigkeit von Menschen, die ein Unternehmen gründen möchten, die relative Häufigkeit von Unternehmern und die relative Häufigkeit von Menschen, die aus Angst vor einem Misserfolg eine Unternehmensgründung unterlassen. So ergab sich ein Datensatz von 42 Ländern, für die man die medizinischen und betriebswirtschaftlichen Daten zusammenführen konnte. Die üblichen sozialwissenschaftlichen bzw. ökonomischen Kontrollvariablen (Armut/Reichtum; Ausmaß der Unterstützung durch Institutionen oder die Regierung; Bildung; soziale Normen) wurden ebenfalls erfasst und es wurden Berechnungen mit und ohne diese Variablen durchgeführt, die sich nicht wesentlich unterschieden.

Die Prävalenz von Infektionen mit T. gondii in allen untersuchten Ländern betrug 34 %. Entsprechend den Hypothesen war die Infektionsrate mit T. gondii über die Länder hinweg positiv mit dem Anteil der Menschen, welche die Absicht haben, ein Unternehmen zu gründen, korreliert und ebenso mit dem Anteil an Unternehmern. Umgekehrt korrelierte die Infektionsrate mit T. gondii negativ mit dem Anteil der Menschen, die eine Unternehmensgründung aus Angst vor einem Misserfolg unterlassen (► Abb. 7-1).

Ist also Unternehmertum und damit die wesentliche Triebkraft unseres gesamten Wirtschaftssystems nichts weiter als die Folge einer Infektion, die uns Angst nimmt und unsere Impulsivität und Risikobereitschaft steigert? – Um ganz ehrlich zu sein: Noch ist das keineswegs ausgemacht. Denn die Evidenz ist eine korrelative, daher ist es

---

4 Für eine Übersicht vgl. https://www.gemconsortium.org/

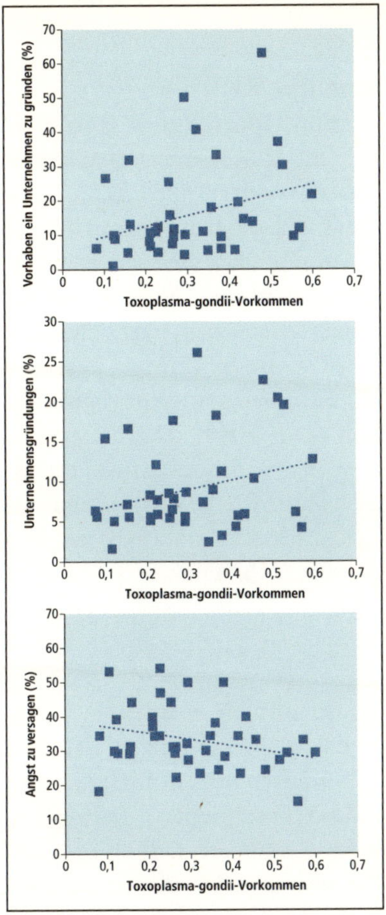

Abb. 7-1 Zusammenhänge zwischen der Infektionsrate mit Toxoplasma gondii und drei Variablen zum Unternehmertum: Relative Häufigkeit von Menschen, die Unternehmen gründen wollen (oben), die Unternehmer sind (Mitte) und die Angst vor dem Scheitern haben (unten) in 42 Ländern (nach Johnson et al. 2018, Figure 2).

sinnvoll, über mögliche Mechanismen nachzudenken, die den zunächst nicht gerade naheliegenden Zusammenhang bewirken könnten. Die wichtigsten »Wirkungsmechanismen« seien kurz angeführt.

Testosteron

Mit T. gondii infizierte männliche Ratten weisen eine erhöhte Testosteronproduktion im Hoden auf, was in einer erhöhten sexuellen Attraktivität sowie reduzierten Angst resultiert, nicht nur bei Ratten, sondern auch beim Menschen (Lim et al. 2013). Beides dient dem Parasiten und stützt die Hypothese, dass T. gondii über diesen Mechanismus seine (evolutionäre) reproduktive Fitness erhöht. Mittlerweile wurde auch beim Menschen nachgewiesen, dass eine abgelaufene (»latente«) Infektion mit T. gondii mit einer signifikant erhöhten Testosteronkonzentration im Serum einhergeht (Zouei et al. 2018). Die bekannten Auswirkungen von Testosteron auf Impulsivität, männliche (nicht weibliche!; Spitzer 2011) Aggression und auf erhöhte Risikobereitschaft (Kurath & Mata 2018) machen diesen Mechanismus mindestens wahrscheinlich.

Neuromodulatoren

Bereits vor mehr als drei Jahrzehnten wurden im Tierexperiment die Auswirkungen einer Infektion mit T. gondii auf Dopamin (erhöht), Noradrenalin (erniedrigt) und Serotonin (erniedrigt) im ZNS beschrieben (Tedford & McConkey 2017). T. gondii produziert Dopamin, d.h. einen Neuromodulator, der mit Impulsivität in Zusammenhang steht. Da jedoch der Mangel an Dopamin (wie auch der Mangel an Serotonin) mit Impulsivität in Verbindung gebracht wird, sind die Zusammenhänge komplex, betreffen möglicherweise nur bestimmte Untergruppen (jüngere Männer mit einem bestimmten Verhältnis der Vorstufen Phenylalanin und Thyrosin im Blut; nicht ältere Männer, nicht Frauen) und werden derzeit weiter aufgeklärt (Mathai et al. 2016; Peng et al. 2018). Untersuchungen an Ratten zeigen allerdings einen *verminderten* Dopamingehalt im Core-Bereich des Nucleus accumbens und eine vermehrte Impulsivität, die auch mit Delay-aversion (aversives Erleben von Verzögerungen) einherging (Tan et al. 2015).

Systemebene

Auch auf der Ebene der Systems-Neuroscience wurden Mechanismen identifiziert, welche für die Diskussion des Zusammenhangs von Unternehmertum und T.-gondii-Infektion relevant sind. Bei Ratten konnte nachgewiesen werden, dass der Urin von Katzen – einem wesentlichen Fressfeind – bei mit T. gondii infizierten Tieren nicht mehr aversiv wirkt, sondern im Gegenteil einen anziehenden Effekt hat. Dies fördert das Gefressen-Werden der Tiere und damit die Verbreitung des Parasiten (House et al. 2017). Als Mechanismus wurde eine Aktivierung des posteroventralen Teils der medialen Amygdala gefunden, die eine Methylierung und damit geringere Expression von Vasopressin, einem sozialen Hormon (mit ähnlichen Wirkungen wie Oxytocin), bewirkt (Hari Dass & Vyas 2014). Der direkt daneben liegende Teil der Amygdala – der postero*dorsale* Mandelkern – ist dagegen für sexuelles Annäherungsverhalten (und nicht für Flucht- und Vermeidungsverhalten) zuständig. Bei mit T. gondii infizierten Tieren kommt es nicht zu einer Aktivierung des ventralen (Flucht-Vermeidungs-)Bereichs der medialen Amygdala, wohl aber zu einer Aktivierung des dorsalen (Sex-Annäherungs-)Bereichs. Damit wäre ein Schaltkreis (Amygdala und ihre Verbindungen) und ein epigenetischer Mechanismus über die vermehrte Expression des (sozialen) Hormons Vasopressin ausgemacht (was sich durch Methylierung im Tierversuch auch wieder abschalten ließ!). Es gibt Hinweise auf ähnliche Verhaltenseffekte beim Menschen (Flegr 2017), wenn hier auch weitere Studien erst endgültige Klarheit schaffen werden.

Psychopathologie

Seit geraumer Zeit werden Zusammenhänge zwischen einer abgelaufenen Toxoplasmose-Infektion mit neurodegenerativen und psychiatrischen Krankheitsbildern diskutiert, insbesondere im Hinblick auf Schizophrenie (betreffend die akute, chronische und maternale Infektion; Chorlton 2017; Fond et al. 2018; Xiao et al. 2018), bipolare Störung (Del Grande et al. 2017), Morbus Parkinson und Morbus Alzheimer (Syn et al. 2018), Autismus (Abdoli & Dalimi 2014), Neurotizismus sowie bestimmten Persönlichkeitsvarianten bzw. Persönlichkeitsstörungen (Lafferty 2005). Die Häufigkeit dieser Störungen hat vielfach Überlegungen in Gang gesetzt, die im Rahmen dessen, was man heute unter evolutionärer Medizin bzw. Psychiatrie versteht, den Gedanken der heterozygoten Fitness ins Spiel bringt. Dieser besagt kurz zusammengefasst: Die Störung muss beim Vorliegen einer geringen Gendosis einen Vorteil aufweisen, weil sie ansonsten aufgrund ihrer die Reproduktion beeinträchtigenden Auswirkungen nicht (mehr) existent sein sollte.

Seit dem Jahr 1949 ist die Sichelzellanämie als erstes Beispiel für heterozygote Fitness bekannt. Diese Krankheit liegt dann vor, wenn ein Mensch beide Gene für diese Erkrankung trägt (er ist homozygot für Sichelzellanämie). Dies sind nur wenige, denn das entsprechende Gen hat nicht jeder, und die Chance, es gleich zweimal von Vater und Mutter vererbt zu bekommen, ist gering. Hat man nur ein Gen, dann sind die roten Blutkörperchen (Erythrozyten) nur leicht verändert und man ist nicht nur gesund, sondern erkrankt zudem mit geringerer Wahrscheinlichkeit an Malaria, einer oft tödlich verlaufenden Fieberkrankheit. Der diese Krankheit verursachende Parasit lebt in den menschlichen roten Blutkörperchen und tut sich mit den durch das Gen für Sichelzellanämie leicht in ihrer Form veränderten Erythrozyten schwer. Hat man also nur ein Gen für die Krankheit, ist man in Gebieten mit Malaria »gesünder« als Menschen, die dieses Gen überhaupt nicht besitzen. Mittlerweile gibt es einen ganzen Forschungszweig, die evolutionäre Medizin, der nach solchen Zusammenhängen sucht und eine immer länger werdende Liste von Krankheiten hervorbringt: Heterozygote, asymptomatische Genträger für Farbenblindheit haben einen Vorteil beim Dämmerungssehen, heterozygot für Mukoviszidose zu sein, bringt einen Vorteil bei Durchfallerkrankungen, und eine (möglicherweise heterozygot vorliegende) genetische Belastung, die das Entstehen einer Depression begünstigt, hilft möglicherweise beim Durchstehen einer Durststrecke (Nesse & Williams 1995). Betrachten wir diesen Gedanken der heterozygoten Fitness an einem (relativ neuen) Beispiel im Hinblick auf Toxoplasmose genauer.

Heterozygote Fitness (evolutionäre Medizin)

Das Rhesussystem[5] ist klinisch bei Bluttransfusionen nach dem AB0-Blutgruppensystem das zweitwichtigste Blut-

5 Zum Zeitpunkt der Entdeckung war die Komplexität dieses Antigensystems noch nicht bekannt, weswegen man nur »Rhesus-positiv« von »Rhesus-negativ« unterschied. Heute wissen wir, dass es sich hierbei um eines – das D-Antigen – von etwa 50 weiteren Antigenen handelt, deren häufigste mit C, c, D, E und e

gruppensystem. Seit seiner Entdeckung (»Rhesusfaktor«) im Jahr 1940 rätselte man über die evolutionäre Entstehung eines Blutgruppenmerkmals, das keine andere Auswirkung zu haben schien als in bestimmten Fällen die Reproduktion seiner Träger zu beeinträchtigen: Eine Rh-negative Mutter wird durch die Geburt eines Rh-positiven Kindes sensibilisiert, d.h. sie entwickelt Antikörper gegen die auf den Erythrozyten des Kindes und vom Vater vererbten Antigene. Dies wiederum führt zur vitalen Gefährdung bei Geburt eines zweiten Rh-positiven Kindes bei Rhesus-Inkompatibilität der Eltern (Mutter negativ, Vater positiv). Bei einer Häufigkeit von 17 % Rhesus-negativen Personen (dd) in Mitteleuropa sowie 50 % heterozygoten (Dd) und 35 % homozygoten (DD) Menschen ergibt sich rein statistisch eine Häufigkeit der Rh-Inkompatibilität von etwa 10 %.

Dies war lange ein Problem: Wie konnte ein Gen entstehen und sich in der Bevölkerung halten, das in 10 % aller Geburten zu Komplikationen führen kann? Seit etwa 10 Jahren gibt es hierzu interessante Überlegungen und Daten (Novotna et al. 2008). Zunächst fällt auf, dass die Häufigkeit von Rhesus-negativen Menschen weltweit stark

---

bezeichnet werden (ein kleines »d« bezeichnet das Nichtvorhandensein bzw. die »deletion« des D-Antigens). Rhesus-negativ bezeichnet das Vorliegen keiner D-Antigene auf den Erythrozyten eines Menschen. Ist das betreffende Gen vorhanden, hat die Person Antigene, ihr genetischer Status kann homozygot (bezeichnet mit DD) oder heterozygot (Dd) sein; wer das D-Antigen homozygot nicht besitzt (als »dd« bezeichnet), ist Rh-negativ. Damit ist D auch als »dominant« im Sinne Mendels zu bezeichnen. Noch eine Anmerkung zur (etwas verwirrenden) Nomenklatur: Das Antigen (also das Protein) wird mit »RhD«, das dieses Genprodukt kodierende Gen hingegen wird mit »RHD« bezeichnet.

schwankt: Während es in Mitteleuropa 17 % betrifft, sind es in Osteuropa nur 4 %, im Baskenland hingegen 25 %. Auf anderen Kontinenten liegt der Anteil zum Teil wesentlich niedriger. Rhesus-negative Ureinwohner gab es in Amerika, Australien und ganz Ostasien gar nicht. Heute beträgt der Anteil Rhesus-negativer Menschen in Afrika 8 % und in Asien 1 %. Die Häufigkeit des Allels (d) liegt entsprechend bei Kaukasiern bei 40 %, bei Afrikanern (28 %) und Asiaten (10 %) ist sie deutlich geringer. Man hat diese Verteilungen genutzt, um die genetische Verwandtschaft bzw. Distanz zwischen Völkern näher zu untersuchen.

Diese Variabilität des Anteils Rhesus-negativer Personen in verschiedenen Ländern könnte mit dem Grad der Durchseuchung der Bevölkerung mit Toxoplasmose in Verbindung stehen, wenn sich zeigen würde, dass Heterozygotie beim Rhesusfaktor (Menschen mit Rhesus-Genetik Dd) irgendeinen (gesundheitlichen bzw. Überlebens-)Vorteil bringt. Dem scheint so zu sein. Wie sich in mehreren Studien zeigte, haben Rh-heterozygote (Dd) Toxoplasmose-infizierte Menschen schnellere Reaktionen als die beiden RhD-homozygoten Träger (DD oder dd), was möglicherweise die negativen Auswirkungen des Rhesus-Antigens (Inkompatibilität) kompensiert (Novotna et al. 2008). Hinzu kommt, dass in Abwesenheit von Toxoplasmose Menschen ohne RHD-Allel (homozygot negativ) die besten Reaktionszeiten zeigen. So lässt sich der genetische Polymorphismus, d.h. das Vorhandensein von Rh-positiven und Rh-negativen Menschen erklären (Flegr 2016). Mittlerweile wurde neben der schnelleren Reaktionszeit auch über eine größere Ausdauer bei Greifkraft und dem Halten eines Gewichts berichtet: Toxoplasmose-infizierte Rh-negative Menschen haben eine geringere Ausdauer, wohingegen

Toxoplasmose-infizierte Rh-positive Menschen eine größere Ausdauer aufweisen als nicht Toxoplasmose-infizierte Menschen. Wiederum ist also (nur) bei Anwesenheit von Toxoplasmose das RHD-Gen von Vorteil (Flegr 2017).

Geht man davon aus, dass in vorgeschichtlichen Zeiten eine hohe Durchseuchung der Menschheit mit Toxoplasmose vorhanden war, könnte man erklären, dass sich die Mutation RHD (entstanden aus einer Verdopplung anderer Gene des Rh-Systems) in einer Population von Rh-negativen Toxoplasmose-infizierten Menschen rasch verbreitete (man reagiert schneller). Nachdem dies geschehen war, könnte sich in Gegenden mit wenig Toxoplasmose (weil Katzen den Endwirt darstellen, sind dies Regionen, die sich durch das Fehlen von Raubkatzen auszeichnen; die wichtigste: Europa!) wiederum Menschen ohne RHD-Allel (homozygot negativ, also Rhesus-negativ) stärker vermehrt haben, weil sie die schnellsten Reaktionen aufwiesen und dadurch einen Vorteil hatten. Erst mit dem Aufkommen von Hauskatzen sollte in Europa wieder eine Benachteiligung Rh-negativer Menschen evolutionär relevant geworden sein.

Angemerkt sei an dieser Stelle, dass das Rh-D Gen nach bisherigem Wissensstand einen noch wenig bekannten Ionenkanal kodiert, der entweder direkt die Leistungsfähigkeit des Gehirns beeinflusst oder sich im Rahmen der Gehirnentwicklung entsprechend auswirkt – wir wissen es nicht. Festzuhalten ist jedoch, dass Parasiten schon lange als die »Treiber« evolutionärer Entwicklungen gelten. Dass wir uns in einem dauernden »Kampf« – oder sagen wir besser: »evolutionären Fließgleichgewicht« – zwischen Parasiten und deren Abwehr befinden, gilt unter entsprechenden Fachleuten als längst ausgemacht (Spitzer 2000).

Spätestens seit der Monografie *Guns, Germs and Steel* des US-amerikanischen Geografen und Evolutionsbiologen Jared Diamond ist die Bedeutung von Parasiten für kulturelle Phänomene und Prozesse bekannt. Seit mehr als einem Jahrzehnt wird daher darüber nachgedacht, ob und wie sich die Unterschiede in den Infektionsraten mit Toxoplasmose in verschiedenen Ländern auf die Kultur dieser Länder auswirken. Anders gewendet: Man kann Kultur durchaus als Ausdruck der aggregierten Eigenschaften von Personen (bzw. deren Persönlichkeitsmerkmalen) verstehen, und wenn man dies tut, dann kann man fragen, was eine entsprechende Durchseuchung mit uns macht (Houdek 2018; Lafferty 2005; Lafferty 2006; Maseland 2013). Von dieser Warte ist es nur noch ein sehr kleiner Schritt zu Unterschieden im Hinblick auf das Unternehmertum.

Die Diskussion der möglichen Wirkungsmechanismen auf den unterschiedlichen Systemebenen (vom Molekül über das Gehirn bis zur Gesellschaft) macht deutlich, dass die Wirkungen einer Infektion mit dem Parasiten T. gondii durchaus Auswirkungen bis hin zum Unternehmertum haben könnte. Der Sachverhalt der heterozygoten Fitness macht zudem klar, dass »krankhaft« unter bestimmten Randbedingungen zuweilen mit »vorteilhaft« einhergehen kann. Des einen Schiffbruch ist des anderen Strandgut.

Literatur

Abdoli, A, Dalimi, A (2014). Are there any relationships between latent Toxoplasma gondii infection, testosterone elevation, and risk of autism spectrum disorder? Front Behav Neurosci; 8: 339.

Bak, J, Shim, SH, Kwon, YJ, et al. (2018). The association between suicide attempts and Toxoplasma gondii infection. Clin Psychopharmacol Neurosci; 16: 95–102.

Chorlton, SD (2017). Toxoplasma gondii and schizophrenia: a review of published RCTs. Parasitol Res; 116: 1793–1799.

Cook, TB, Brenner, LA, Cloninger, CR, et al. (2015). »Latent« infection with Toxoplasma gondii: association with trait aggression and impulsivity in healthy adults. J Psychiatr Res; 60: 87–94.

Del Grande, C, Galli, L, Schiavi, E, et al. (2017). Is Toxoplasma gondii a trigger of bipolar disorder? Pathogens; 10: 6, pii: E3.

Dickerson, F, Wilcox, HC, Adamos, M, et al. (2017). Suicide attempts and markers of immune response in individuals with serious mental illness. J Psychiatr Res; 87: 37–43.

Flegr, J (2016). Heterozygote advantage probably maintains rhesus factor blood group polymorphism: Ecological Regression Study. PLoS One; 11(1): e0147955.

Flegr, J (2017). Does Toxoplasma infection increase sexual masochism and submissiveness? Yes and no. Communicative & Integrative Biology; 10: 5–6: e1303590.

Flegr, J, Hrdy, I (1994). Influence of chronic toxoplasmosis on some human personality factors. Folia Parasitologica; 41: 122–126.

Flegr, J, Prandota, J, Sovičková, M, Israili, ZH (2014). Toxoplasmosis – a global threat. Correlation of latent toxoplasmosis with specific disease burden in a set of 88 countries. PLoS One; 9: e90203.

Flegr, J, Šebánková, B, Příplatová, L, et al. (2018). Lower performance of Toxoplasma-infected, Rh-negative subjects in the weight holding and hand-grip tests. PLoS One; 13: e0200346.

Fond, G, Boyer, L, Schürhoff, F, et al. (2018). Latent toxoplasma infection in real-world schizophrenia: Results from the national FACE-SZ cohort. Schizophr Res; pii: S0920-9964(18)30265-2.

Gohardehi, S, Sharif, M, Sarvi, S, et al. (2018). The potential risk of toxoplasmosis for traffic accidents: A systematic review and meta-analysis. Exp Parasitol; 191: 19–24.
Hari Dass, SA, Vyas, A (2014). Toxoplasma gondii infection reduces predator aversion in rats through epigenetic modulation in the host medial amygdala. Mol Ecol; 23: 6114–6122.
Herbison, R, Lagrue, C, Poulin, R (2018). The missing link in parasite manipulation of host behaviour. Parasit Vectors; 11: 222.
Houdek, P (2018). Economic holobiont: Influence of parasites, microbiota and chemosignals on economic behavior. Front Behav Neurosci; 12: 77.
House, PK, Vyas, A, Sapolsky, R (2011). Predator cat odors activate sexual arousal pathways in brains of Toxoplasma gondii infected rats. PLoS One; 6: e23277.
Johnson, SK, Fitz, MA, Lerner, DA, et al. (2018). Risky business: linking Toxoplasma gondii infection and entrepreneurship behaviours across individuals and countries. Proc R Soc B; 285: 20180822.
Kurath, J, Mata, R (2018). Individual differences in risk taking and endogeneous levels of testosterone, estradiol, and cortisol: A systematic literature search and three independent meta-analyses. Neurosci Biobehav Rev; 90: 428–446.
Lafferty, KD (2005). Look what the cat dragged in: do parasites contribute to human cultural diversity? Behav Processes; 68: 279–282.
Lafferty, KD (2006). Can the common brain parasite, Toxoplasma gondii, influence human culture? Proc R Soc B; 273: 2749–2755.
Lim, A, Kumar, V, Hari Dass, SA, Vyas, A (2013). Toxoplasma gondii infection enhances testicular steroidogenesis in rats. Mol Ecol; 22: 102–110.
Maseland, R (2013). Parasitical cultures? The cultural origins of institutions and development. J Econ Growth; 18: 109–136.
Mathai, AJ, Lowry, CA, Cook, TB, et al. (2016). Reciprocal moderation by Toxoplasma gondii seropositivity and blood phenylalanine – tyrosine ratio of their associations with trait aggression. Pteridines; 27: 77–85.
Nesse, RM, Williams, GC (1995). Evolution and Healing. London: Weidenfeld & Nicholson.

Novotna, M, Havlicek, J, Smith, AP, et al. (2008). Toxoplasma and reaction time: Role of toxoplasmosis in the origin, preservation and geographical distribution of Rh blood group polymorphism. Parasitology; 135: 1253–1261.

Peng, X, Brenner, LA, Mathai, AJ, et al. (2018). Moderation of the relationship between Toxoplasma gondii seropositivity and trait impulsivity in younger men by the phenylalanine-tyrosine ratio. Psychiatry Res; pii: S0165–1781(17)30437–7.

Spitzer, M (2000). Verlobungsringe, Parasiten und Gehirne. Nervenheilkunde; 19: 415–417.

Spitzer, M (2011). Fairness und Testosteron. In: Dopamin und Käsekuchen. Hirnforschung à la carte. Stuttgart: Schattauer; 44–48.

Spitzer, M (2017). Protozoen und Persönlichkeitsstörungen, die Psychiatrie und der Ursprung der Menschheit. In: Früher war alles später... und heute zerreißen wir (uns) so schnell es geht. Stuttgart: Schattauer; 186–218.

Stepanova, EV, Kondrashin, AV, Sergiev, VP, et al. (2017). Significance of chronic toxoplasmosis in epidemiology of road traffic accidents in Russian Federation. PLoS One; 12: e0184930.

Syn, G, Anderson, D, Blackwell, JM, Jamieson, SE (2018). Epigenetic dysregulation of host gene expression in Toxoplasma infection with specific reference to dopamine and amyloid pathways. Infect Genet Evol; 65: 159–162.

Tan, D, Soh, LJ, Lim, LW, et al. (2015). Infection of male rats with Toxoplasma gondii results in enhanced delay aversion and neural changes in the nucleus accumbens core. Proc Biol Sci; 282: 20150042.

Tedford, E, McConkey, G (2017). Neurophysiological changes induced by chronic Toxoplasma gondii infection. Pathogens; 6: 19.

Tenter, AM, Heckeroth, AR, Weiss, LM (2000). Toxoplasma gondii: from animals to humans. Int J Parasitol; 30: 1217–1258 (Erratum in Int J Parasitol 2001; 31: 217–2209).

Xiao, J, Prandovszky, E, Kannan, G. et al. (2018). Toxoplasma gondii: Biological parameters of the connection to schizophrenia. Schizophr Bull; 44: 983–992.

Zouei, N, Shojaee, S, Mohebali, M, Keshavarz, H (2018). The association of latent toxoplasmosis and level of serum testosterone in humans. BMC Res Notes; 11: 365.

8 Meditation, Mäuse und Myelin

Meditation ist seit geraumer Zeit Gegenstand der Gehirnforschung (Spitzer 2008). Beim Menschen wurden sowohl funktionelle als auch strukturelle Änderungen im Gehirn beschrieben: Zunahme der Dicke des Kortex, vermehrte oder verminderte kortikale Aktivierung in Ruhe oder bei bestimmten Aufgaben; Veränderungen der funktionellen Konnektivität; Veränderungen der strukturellen Konnektivität und der axonalen Myelinisierung und damit der Informationsübertragungsgeschwindigkeit im Gehirn.

Insbesondere einer der Vordenker der kognitiven Neurowissenschaft, Michael Posner von der University of Oregon in Eugene, untersucht seit geraumer Zeit die Auswirkungen von standardisiert durchgeführter »Mindfulness meditation« (hierzulande würde man wahrscheinlich am ehesten von »Achtsamkeitstraining« sprechen). Als Spezialist für Aufmerksamkeit fand er vor mehr als 10 Jahren in einer Studie an 40 Studenten, dass auch ein relativ kurzes Meditationstraining – 20 Minuten Training an fünf aufeinanderfolgenden Wochentagen – einen messbaren Effekt in entsprechenden objektiven Tests von kognitiver Kontrolle und damit auch der Emotionskontrolle zur Folge hatte, nicht jedoch auf die Wachheit (»alerting«) und die selektive Aufmerksamkeit (»orienting«), die beiden anderen Unterfunktionen, die im verwendeten Attention Network Task, ANT, untersucht wurden (Tang et al. 2007).

Nur drei Jahre später wurden zudem durch das Magnetresonanztomografieverfahren des Diffusions-Tensor-Imaging (MRT DTI) von der gleichen Arbeitsgruppe erstmals Veränderungen der weißen Substanz, also der Nervenfasern bzw. deren Myelinisierung, durch Meditation gefunden. 45 Studenten wurden randomisiert in zwei Gruppen aufgeteilt, von denen die eine 11 Stunden (in Sitzungen von jeweils 30 Minuten über einen Monat verteilt) meditierte und die andere für die gleiche Zeit Entspannungstraining (Kontrollgruppe) durchführte (Tang u. Posner 2013a). Die Meditation führte zu einer Steigerung der fraktionellen Anisotropie, ein Maß für die Gerichtetheit von Nervenfasern, das mit dem Ausmaß von deren Myelinisierung in Zusammenhang steht. Diese Veränderung wurde für die Fasern der anterioren Corona radiata gefunden, die den anterioren Gyrus cinguli (englisch: anterior cingulate gyrus, abgekürzt ACC) mit dem Striatum und weiteren Strukturen verbindet. Der ACC wiederum spielt eine wesentliche Rolle bei der Kontrolle von Denken und Emotionen.

Die beim Menschen durch Meditation gefundenen Veränderungen der weißen Substanz passen also zu den ebenfalls beim Menschen nachgewiesenen psychologischen Änderungen durch Meditation und erlauben damit Vermutungen über deren Wirkungsmechanismus. Zu diesem Thema wurden zwischenzeitlich mehrere Sammelbände, Übersichtsarbeiten und Reviews publiziert, auf die ich den Leser verweisen möchte, der tiefer in die Materie eindringen möchte (Tang et al. 2007, 2010, 2015, 2016; Tang & Posner 2013a, 2013b). Viele von ihnen kreisen um die Hypothese, dass Mediation – d. h. das Training der bewussten (top-down) Kontrolle der Inhalte unseres Geistes – zu messbaren und für unser Wohlbefinden und unsere geistige Gesundheit positiven Veränderungen von Funktion und vor allem auch Struktur der Faserverbindungen (Axone) zwischen Nervenzellen beruht. Das klingt zunächst – nicht zuletzt auch für Neurologen und Psychiater – recht ungeheuerlich und bedarf daher der Einordnung in einen größeren neurobiologischen Zusammenhang.

Das Faktum der Neuroplastizität – also der Veränderungen des Gehirns durch dessen Gebrauch – hat sich herumgesprochen. Man denkt dabei in aller Regel jedoch an die graue Substanz, d.h. an Neuronen und Synapsen. Die weiße Substanz hingegen – Nervenfasern – stellte man sich statisch vor: Verbindungskabel eben, die sich nicht ändern, sieht man einmal von Krankheiten ab. Seit über 100 Jahren ist bekannt, dass die Geschwindigkeit der Weiterleitung von Impulsen (Aktionspotenzialen) an Axonen davon abhängt, ob diese Fasern mit einer oder mehreren Schichten eines bestimmten fettigen Isolierstoffs – dem Myelin – umwickelt sind. Dadurch werden diese Fasern dicker und das Größenwachstum des Gehirns nach der Geburt geht vor allem auf dieses Dickerwerden der Axone – ihre Umwicklung mit Myelinscheiden – zum Zweck der rascheren Leitung von Signalen zurück. Man stellte sich diese Myelinisierung der Nervenfasern als ganz normalen Wachstumsprozess vor, etwa so, wie der Knochen wächst oder die Haare.

Noch vor 25 Jahren war die Sache mit der Myelinisierung von Faserverbindungen zwischen Axonen einfach: Wir werden mit weitgehend unmyelinisierten Axonen geboren (im Wesentlichen sind lediglich primär sensorische und motorische Fasern zum Zeitpunkt der Geburt mit Myelinscheiden »umwickelt«) und dann geschieht die Myelinisierung von Axonen im gesamten Gehirn im Verlauf von dessen Entwicklung im ersten Lebensjahrzehnt. Sie folgt dabei einem bestimmten Schema – funktional »höhere« Gehirnzentren (Denken, Planen, Wollen, Bewerten) kommen später dran als »einfachere« (Sensorik, Motorik) – und läuft einfach ab.

Herausgefunden hatte dies der bekannte Anatom Paul Flechsig (1920) bereits vor etwa 100 Jahren, indem er

Gehirnschnitte von Menschen verschiedenen Sterbealters mit einem Farbstoff einfärbte, der Fett schwarz färbt (► Abb. 8-1). »Das Gehirn ist bei der Geburt eines Menschen noch nicht voll entwickelt. Beim Neugeborenen wiegt es etwa 350 Gramm, beim Erwachsenen hingegen 1300 (Frau) bis 1400 (Mann) Gramm. Das Gehirn des Neugeborenen hat also nur etwa ein Viertel des Gewichts und der Größe des Gehirns eines erwachsenen Menschen, obwohl sowohl die Neuronen als auch deren Verbindungsfasern bereits vorhanden sind und nach der Geburt zahlen-

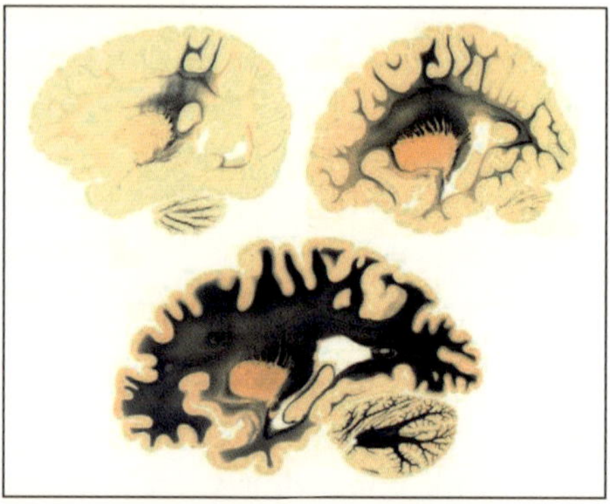

Abb. 8-1 Myelinisierung (Darstellung durch Anfärbung von Fett mit einer schwarzen Farbe) der Faserverbindungen kortikaler Areale. Links oben im Bild ein Schnitt durch das Gehirn eines Neugeborenen, rechts der Gehirnschnitt von einem Kind im Kindergartenalter und unten ist der Schnitt durch das Gehirn eines Erwachsenen dargestellt. Zum Zeitpunkt der Geburt sind lediglich die primären sensorischen und motorischen Areale myelinisiert, also Hirnrindenbezirke, die für die primäre Verarbeitung von Sehen, Hören und Tasten verantwortlich sind sowie zum Ausführen von Bewegungen gebraucht werden. Damit kann der Säugling erste Erfahrungen machen und reflexhaft reagieren, die Information jedoch noch nicht sehr tief verarbeiten. Später werden sekundäre und noch später tertiäre, supramodale Areale, also vor allem Frontal- und Parietalhirn, mit myelinisierten und damit schnell leitenden Fasern verbunden (nach Flechsig 1920).

mäßig kaum zunehmen. Dennoch entwickelt sich das Gehirn nach der Geburt noch deutlich weiter und vervierfacht sein Gewicht. Es ist vor allem Fett, das im Laufe der Entwicklung nach der Geburt das Gehirn so groß werden lässt«, fasste ich diese Überlegungen von Flechsig schon vor einem Jahrzehnt kurz zusammen (Spitzer 2009). Von dort stammt auch die Abbildung, die mich heute nicht weniger begeistert als damals (▸Abb. 8-1).

Myelinscheiden, durch welche die Axone mit Fett umwickelt werden, bewirken dass Aktionspotenziale nicht mehr das Axon entlang »laufen«, sondern von einem kleinen Einschnitt in der Isolierung, dem Ranvierschen Schnürring (muss man sich ihn wie die Abbindungen einer ganzen Girlande von Würstchen vorstellen; ▸Abb. 8-2), zum nächsten Ranvierschen Schnürring springen. Durch diese saltatorische Erregungsleitung (lateinisch: *saltus* = Sprung) steigt die Geschwindigkeit der Impulse auf das bis zu 35-Fache an, von 1–3 m/s (je nach Dicke des Axons; dicke »Kabel« leiten schneller) auf bis zu 105 m/s.

Sozusagen im Schlepptau der Erkenntnisse zur Neuroplastizität der »grauen Substanz« – von mikroskopischen Synapsenebene (Synapsen ändern ihre Stärke mit ihrer Benutzung) bis zur makroskopischen Ebene der kortikalen Karten (was dort repräsentiert ist, ändert sich mit deren Benutzung) – wurden in zunehmendem Maße auch aktivitätsabhängige Veränderungen der weißen Substanz gefunden: Die Myelinisierung von Axonen ändert sich auch in Abhängigkeit von deren Nutzung, d. h. davon, wie viele Signale über sie laufen. So änderte sich unser Verständnis der für die Bildung der Myelinscheiden zuständigen Oligodendrozyten und deren Vorläuferzellen radikal: Aus »passivem Isoliermaterial« wurde ein plastischer aktiver Gestalter der – aktivitätsabhängigen – Gehirnfunktion!

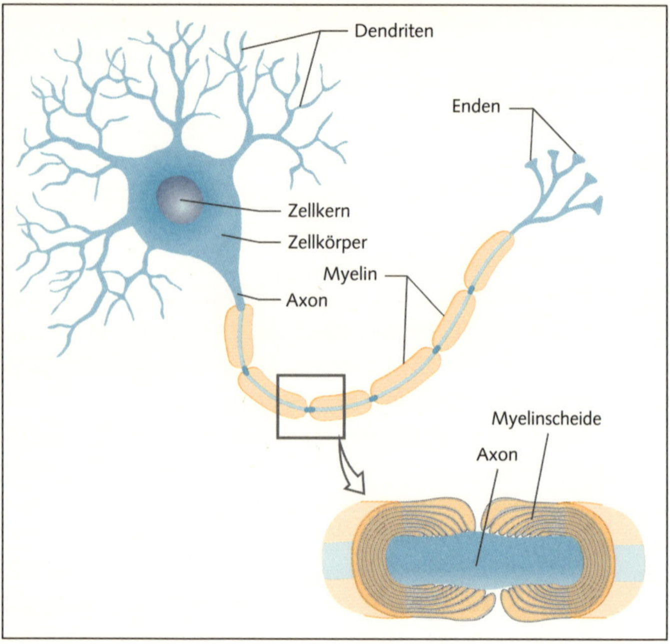

Abb. 8-2 Schematische Darstellung eines Neurons mit ummanteltem Axon und Einschnürungen. Oligodendrozyten, eine Unterform der Gliazellen, bewirken die Myelinisierung.

Nicht nur die Schaltelemente (Neuronen, graue Substanz) sind plastisch; die Verbindungskabel zwischen ihnen sind es auch. Die Telekom würde das so ausdrücken: Um das System zu optimieren, wird die Bandbreite der Informationsübertragung zwischen einzelnen Komponenten des Netzes den Bedürfnissen permanent angepasst. Nur so holt man bei vorgegebener Größe (Gesamtmaterialeinsatz) das Optimum aus dem Netz heraus.

Nachdem im Jahr 1993 von den britischen Neurobiologen Ben Barres und Martin Raff im Fachblatt *Nature*

Studien am Sehnerv der Ratte publiziert worden waren, die gezeigt hatten, dass eine Verminderung der Anzahl der von ihm weitergeleiteten Aktionspotenzial zu einer Verringerung des Nachwachsens der ihn isolierenden Oligodendrozyten führt, ging der Erkenntnisfortschritt erst so richtig los. Der wichtigste Neurotransmitter erregender Synapsen im Gehirn von Säugetieren ist Glutamat. Entsprechend wurden glutamaterge Synapsen auf den Vorläuferzellen von Oligodendrozyten gefunden, die damit über den Signalverkehr in den Axonen, die sie isolieren, informiert werden – zunächst im Hippocampus (Bergles et al. 2000) und ein paar Jahre später generell in der weißen Substanz (Kukley et al. 2007). Dieses Signal kommt vor allem von noch nicht »umwickelten« Axonen und sorgt damit für deren Myelinisierung (Ziskin et al. 2007). So werden mittelfristig diejenigen Fasern aktiv zur Isolierung ausgewählt, die es am meisten nötig haben (Hines et al. 2015). Jede Faser erhält somit genau die optimale Anzahl der »Umwicklungen« durch einzelne Oligodendrozyten (Mensch et al. 2015).

Das Gesamtsystem ist genial: »Neuronal activity promotes oligodendrogenesis and adaptive myelination in the mammalian brain« lautet der Titel einer im Jahr 2014 hierzu im Fachblatt *Science* publizierten Arbeit, die dies bei Mäusen in vivo mittels optogenetischer Verfahren klar zeigen konnte (Gibson et al. 2014). »Die axonale Freisetzung von Glutamat erfolgt reliabel und liefert ein stark lokalisiertes Signal [...]. Diese axonale Neurotransmitterfreisetzung stellt einen weit verbreiteten Mechanismus dar, der eine genaue, aktivitätsabhängige Signalübertragung an der Schnittstelle von Axon und Glia in der weißen Substanz gewährleistet«, formulieren Kukley und Mitarbeiter (Kukley et al. 2007, S. 311, Übers. durch d. Autor) in ihrer Arbeit.

Zurück zur Meditation: Dieser Zustand wurde traditionell schon sehr lange dadurch untersucht, dass man Gehirnströme (EEG) ableitete und auf das Vorhandensein bestimmter Frequenzen hin analysierte. Frequenzbänder (also Bereiche bestimmter Frequenzen) wurden mit griechischen Buchstaben benannt und – ähnlich wie man beim Radio von den Frequenzbändern »Langwelle«, »Mittelwelle«, »Kurzwelle« und »Ultrakurzwelle« zu sprechen gewöhnt war, sprach man von »Delta-«, »Theta-«, »Alpha-« »Beta-« oder »Gamma«-Wellen im EEG.

Bereits im Jahr 2014 war deutlich geworden, dass Mediation vor allem durch Theta-Wellen im EEG im Bereich des Frontalhirns charakterisiert ist. Es wurde daher und aufgrund weiterer Indizien vorgeschlagen, dass diese Theta-Aktivität mit der gebrauchsabhängigen Myelinisierung frontaler Areale (ACC!) in Zusammenhang steht (Posner et al. 2014). Dass sie dort generiert wird, war nach den vorliegenden Indizien nicht unwahrscheinlich (Xue et al. 2014).

Wenn nun Oligodendrozyten (bzw. deren Vorläuferzellen) Informationen zum Informationsfluss in den von ihnen ummantelten Axonen bekommen und dann die Bandbreite des Netzes dem Grad der Nutzung adaptiv anpassen, wenn Meditation die Top-down-Kontrolle durch eine der obersten Kontrollinstanzen des Gehirns, den ACC, verstärkt, und wenn Theta-Rhythmen an diesem Mechanismus kausal beteiligt sind, könnte man – ja was denn?

An dieser Stelle kommen noch Untersuchungen an optogenetisch manipulierten Mäusen ins Spiel (Gibson et al. 2014). Diese Technik macht sich die Tatsache zunutze, dass man ein Gen aus grünen Algen, das Channelrhodopsin-2, in Neuronen von Mäusen einschleust, was zur Folge hat, dass die Zellen (zunächst wurde dies in Zellkulturen gezeigt und später auch in vivo) immer dann feuern, wenn ein grüner Lichtblitz auf sie einwirkt (Arenkiel et al. 2007). Die Stimulation mit Licht vermeidet einige Nachteile anderer Verfahren: Elektrische Stimulation mit eingebrachten Elektroden führt immer auch zu Gewebeschäden und eingebrachter erregender Neurotransmitter (Glutamat) ist räumlich nie punktgenau und zeitlich schon gar nicht millisekundengenau (wie dies ein elektrischer Impuls oder ein Lichtblitz sein kann). Die optogenetische Stimulation gehört aus diesen Gründen seit etwa 10 Jahren zum sehr gut etablierten Arsenal der Neurobiologie.

So konnte in der erwähnten, im Fachblatt *Science* publizierten Arbeit klar gezeigt werden, dass die neuronale Aktivität von Pyramidenzellen in Schicht 5 des Kortex (der Output-Schicht) zu einer vermehrten Genese von Oligodendrozyten und dadurch zu einer vermehrten Myelinisierung der Fasern dieser Neuronen führt, was wiederum zu einer nachweisbaren Funktionsverbesserung des Systems führte (Gibson et al. 2014). Wenn dies alles so ist, so der Gedanke von Posner und Mitarbeitern, dann müsste es doch auch möglich sein, Mittellinienstrukturen (der ACC gehört dazu) im Mausgehirn optogenetisch im Theta-Rhythmus zu stimulieren, um damit den Zusammenhang derartig rhythmischer Aktivierung (wie sie beim meditierenden Menschen nachgewiesen ist) und Myelinisierung kausal nachweisen zu können. – Und genau das kam bei einer entsprechenden Studie an Mäusen auch heraus: »Diese Ergebnisse weisen darauf hin, dass niederfrequente Stimulation eine aktivitätsabhängige Umstrukturierung des Myelins verursacht, was zu einer höheren Konnektivität und verändertem Verhalten führen kann« (Piscopo et al. 2018, S. e4, Übers. durch d. Autor).

Was bedeutet dies? Zunächst einmal ist der Befund schlicht bemerkenswert! Oder hätte irgendjemand unter den Lesern dieser Zeilen vor 10 oder 15 Jahren vermutet, dass man die Grundlagen der Wirksamkeit von Meditation einmal im Mausmodell würde herausfinden können? Posner und Mitarbeiter gehen noch weiter: Es gibt ja Menschen, die Mühe mit dem Meditieren haben. Man müsste es bei denen ähnlich machen wie bei den Mäusen, nur eben ohne genetische Modifikation und Lichtleiterkabel im Gehirn. Man könnte versuchen, bei diesen Personen den ACC auf andere Weise zu stimulieren, vielleicht durch bestimmte Aufgaben oder durch nicht invasive Stimulation von außen. Lassen wir abschließend die Autoren selbst spekulieren: »Ausgehend von unseren Beobachtungen bei Mäusen vermuten wir, dass das Herbeiführen einer niederfrequenten rhythmischen Aktivität bei Menschen durch mehrere Sitzungen mit ACC-Stimulation ausreichend sein müsste, um die Konnektivität zu verändern und ähnliche Veränderungen an der weißen Substanz herbeizuführen, wie man sie bei Meditation findet. Einen solchen Rhythmus weniger invasiv bei Menschen herbeizuführen, sei es per Elektrostimulation, sensorischer Stimulation oder Neurofeedback, könnte dahingehend wirken, dass weiße Substanz in verschiedenen Gehirnarealen verändert wird und so die Funktionalität verbessert wird. Die Effektivität einer solchen Stimulation könnte noch erhöht werden, wenn sie durch eine Aufgabe begleitet wird, die dieselben Gehirnareale aktiviert. Wenn dies zutrifft, könnte es möglich sein, weiße Substanz in jedem Gehirnareal zu verbessern oder wiederherzustellen, indem man entsprechende Elektroden und Aufgaben dafür entwickelt. Diese Ideen sind vorläufig, aber sie belegen, dass mehr Forschung notwendig ist, um die Effekte von Gehirnstimulation auf das Verhalten und die ihm zugrundeliegenden biologischen Mechanismen zu verstehen« (Piscopo et al. 2018, S. e7, Übers. durch d. Autor).

Literatur

Arenkiel, BR, Peca, J, Davison, IG, et al. (2007). In vivo light-induced activation of neural circuitry in transgenic mice expressing channelrhodopsin-2. Neuron; 54: 205–218.

Barres, BA, Raff, MC (1993). Proliferation of oligodendrocyte precursor cells depends on electrical activity in axons. Nature; 361: 258–260.

Barres, BA, Raff, MC (1999). Axonal control of oligodendrocyte development. The Journal of Cell Biology; 147: 1123–1128.

Bergles, DED, Roberts, JDJ, Somogyi, PP, Jahr, CEC (2000). Glutamatergic synapses on oligodendrocyte precursor cells in the hippocampus. Nature; 405: 187–191.

Flechsig, P (1920). Anatomie des menschlichen Gehirns und Rückenmarks auf myelogenetischer Grundlage. Leipzig: Thieme.

Forbes, TA, Gallo, V (2017). All wrapped up: environmental effects on myelination. Trends Neurosci; 40: 572–587.

Gibson, EM, Purger, D, Mount, CW, et al. (2014). Neuronal activity promotes oligodendrogenesis and adaptive myelination in the mammalian brain. Science; 344: 487; 1252304 (1–12).

Hines, J, Ravanelli, A, Schwindt, R, et al. (2015). Neuronal activity biases axon selection for myelination in vivo. Nature Neurosci; 18: 683–689.

Kukley, M, Cepetillo-Zarate, E, Dietrich, D (2007). Vesicular glutamate release from axons in white matter. Nature Neurosci; 10: 311–320.

Mensch, S, Baraban, M, Almeida, R, et al. (2015). Synaptic vesicle release regulates myelin sheath number of individual oligodendrocytes in vivo. Nat Neurosci; 18: 628–630.

Piscopo, DM, Weible, AP, Rothbart, MK, et al. (2018). Changes in white matter in mice resulting from low-frequency brain stimulation. PNAS; www.pnas.org/cgi/doi/10.1073/pnas.1802160115.

Posner, MI, Tang, YY, Lynch, G (2014). Mechanisms of white matter change induced by meditation training. Frontiers in Psychology; 5: 1220.

Spitzer, M (2008). Meditieren im Kopf. In: Liebesbriefe und Einkaufszentren. Meditationen im und über den Kopf. Stuttgart: Schattauer; 95–101.

Spitzer, M (2009). Pubertät im Kopf. In: Das Wahre, Schöne, Gute. Brücken zwischen Geist und Gehirn. Stuttgart: Schattauer; 142–154.

Tang, Y-Y, Posner, MI (2013a). Special issue on mindfulness neuroscience. SCAN; 8: 1–3.

Tang, Y-Y, Posner, MI (2013b). Tools of the trade: theory and method in mindfulness neuroscience. SCAN; 8: 118–120.

Tang, Y-Y, Ma, Y, Wang, J, et al. (2007). Short term meditation training improves attention and self regulation. PNAS; 104: 17152–17156.

Tang Y-Y, Lu, Q, Geng, X, et al. (2010). Short-term meditation induces white matter changes in the anterior cingulate. PNAS; 107: 15649–15652.

Tang, Y-Y, Hölzel, BK, Posner, MI (2015). The neuroscience of mindfulness meditation. Nat Rev Neurosci; 16: 213–25.

Tang, Y-Y, Hölzel, BK, Posner, MI (2016). Traits and states in mindfulness meditation. Nat Rev Neurosci; 17: 59.

Xue, SW, Tang, YY, Tang, R, Posner, MI (2014). Short-term meditation induces changes in brain resting EEG theta networks. Brain Cogn; 87: 1–6.

Ziskin, JL, Nishiyama, A, Rubio, M, et al. (2007). Vesicular release of glutamate from unmyelinated axons in white matter. Nature Neurosci; 10: 321–330.

9 Qatar[1]

Eine deutsche Schule, islamische Kunst und ein Land, das nachdenklich macht

Wüste, nur etwa 80 mm Regen im Jahr, Temperaturen von über 50° Celsius im Sommer und Staubstürme im Winter. *Qatar*[2] heißt die kleine Halbinsel im Persischen Golf (► Abb. 9-1), die man hierzulande vor allem deswegen kennt, weil im Jahr 2022 dort die Fußballweltmeisterschaft stattfinden soll (► Abb. 9-2). Der höchste Berg im Land ist 103 Meter hoch und bis vor etwa 80 Jahren gab es dort eigentlich nichts außer Geröll und Sand. Flüsse, Seen, Wiesen, Wälder – Fehlanzeige! Dass in einer solchen Gegend überhaupt jemand wohnt, wundert zunächst.

An der Küste gab es vereinzelte Siedlungen mit etwas Handel und im Inneren ein paar Beduinen, die mit ihren Kamelen und Zelten nicht sesshaft waren. Einige von ihnen, die aus dem Inneren der arabischen Halbinsel gekommen waren, gründeten vor gut 250 Jahren an der Ostküste von Qatar eine kleine Siedlung, aus der später *Doha* – die heu-

---

1 Anlass meiner kurzen Reise nach Doha Mitte Januar 2018 – zwei Reisetage, drei Tage Aufenthalt und vier Übernachtungen – war eine Einladung der dortigen deutschen Schule zu Vorträgen. Ich möchte mich an dieser Stelle bei allen Beteiligten für die Einladung und die große Gastfreundschaft bedanken!

2 Hierzulande wurde diese Schreibweise vielfach durch »Katar« abgelöst. Eine von der Deutschen Morgenländischen Gesellschaft im Jahr 1935 publizierte Denkschrift (Brockelmann et al. 1935) gibt jedoch hierzu klare Empfehlungen (»Qatar«). Warum man gerade im Deutschen den international anerkannten Empfehlungen deutscher Autoren nicht gefolgt ist und »Katar« schreibt, entzieht sich meiner Erkenntnis.

tige Hauptstadt – wurde (►Abb. 9-3, 9-4). An der über 500 km langen Küste gab es ein paar Fischer und Perlentaucher, denn die Halbinsel ist von Korallenriffen umgeben. Ansonsten hieß diese Küste im 18. und 19. Jahrhundert nicht ohne Grund *Piratenküste*, bis die Engländer um 1860 den für ihr wirtschaftliches und politisches Imperium so bedeutsamen Seeweg nach Indien sicherten.

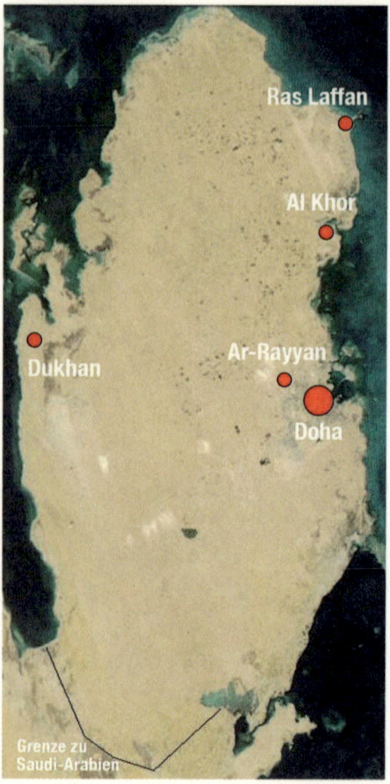

Abb. 9-1 Qatar ist mit 11 627 Quadratkilometern etwa halb so groß wie Hessen (21 115 km²). Das Land ist von Nord nach Süd (dort ist die einzige Landgrenze nach Saudi-Arabien) etwa 160 km lang und hat in der Mitte (etwa Höhe der Hauptstadt Doha) eine Breite von 85 km. Neben der Hauptstadt sind nur einige, im Text erwähnte Orte eingezeichnet.

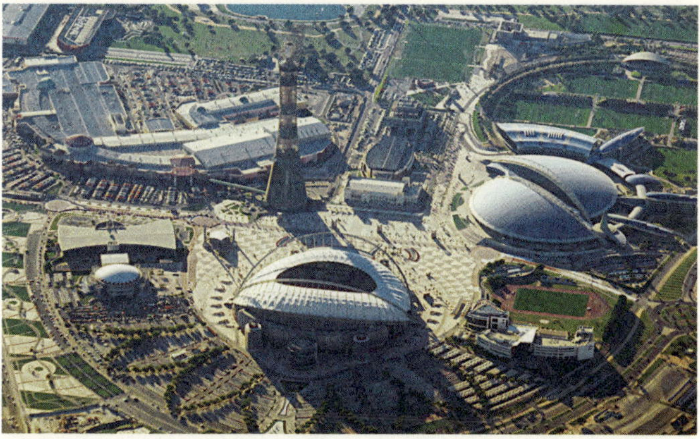

Abb. 9-2 Das im Mai 2017 fertig umgebaute Khalifa International Stadium in Al Rayyan konnte man schon beim Landeanflug bewundern. Hier fanden bereits im Jahr 2006 die Asienspiele statt. Das Fußballstadion mit den großen Bögen zur Aufhängung des Dachs ist mittlerweile Teil eines riesigen Sportkomplexes, zu dem auch der 300-Meter-Turm gehört, genannt »die Fackel« – das höchste Gebäude in Qatar. Foto: © Autor

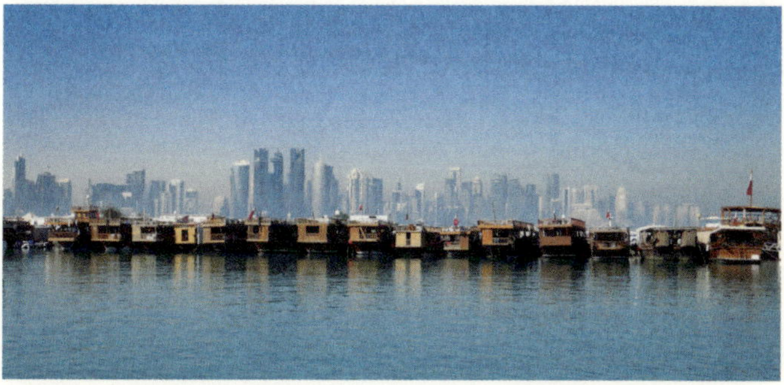

Abb. 9-3 Die beeindruckende Skyline der Hauptstadt Doha gab es vor 30 Jahren noch nicht. An die Tradition von Perlentauchern und Fischfang erinnern heute noch die alten Boote, die heute einerseits als Verkehrsmittel (bei den zwar neuen und breiten, aber dennoch oft verstopften Straßen entlang der Küste) und als Touristenattraktion fungieren. Foto: © Autor

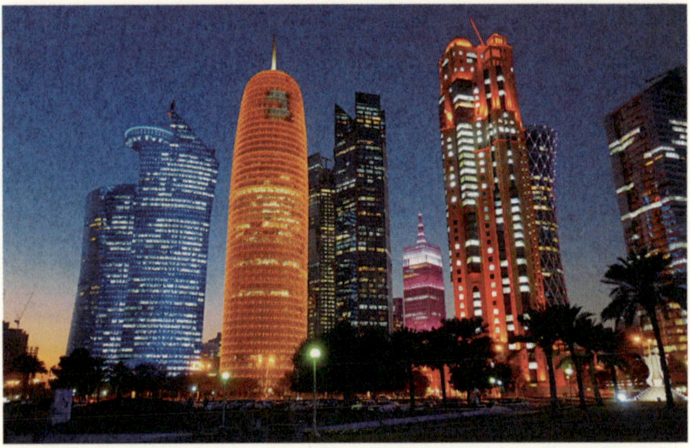

Abb. 9-4 Die Skyline von Doha bei Nacht verändert ständig ihre Beleuchtung und beeindruckt immer, egal von welcher Seite man sie betrachtet. Manche der Gebäude stehen allerdings noch teilweise leer. Foto: © Autor

Ansonsten war es auf der arabischen Halbinsel wie überall auf der Welt: Wenn es den Leuten zu gut ging, dann führten sie Krieg gegen ihre Nachbarn, so z. B. 1783 gegen die Bewohner der kleinen benachbarten Insel Bahrain. In den Zeiten danach wurde das heutige Qatar nacheinander von Kuwait, Saudi-Arabien, der Türkei und Großbritannien (bzw. von Menschen, die in denjenigen Gegenden wohnten, die man heute so nennt) mehr oder weniger beherrscht.

Nachdem Japan damit begonnen hatte, Salzwasser-Zuchtperlen im großen Stil zu produzieren und zu vermarkten (im Jahr 1935 waren es 10 Millionen; Amnesty International 2015), brach am ganzen Persischen Golf – und vor allem in Qatar – in den 1930er-Jahren die Lebensgrundlage für die Menschen weg. Zwar war es den Leuten dort zuvor nie wirklich gut gegangen, aber innerhalb weniger Jahre herrschten unter den vom Perlentauchen lebenden *Qataris* bittere Armut, Hunger, Unterernährung und Krankheiten. Qataris nennt man die Einheimischen in Qatar; niemand spricht dort von »Katarern« – das liest man nur hierzulande gelegentlich in der Presse.

Möglicherweise gäbe es Qatar heute gar nicht und *ganz sicher* gäbe es Qatar heute nicht so, wie es jetzt ist, hätte man nicht zunächst (im Jahr 1931) im Nachbarstaat Bahrain Öl gefunden. Daraufhin wurde auch in Qatar nach Öl gesucht (Scheich Abdullah hatte 1935 mit einer britisch-persischen Öl-Firma einen Vertrag abgeschlossen) und schließlich im Jahr 1939 an der Westküste in der Nähe der Stadt Dukhan gefunden. Der Zweite Weltkrieg verzögerte die Förderung, sodass der Ölexport erst zehn Jahre später (1949) begann. Die Ölreserven reichen nach heutigen Angaben für weitere 30 Jahre.

Im Jahr 1971 wurden zudem riesige Gasvorkommen entdeckt, die teilweise unter dem Meer liegen und im Nordosten des Landes *(Ras Laffan Industrial City)* gefördert und zu Flüssiggas weiterverarbeitet werden. Seit 2006 ist Qatar weltweit der größte Exporteur von Flüssigerdgas (Liquefied Natural Gas, LGN). Die Gasvorräte sollen deutlich länger reichen als das Öl.

Das heutige Qatar gibt es noch keine 50 Jahre, nämlich erst seit dem 3. September 1971. An diesem Tag erklärte Qatar seine Unabhängigkeit und beendete damit die Kolonialherrschaft der Briten, die in den Jahren zuvor ihre Truppen abgezogen hatten. Ebenso wie der Emir[3] von Bahrain schloss sich der Emir von Qatar nicht den Verei-

3 »Emir« bedeutet soviel wie »Befehlshaber«, »Stammesfürst«. Im Gegensatz dazu ist der »Kalif « der oberste Machthaber (geistlich und politisch) aller Muslime – zumindest war das die Idee derer, die Mohammeds Nachfolge zu regeln versuchten.

nigten Arabischen Emiraten (United Arabic Emirates, UAE) an. Damit blieb Qatar ein unabhängiger Staat.

Es ist schwer vorstellbar, in welch gewaltigem Ausmaß sich das Leben der Menschen in Qatar innerhalb kürzester Zeit verändert hat. Ein Qatari in meinem Alter wurde bettelarm »im Mittelalter« in einem Zelt (ohne jegliche Infrastruktur) geboren und lebt jetzt im 21. Jahrhundert als reicher Mann – unbeschwert im eigenen Haus mit einer Reihe von Bediensteten, mehreren Autos, freier Gesundheitsversorgung, Schulen für die Kinder und mehreren tausend Euro staatlichem Grundeinkommen pro Monat. – Ohne zu arbeiten! Wenn er am Wochenende beides – Vergangenheit und Gegenwart – haben möchte, fährt er mit der erweiterten Großfamilie (einschließlich riesiger Flachbildschirme und Kochtöpfe, ►Abb. 9-5) in die Wüste und lebt dort wieder im Zelt. Das überall im Land funktionierende G5-Mobil-Netz erlaubt mitten in der Wüste das ruckelfreie Streamen der neuesten Serien aus den USA in ultrahoher Auflösung zur Unterhaltung der Familie.

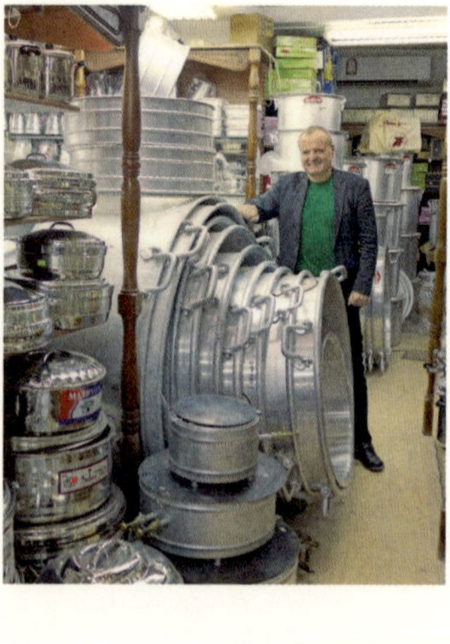

Abb. 9-5 Beim Betreten dieses Haushaltswarengeschäfts glaubt man zunächst, man habe fälschlich einen Laden für Badewannen und Whirlpools betreten. Die übergroßen Kochtöpfe finden hier, irgendwo mitten im großen Basar von Doha, reißenden Absatz. Foto: © Autor

Die unglaubliche Transformation des Landes in der unmöglich kurzen Zeit konnte nur dadurch erfolgen, dass Gastarbeiter ins Land geholt wurden. Ihr Anteil an der Bevölkerung stieg von praktisch Null vor 80 Jahren auf 60 % im Jahr 1970, 72 % im Jahr 1997 auf 88 % im Jahr 2016. Tatsächlich bilden heute die Qataris, die eigentlichen Einwohner von Qatar mit Pass und Wohnrecht, nur die drittgrößte Volksgruppe im Land (▸ Tab. 9-1).

Tab. 9-1 Zusammensetzung der Bevölkerung von Qatar heute. Die Einwohnerzahl von Qatar stieg von etwa 50000 im Jahr 1950 auf 2700000 im Jahr 2017, also auf das 54-Fache. Ohne den Zuzug hätte sich die Bevölkerung im genannten Zeitraum »nur« versechsfacht.

Nation	Population	%
1. Indien	650000	25,00
2. Nepal	>350000	>13,50
3. Qatar	313000	12,10
4. Bangladesch	280000	10,80
5. Philippinen	260000	10,00
6. Ägypten	200000	8,60
7. Sri Lanka	145256	5,60
8. Pakistan	125000	4,80
9. Syrien	54000	2,20
10. Sudan	50000	2,10
11. Indonesien	43000	1,70
12. Jordanien	40000	1,80
13. Iran	30000	1,50
14. Großbritannien	25000	1,10

Nation	Population	%
15. Libanon	24 000	0,92
16. Äthiopien	22 000	0,91
17. Palästina	20 000	0,85
18. Tunesien	20 000	0,77
19. Kenia	14 000	0,55
20. USA (Anzahl der Militärs unbekannt)	>11 000	>0,43
21. China	>10 000	>0,41
22. Eritrea	10 000	0,41
23. Kanada	9000	0,35
24. Irak	8976	0,40
25. Türkei	8000	0,31
26. Nigeria	7500	0,29
27. Südafrika	6000	0,23
28. Australien	5500	0,21
29. Algerien	5000	0,20
30. Frankreich	5000	0,20
31. Ghana	5000	0,20
32. Malaysia	4848	0,19
33. Thailand	4500	0,18
34. Afghanistan	3500–4000	~0,15
35. Spanien	3500	0,14
36. Uganda	3000	0,11
37. Rumänien	2500	0,10
38. Griechenland	2200	<0,10

Nation	Population	%
39. Italien	2100	<0,10
40. Deutschland	2000	<0,10
40. Irland	2000	<0,10
40. Russland	2000	<0,10
40. Süd-Korea	2000	<0,10
40. Vietnam	2000	<0,10
40. Serbien	2000	<0,10
46. Portugal	1500	<0,10
46. Brasilien	1500	<0,10
47. Niederlande	1432	<0,10
48. Albanien	1200	<0,10
49. Mazedonien	1000	<0,10
49. Ukraine	1000	<0,10
51. Neuseeland	989	<0,10
52. Japan	944	<0,10
53. Dänemark	900	<0,10
54. Polen	700–800	<0,10
55. Belgien	600	<0,10
56. Kuba	600	<0,10
57. Schweden	527	<0,10
58. Bulgarien	500	<0,10
59. Kroatien	500	<0,10
60. Österreich	500	<0,10
61. Argentinien	400	<0,10

Nation	Population	%
62. Mexiko	400	<0,10
63. Venezuela	337	<0,10
67. Schweiz	250	<0,10
70. Finnland	200	<0,10
73. Norwegen	160	<0,10
80. Tschechien	100	<0,10
86. Liechtenstein	1	<0,10

Zunächst scheint es, als sei diese Transformation ganz »normal« und »organisch« abgelaufen. Neben den Wolkenkratzern aus Stahl und Glas und modernen Verkehrswegen (▸Abb. 9-6) gibt es beispielsweise die vergleichsweise niedrigen Bauten aus Kalkstein, Lehm und Holz (zumindest sehen sie so aus! ▸Abb. 9-7, 9-8) im *Souq Waqif*[4], dem großen Basar von Doha. Zwei Tiefgaragen erlauben bequemen Zugang (sind jedoch an den Wochenenden oft zu klein), vorzugsweise mit SUV. Darüber »parken« in der Sonne Kamele (▸Abb. 9-9). Der Basar macht zunächst den Eindruck einer typischen »Touristenfalle« mit Fahrgeschäften und bunten Läden, in denen es alles gibt, was niemand braucht (▸Abb. 9-10). Bei näherer Betrachtung ist er jedoch ein Einkaufszentrum für wirklich fast alles, das vor allem von den hier lebenden Menschen stark frequentiert wird. Selbstverständlich kann man auch einfach einen Kaffee trinken oder abends essen gehen (▸Abb. 9-11), von Pizza bis Sushi – einschließlich der Speisen aus allen Ländern dazwischen. Das tun Touristen und Einheimische gleichermaßen.

4 »Souq« oder »Suk« heißt auf Deutsch etwa »Einkaufsviertel«.

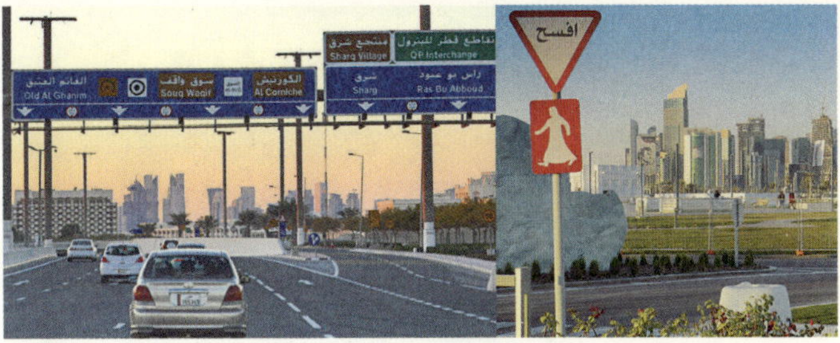

Abb. 9-6 Moderne Straßen mit englischer und arabischer Beschilderung (links); manche Schilder sehen etwas anders aus als bei uns (rechts). Foto: © Autor

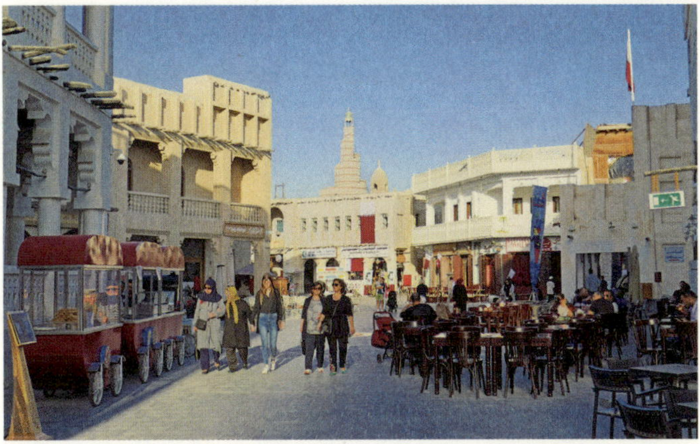

Abb. 9-7 Der Souq Waqif entstand aus dem Wochenmarkt der Beduinen. Die Bauten sind zumeist mit lokalen Materialien restauriert. »Dort, wo es nicht mehr möglich war, das alte Mauerwerk zu retten und man zu Beton greifen musste, hat man die Rekonstruktion anschließend dem alten Material angepasst« – nicht anders als man es auch hierzulande beispielsweise in Rothenburg ob der Tauber gemacht hat. Hier wie dort verfehlt das Drapieren von Beton nicht seinen Zweck, egal ob deutsches Fachwerk oder ein arabesker Bazar atmosphärisch inszeniert wird. Foto: © Autor

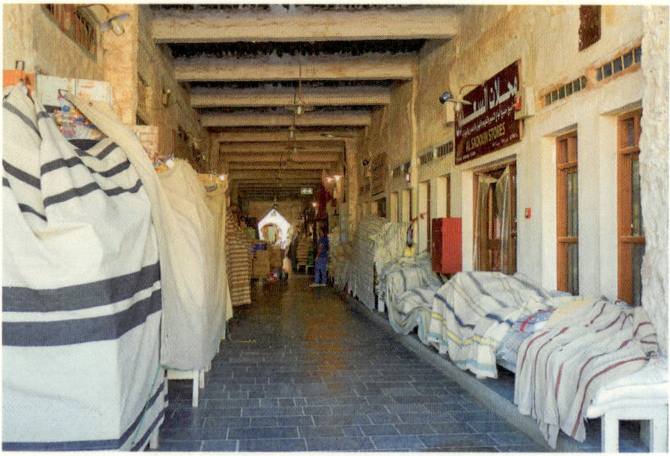

Abb. 9-8 Überdachte Gassen – hier während der »geschlossenen« Mittagszeit – werden von kleinen Läden gesäumt, in denen morgens bis mittags und nachmittags bis abends das Leben brummt.
Foto: © Autor

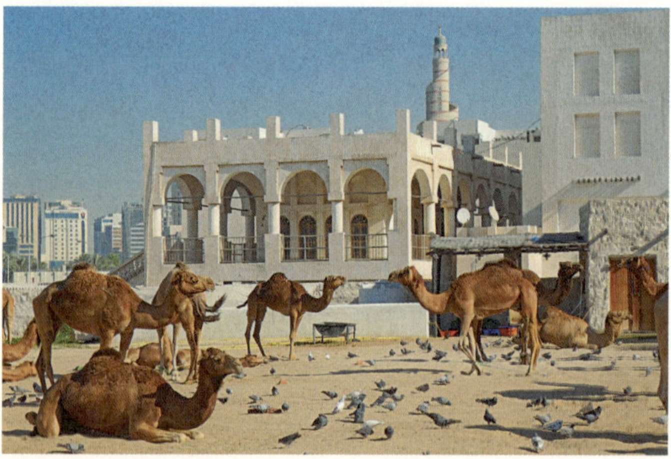

Abb. 9-9 Kamele in der Innenstadt, direkt neben dem Basar.
Foto: © Autor

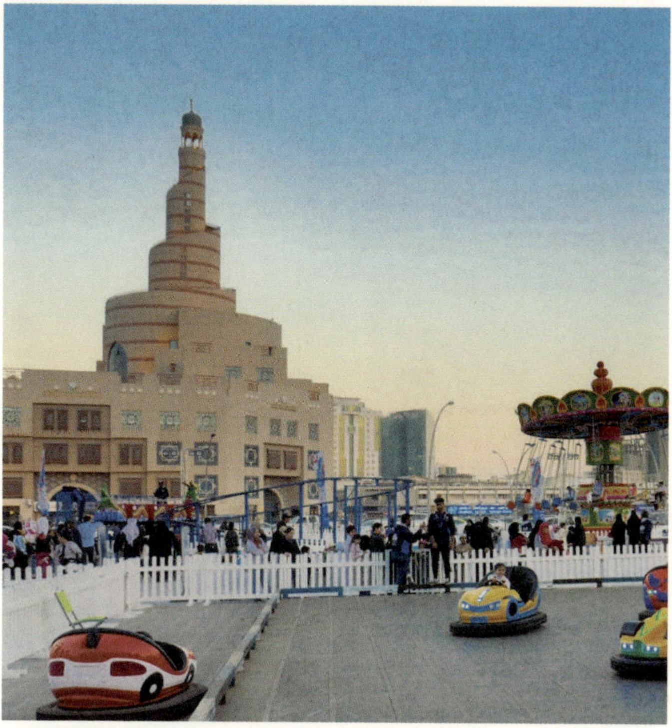

Abb. 9-10 Fahrgeschäfte am Rande des Basars täuschen darüber hinweg, dass hier wirklich jeder zum Einkaufen geht. Links hinten die weithin sichtbare *Souq Waqif Moschee* (▸ Abb. 9-7 und 9-9), die nicht der im Golf vorherrschenden Architektur folgt, sondern mit der schneckenförmig sich nach oben verjüngenden Außentreppe an das Minarett der Großen Moschee von Samarra aus dem Jahr 852 im heutigen Irak erinnern soll. Foto: © Autor

In der Deutschen Schule von Qatar (▸ Abb. 9-12) fühlt man sich kaum anders als in – einer deutschen Schule! Auf den Gängen hört man allerdings manchmal – zum »Leidwesen« des Schulleiters – auch Englisch, denn in dieser Sprache verständigen sich nun einmal in Qatar viele Aus-

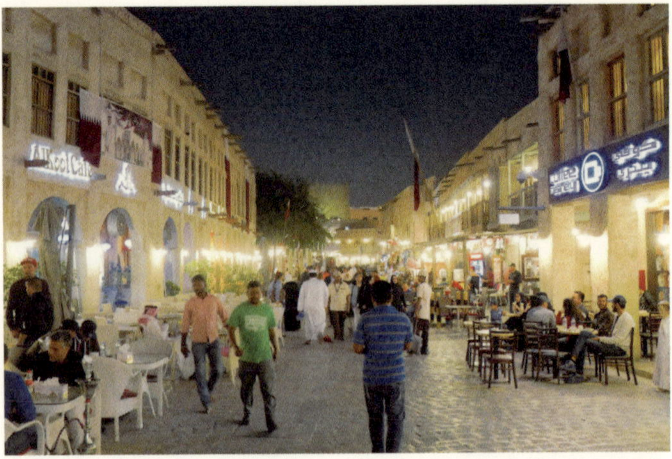

Abb. 9-11 Betriebsamer Abend auf dem Souq Waqif. Foto: © Autor

länder untereinander. Die Kinder der im Lande arbeitenden Deutschen lernen hier neben den Kindern von Ausländern aus anderen Nationen und einigen Qataris, die möchten, dass ihre Kinder eine gute Ausbildung bekommen. So lernt hier auch der Sohn einer Kernphysikerin aus Ägypten, die an der Schule unterrichtet und perfekt Deutsch spricht. »Arabisch und Englisch kann er ja schon«, sagt sie, »und hier lernt er noch vieles mehr, was er anderswo nicht lernen würde.« – Ein Beispiel unter anderen, die den Charakter der Schule als offenen, bunten Schmelztiegel verdeutlichen.

Meine Anreise nach Qatar erfolgte an einem Freitag, der bei den Muslimen (ähnlich wie hierzulande der Sonntag) der Tag des Gebets ist und daher ebenso wie der Samstag frei ist. Am Samstag jedoch hatten weder ich noch das Lehrerkollegium der Schule (samt ein paar Interessierter aus anderen Institutionen) frei, standen doch die Grundprinzipien der Gehirnentwicklung und des Lernens sowie

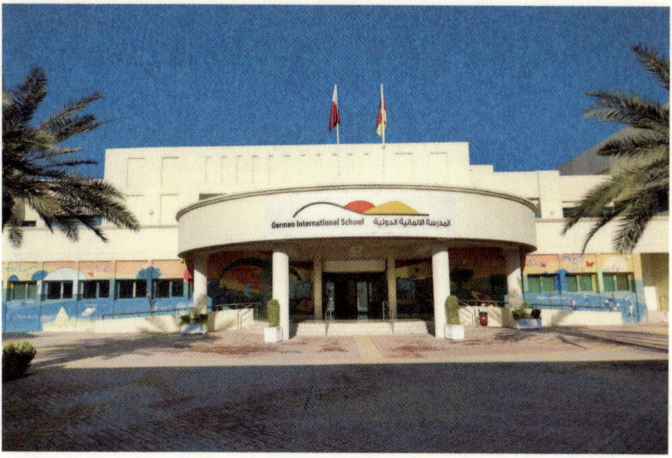

Abb. 9-12 Eingang der deutschen internationalen Schule in Doha. Foto: © Autor

die Risiken und Nebenwirkungen digitaler Medien bei Kindern und Jugendlichen auf dem Programm meiner ganztägigen Lehrveranstaltung.

Am nächsten Tag – Sonntag ist ganz normaler Arbeits- und Schultag – folgte dann ein Tagesprogramm für die Schüler, am Morgen angefangen mit Kindergarten und Grundschule (45 min), gefolgt von der Unterstufe (90 min), und beendet mit der Mittel- und Oberstufe (2 × 90 min). Mit Vorschul- und Grundschulkindern habe ich als Referent nur sehr wenig Erfahrung, fragte also erst einmal, wer ein iPhone hat (es meldeten sich sehr viele Kinder) oder ein Tablet (wieder gingen viele Hände hoch) oder gar beides (es meldeten sich gut die Hälfte der anwesenden ca. 50 Kinder). Was sie denn damit machen, wollte ich wissen: »Spielen« und »YouTube schauen« waren die Antworten, die meist in einem Atemzug genannt wurden. Die 45 Minuten gingen sehr schnell vorbei und waren für alle

Beteiligten sehr kurzweilig – am meisten für mich selbst. Die folgenden 90 Minuten reichten für die vielen Fragen der Unterstufenschüler ebenso wenig aus wie die insgesamt drei Zeitstunden für die Mittel- und Oberstufe. So wurden die Pausen kürzer, der Tag länger und dennoch ging alles viel zu schnell vorbei.

Für 19 Uhr waren zum Abschluss des Tages noch die Eltern zu einem Vortrag (auf Englisch) zu Risiken und Nebenwirkungen digitaler Medien eingeladen – und etwa 50 kamen tatsächlich. Die meisten hatten davon noch nie gehört, reagierten jedoch recht betroffen, zumal sie ihren Kindern gegenüber sehr großzügig mit Smartphones und Tablets umgehen, damit diese bei der harten Arbeit nicht zu viel stören... Nur so wird verständlich, warum die Kinder schon im Kindergarten von den Eltern so gut ausgestattet werden. Man hat dann mehr Ruhe.

Ich hatte den Kindern erzählt, dass in Südkorea aufgrund eines entsprechenden Gesetzes die Smartphones von Kindern und Jugendlichen automatisch den Eltern mitteilen, wenn sie zu viel benutzt werden. Da meldete sich ein kleiner Junge und trug stolz seine »Lösung« dieses Problems vor: Das sei doch ganz einfach: Man brauche nur drei Smartphones, die man abwechselnd benutzt – dann sei es für jedes einzelne nicht zu lange und nichts werde den Eltern gemeldet! – Selten war ich bei einer Diskussion so sprachlos.

Es wunderte mich auch nicht, dass am Abend eine Mutter schon *vor* meinem Vortrag auf mich zukam: »Was haben Sie mit meiner Tochter gemacht? Als sie nach Hause kam, sprach sie eine halbe Stunde ohne Punkt und Komma, wie schädlich Smartphones sind und dass wir da etwas tun sollten...« *Nach* meinem Vortrag meinte sie, dass sei ja offensichtlich ziemlich wichtig...

Wie schon am Abend des ersten Tages meines Aufenthaltes in Qatar fiel ich auch an Tag zwei am frühen Abend völlig k.o. ins Bett. Ich hatte ja nicht nur gelehrt, sondern vor allem selber gelernt, dass die Nutzung digitaler Medien in Qatar gerade bei Kindern und Jugendlichen wahrscheinlich noch stärker ausgeprägt ist als in Deutschland.

Das bleibt wahrscheinlich nicht ohne Folgen: Nicht nur bei den Gastarbeitern, sondern auch in der heimischen Bevölkerung liegt der Anteil übergewichtiger Kinder bei ca. 40 % (Deutschland: 16 %). In der erwachsenen Bevölkerung beträgt die Rate der Altersdiabetiker ca. 25 %. Gerade im Sommer ist niemand freiwillig draußen, weil das einfach zu gefährlich ist. So ist körperliche Inaktivität weit verbreitet – trotz Golfplätzen, Stränden und Fitnessstudios.

Wussten Sie, dass für deutsche Schulen im Ausland der Lehrplan von Thüringen gilt? Allerdings nur, sofern sie nördlich des Äquators gelegen sind. Für unsere Schulen südlich des Äquators gilt hingegen der Lehrplan von Baden-Württemberg.

Zum Einschlafen brauchte es zwei Bier aus meiner Minibar. Die gibt es nur in manchen Hotels, denn in Qatar herrscht bei Alkohol null Toleranz: In Cafés und Restaurants gibt es keinen, am Steuer wird strikt auf 0 Promille geachtet – selbst wer am Tag »danach« mit 0,1 Restalkohol erwischt wird, riskiert Verhaftung, Bestrafung und Ausweisung – und wer sich unter Alkoholeinfluss in der Öffentlichkeit »daneben« benimmt, riskiert Ähnliches. Nicht anders ist es mit öffentlicher Zärtlichkeit zwischen den Geschlechtern, von einem Kuss gar nicht zu reden. »Andere Länder, andere Sitten«, man kennt das, wenn man etwas in der Welt herumkommt. Wie man dies in Qatar mit Ausländern handhaben wird, wenn man anlässlich eines Sportereignisses in vier Jahren die Welt in großem Stil zu sich einlädt, dürfte interessant werden!

Wenn man ein Land nicht als Tourist bereist, sondern um dort seine Arbeit zu erledigen, so hat dies aus meiner Sicht viele Vorteile. Denn erstens kommt man mit Menschen in Kontakt, die auch dort arbeiten und deren Arbeit gerade *nicht* darin besteht, einem gegen entsprechendes Entgelt alle Sorgen abzunehmen. Diese nicht-touristische Gastfreundschaft erlebe ich immer ganz besonders, ist sie doch authentisch und nicht »gekauft«. Zweitens hat man bei der Erledigung der Arbeit größere Chancen, nebenbei auf Widerstände und Glücksmomente zu stoßen: Hierfür drei Beispiele:

- In Saudi-Arabien hielt ich einen Vortrag vor einer Wand, die genau rechtwinklig auf das Rednerpult zulief und die Zuhörerschaft in Männer und Frauen teilte.
- In San Francisco wusste mein Taxifahrer nicht nur nicht, wo es lang geht, sondern konnte nicht einmal autofahren, weswegen ein zweiter, vorn rechts sitzender Taxifahrer es ihm gerade beibrachte – mit Abwürgen am Berg und allem anderen, was zur Fahrschule gehört. Gibt man ihm am Ende kein Trinkgeld, ist er empört.
- In Tokyo hingegen kann jeder Taxifahrer nicht nur autofahren, sondern kennt sich auch sehr gut aus (man wäre sonst hoffnungslos verloren), beschwert sich jedoch über ein Trinkgeld. (So ein unanständiger Bestechungsversuch! Ob wir »Westler« denn nur freundlich sind, wenn man uns Geld dafür gibt?)

In Qatar erlebte ich im Hinblick auf das Entgelt für den Taxifahrer beides: »Was kostet die Fahrt vom Hotel zum Museum der Islamischen Kunst?« – »60 Riyal, aber wenn

Sie bar bezahlen, habe ich eine Limousine für 40 Riyal. Sie können auch ein normales Taxi nehmen, das ist billiger«. Soweit die Auskunft im Hotel. Ich gehe also auf die Straße, winke ein Taxi herbei und biete dem Fahrer 30 Riyal für die genannte Fahrt an. Er will 40, ich bleibe bei 30 und etwas zähneknirschend fahren wir. Auf dem Rückweg ins Hotel winke ich ein Taxi herbei, dessen Fahrer gar nichts sagt, sondern einer aus seinem Smartphone kommenden extrem hysterisch klingenden männlichen Stimme lauscht. Ich dachte zuerst, er würde telefonieren und war schon im Begriff, seinem Telefon-Partner meine Dienste als Psychiater anzubieten, da fiel mir auf, dass das gar kein Telefonat war. Später schaltete er das Gerät ab, lächelte und murmelte die ganze Fahrt leise vor sich hin. Eine Lehrerin an der Deutschen Schule erklärte mir später auf Nachfrage, dass er wahrscheinlich zunächst ein Gebet gehört und dann im Stillen rezitiert hat. An meinem Hotel wieder angekommen, streckte ich dem Fahrer drei 10 Riyal-Scheine entgegen. »Das ist zuviel«, sagte er und gab mir einen wieder zurück. Nun lächelte ich und gab ihm den Schein mit Dank und Anerkennung erst recht – und wir freuten uns beide.

Die Menschen in Qatar sind freundlich, der Himmel ist fast immer blau (kaum Regen!), die Kriminalitätsrate ist winzig (► Abb. 9-13), die Arbeitslosenquote liegt bei 0,1 %, und das Pro-Kopf-Einkommen der Bevölkerung war im Jahr 2016 kaufkraftbereinigt mit 127 659 US Dollar das mit Abstand höchste der Welt[5]. – Das Paradies auf Erden! – Wirklich?

---

5 Zum Vergleich: In der gleichen Tabelle liegt Luxemburg mit 104 003 US$ auf Rang 2, Norwegen (69 249 US$) auf Rang 7 und die Vereinigten Arabischen Emirate (67 871 US$) auf Rang 9.

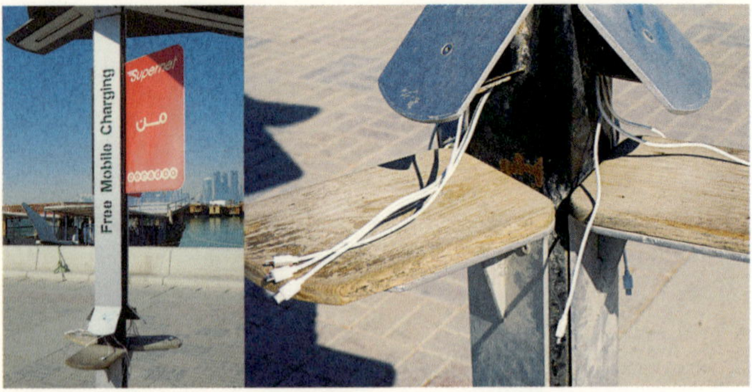

Abb. 9-13 Eine Säule zum Aufladen von Handys in Doha (Skyline im Hintergrund). »Hier können Sie Ihr Handy einstecken, Einkäufe erledigen und es danach wieder aufgeladen mitnehmen. Da kommt nichts weg«, erfuhr ich zu meiner Verblüffung.

»Eine uneheliche Schwangerschaft gilt in Qatar als schweres Verbrechen, das zur Inhaftierung führt und mit Gefängnis und Peitschenhieben (bei Muslimen) bestraft wird. Sofern Sie Single sind und wissen, dass Sie schwanger sind, sollten Sie das Land schnellstmöglich verlassen«, lautet ein Hinweis im *Qatar Resident's Guide*, einer Art Handbuch für alle diejenigen, die sich anschicken möchten, im Land zu arbeiten und zu leben (Qatar Residents' Guide 2016, S. 97, 106, 140).

»Andere Länder, andere Sitten«, könnte man erneut sagen, aber nachdenklich stimmt es schon. Erst recht, wenn man weiter erfährt, dass man als Ausländer in Qatar überhaupt nur dann leben kann, wenn man dort Arbeit

---

Die Schweiz (59 651 US$) belegt Rang 10, die USA (57 436 US$) Rang 13 und Deutschland (48 111 US$) Rang 20 (Quelle: https://de.wikipedia.org/wiki/Liste_der_Länder_nach_Bruttoinlandsprodukt_pro_Kopf).

hat. Hierzu braucht man einen Qatari als »Sponsor« (Bürgen), für den man arbeitet, der aber z. B. auch für das Fehlverhalten des Gastarbeiters verantwortlich ist. Man begibt sich damit in Abhängigkeit, was im Zuge des Baus der vielen Sportstätten für die Fußball-WM sogar hierzulande in die öffentliche Kritik geriet. Ohne die Zustimmung des inländischen Arbeitgebers können ausländische Arbeiter ihre Arbeitsverträge weder kündigen noch das Land verlassen. Befindet man sich also erst einmal im Land, ist man gegen unmenschliche Wohnverhältnisse, gesundheitsschädigende Arbeitsbedingungen und nicht ausbezahlte Löhne machtlos, wie in einem Bericht von *Amnesty International* (2015) in beeindruckender Deutlichkeit, u. a. mit Zitaten Betroffener, dargestellt wird.

Um Arbeitskräfte ins Land zu holen, schließt Qatar mit einzelnen Staaten Verträge über ein bestimmtes Kontingent an Arbeitserlaubnissen für dessen Bürger ab, wobei auch die Höhe der Bezahlung je nach Land unterschiedlich geregelt wird. Je weniger man in dem Land, aus dem man kommt, verdient, desto weniger verdient man auch in Qatar. Dieses »Geschäftsmodell« funktioniert, weil man dennoch als Gastarbeiter in Qatar deutlich mehr verdienen kann als im Heimatland, und so geht man hin, arbeitet sehr hart und sehr viel, um danach als »gemachter Mann« in die Heimat zurückzugehen. Das ist genauso wenig »gender-neutral« gemeint wie es gesagt ist: Vor allem Männer kommen ins Land, um ihre Familien daheim zu versorgen und sich später daheim selbst eine Existenz aufzubauen. Qatar hat daher eine stark asymmetrische Bevölkerungspyramide (► Abb. 9-14) mit überwiegend männlicher Bevölkerung: Auf eine im Land lebende Frau kommen 3,4 Männer. Ein Vergleich mit den Bevölkerungspyramiden anderer Länder (Spitzer 2014) lohnt sich!

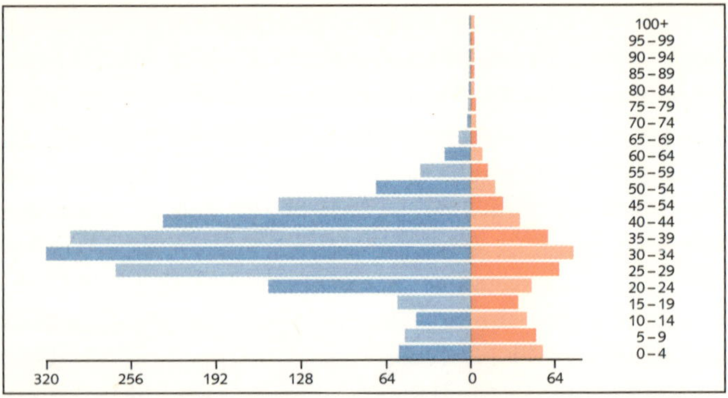

Abb. 9-14 Die Bevölkerungspyramide von Qatar (Stand: 2016) ist besonders asymmetrisch und oben sehr dünn.

Auch die geringe Arbeitslosenzahl (wer keine Arbeit hat, kommt gar nicht rein und wer keine mehr hat, muss innerhalb weniger Tage das Land verlassen) sowie die nach oben sehr »schlanke« Bevölkerungspyramide erklären sich durch das genannte Geschäftsmodell. Im Jahr 2014 gab es in Qatar nur 23229 Menschen im Alter von 65 Jahren und darüber (Ministry of Development Planning and Statistics 2015), denn dies können nur Einheimische sein – und von denen gibt es nicht viele! So sieht man im Stadtbild denn auch kaum ältere Menschen, und wenn, dann sind es meist Männer, die mit einer Nummer auf Hemd oder Jacke und einer Schubkarre auf den Straßen des Basars ihre Dienste zum Abtransport der Einkäufe anbieten.

Am dritten Tag meines Aufenthaltes im kleinen Wüstenland hatte ich frei. Einer Empfehlung des Schulleiters folgend machte ich mich auf ins seit knapp 10 Jahren existierende MIA (Museum of Islamic Art; ▸ Abb. 9-15). Dieses ist schon von außen sehr sehenswert, denn egal von wo und zu welcher Tageszeit man auch hinschaut: Das Ding schaut zurück! (▸ Abb. 9-16).

Das Museum beeindruckt mit seiner Halle von innen noch mehr als von außen (▸ Abb. 9-17). Auf einer Grundfläche von 260 000 Quadratmetern beherbergt es nicht nur wesentliche Teile der umfangreichen Kunstsammlung der Emire von Qatar, sondern auch ein Kulturzentrum mit Bibliothek und weiteren Bildungseinrichtungen. Die Sammlung von Kunstgegenständen aus der gesamten arabischen Welt von Spanien im Westen bis nach Indien und Zentralasien überspannt einen Zeitraum von etwa tausend Jahren (9.–18. Jahrhundert nach unserer Zeitrechnung) und besteht vor allem aus Keramiken, Textilien, Metall- und Holzgegenständen, Waffen sowie Kalligrafien und Büchern.

Die Exponate sind hervorragend präsentiert und laden zum Studium ein, wie auch die begleitenden Texttafeln in arabischer und englischer Sprache. Auf einer der Tafeln, die alte Handschriften begleitet (▸ Abb. 9-18), liest man beispielsweise: »Nach Abu Hayyan alTawhidi, einem Philosophen des 10. Jahrhunderts, ist Kalligrafie, handgefertigter Schmuck aus dem puren Gold des Intellekts‹« (Übersetzung durch den Autor).

Der Text einer anderen Tafel (▸ Abb. 9-19) lautet übersetzt: »Pflanzliche Muster wurden in einem frühen Stadium der islamischen Kunst aufgegriffen und verändert. Dieses Experimentieren führte zur Arabeske, einem Design, das von Schmuckmotiven einer Fächerpalme oder einer halben Fächerpalme abgeleitet ist, die von sich durchwebenden Stängeln verbunden sind. Durch weitere Stilisierung und Vervielfachung erfuhr die Arabeske eine zunehmende Abstraktion und wurde zu einem definierenden und einzigartigen Element des islamischen Stils.

Geometrische Muster werden als Fundament islamischen Designs betrachtet, hauptsächlich wegen ihrer nichtdarstellenden Qualität und ihrer Verbindungen mit Ordnung und Gleichgewicht. Kreise, Quadrate, Sterne und Vielecke werden dupliziert, verschachtelt oder verwoben und in komplizierten Kombinationen arrangiert, um hoch komplexe Muster zu bilden.

Alle islamischen Muster basieren auf der Idee, dass wir immer nur einen Teil des Ganzen sehen, das sich in die Unendlichkeit ausdehnt.«

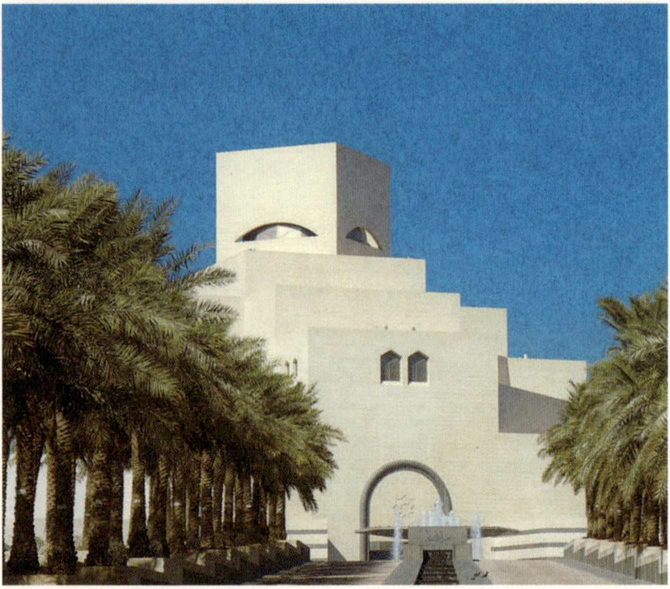

Abb. 9-15 Das Museum of Islamic Art (ähnlich wie man das New Yorker Museum of Modern Art gerne MoMA abkürzt, spricht man auch vom MIA) wurde vom chinesisch-amerikanischen Star-Architekten I. M. Pei (1917–2017) entworfen, der für den John Hancock Tower in Boston, die Glaspyramide im Louvre, den Erweiterungsbau der National Gallery of Art in Washington, D.C., den Bank of China Tower in Hongkong und viele weltweit bekannte Gebäude verantwortlich zeichnete. Das Museum, bei dessen Eröffnung er 91 Jahre alt war, gilt als sein letztes Meisterwerk. Foto: © Autor

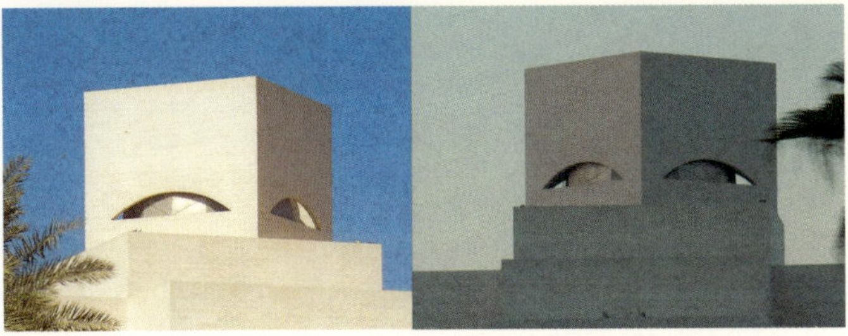

Abb. 9-16 Für den Entwurf des Museums spielten arabische Architekturformen eine Rolle, die ihrerseits nun im Museum zu sehen sind. Dass es einen ansieht, dürfte kein Zufall sein, spielen doch Augen im arabischen Volksglauben (»böser Blick«) ebenso eine Rolle wie augenförmige Amulette zum Abwenden desselben und für Glück. Und auch im Arabischen steht das Auge nicht nur für »Sehen« und »Blick« (was macht ein Museum aus?), sondern auch für »Einsicht« (was macht ein *gutes* Museum aus?). Foto: © Autor

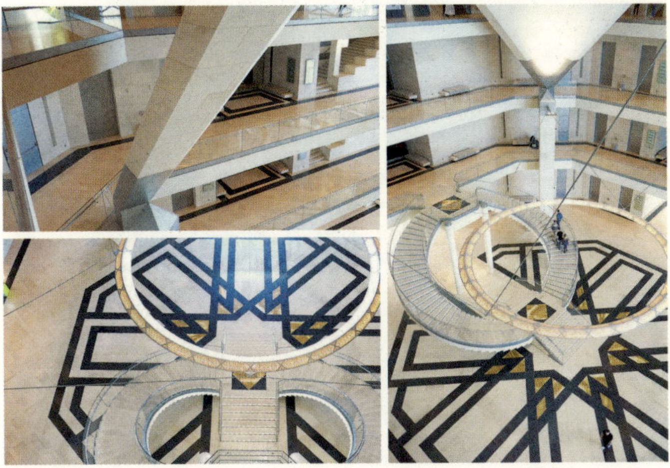

Abb. 9-17 Es ist sehr schwierig, die Halle in ihrer Wirkung auf den Menschen einzufangen, weil dafür die Weite der Optik ganz einfach fehlt. Und ein »Fischauge« würde auch nicht helfen, denn seine Verzerrungen erlebt der sich umschauende Betrachter nicht. Foto: © Autor

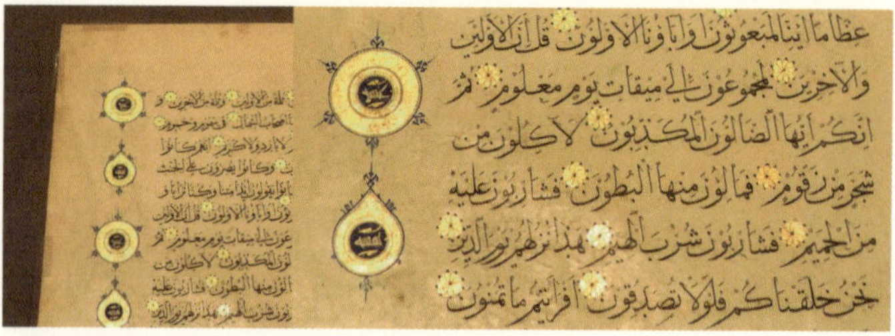

Abb. 9-18 Handschrift des Koran aus dem 14. Jahrhundert, Bagdad, rechts Ausschnittsvergrößerung.

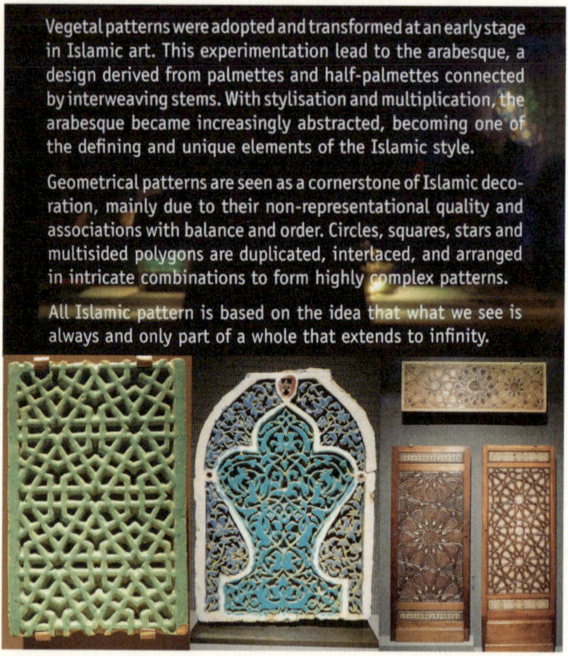

Abb. 9-19 Fotografie einer Texttafel und zu ihrem Inhalt passende Exponate: eine grüne Kachel aus Zentralasien aus dem 14. Jahrhundert (links), eine mehrteilige Keramikplatte aus Afghanistan oder Usbekistan (14. Jahrhundert, Mitte) und drei Holztüren (verschiedene Jahrhunderte) aus Ägypten und dem Iran (rechts).

Ich wüsste nicht, wie man besser auf den Punkt bringen könnte, wie indische Stein-Jalousien, grüne oder blaue Keramik aus Zentralasien oder ägyptische und iranische Türen auf einen wirken (▶ Abb. 9-19).

Seit Juni 2017 haben die Länder Saudi-Arabien, Bahrain, die Vereinigten Arabischen Emirate (UAE) sowie Ägypten die diplomatischen Beziehungen zum Emirat Qatar abgebrochen. Parallel dazu verhängten diese Staaten eine Handels- und Verkehrsblockade gegenüber Qatar. Ich erkundigte mich bei mehreren meiner Gastgeber und Diskussionspartner nach dem Stand des Embargos, von dem ich angenommen hatte,

- dass es für die dort lebenden Menschen zu einer starken Beeinträchtigung der Lebensqualität geführt haben musste, und dass es
- aufgrund keinerlei vernommener diesbezüglicher Nachrichten seit Herbst 2017 längst vorbei sei.

Zu meiner Überraschung musste ich jedoch zur Kenntnis nehmen, dass ich gleich doppelt falsch lag: Das »Embargo« war für die Menschen, mit denen ich sprach, mit nur geringen Einschränkungen verbunden: »Es gab nicht immer alles, aber hungern musste keiner«, war die übereinstimmende Meinung. Andererseits besteht das Embargo noch immer (Stand Frühjahr 2018), obgleich ich persönlich während meines Kurzbesuchs im Lande wirklich gar nichts davon mitbekommen habe.

Ganz offensichtlich hatte die Blockade in der Regierung einiges an Kreativität freigesetzt: So wurden wegen das Mangels an Milch etwa 1000 Milchkühe aus Schleswig-Holstein per Boeing 747 eingeflogen und das Gras zum Füttern aus Österreich seither gleich mit. Gras gibt es in Qatar schließlich ebenso wenig wie Kühe. Das Land plant nun, mittels einer großen Farm (► Abb. 9-20), auf der die Kühe den Sommer über in Ställen mit Klimaanlage verbringen (sonst fielen sie in der Hitze tot um!), zum größten Milchproduzenten der Region zu werden: In der Endausbaustufe der hochmodernen Farm mit etwa 400 Mitarbeitern sollen mehr als 25 000 Rinder frische Milch liefern. Qatar News spricht diesbezüglich von der »Milch-Vorherrschaft auf der Arabischen Halbinsel« (Qatar News 2018).

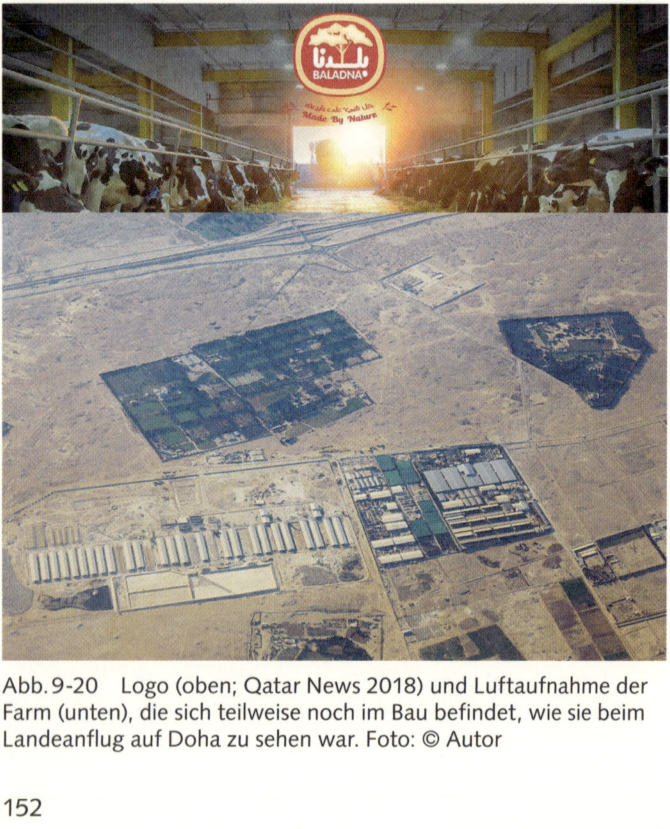

Abb. 9-20 Logo (oben; Qatar News 2018) und Luftaufnahme der Farm (unten), die sich teilweise noch im Bau befindet, wie sie beim Landeanflug auf Doha zu sehen war. Foto: © Autor

Dieses Projekt ist ein Teil des groß angelegten Versuchs, die Abhängigkeit von Importen zu vermindern. Qatar möchte möglichst autark existieren können und setzt zudem auf Projekte, die für mehr Nachhaltigkeit sorgen. So werden zur Sicherstellung der Versorgung der Bevölkerung mit ausreichend frischen Lebensmitteln seit 2012 Projekte vorangetrieben, die mittels Sonnenenergie und Meerwasser (und sonst nichts!) in der Wüste den Anbau von Tomaten, Gurken, Zucchini, Auberginen, Champignons und anderen Gemüse- und Obstsorten ermöglichen – in meerwassergekühlten Treibhäusern (Flammini et al. 2014).

Seit der Schließung der Grenze zu Saudi-Arabien im Rahmen des Embargos kann Qatar nicht mehr über den Landweg mit frischen Lebensmitteln versorgt werden. Daher erwiesen sich diese Investitionen seit Beginn der Wirtschaftsblockade nicht nur als langfristig nachhaltig, sondern auch als mittelfristig sehr weise (Amnesty International 2015). Dem Emir, zu dessen Destabilisierung das Embargo beitragen sollte, brachte es große Sympathien seitens der Bevölkerung ein, die sein Konterfei überall (auf T-Shirts bis Wolkenkratzern), zur Schau stellt. Die gesamte Entwicklung des Landes macht sehr nachdenklich:

Menschenrechte: Die nicht vorhandenen Rechte der meisten Gastarbeiter aus Ländern mit geringem Durchschnittseinkommen sind mit vorhandenen Konventionen, wie sie in der zivilisierten Welt gelten, nicht vereinbar.

Finanzierung: Das Geschäftsmodell basiert auf einem Verhältnis von neun Gastarbeitern, die das System aufrechterhalten und für alles sorgen, auf einen Einheimischen. In drei bis sechs Jahrzehnten ist dieses Modell ohne die Einnahmen der dann auslaufenden Öl- und Gasverkäufe nicht mehr finanzierbar.

Nachhaltigkeit: Wie gut, dass die Öl- und Gasvorkommen ausgehen werden, denn ginge das so weiter, würde sich die Erde noch rascher erwärmen. Der CO_2-Fußabdruck der Bevölkerung von Qatar ist heute schon (wie das Pro-Kopf-Einkommen) im weltweiten Vergleich am größten. Das kann und darf nicht so weitergehen.

Bildung: Selbst wenn dann die Versorgung der Bevölkerung nachhaltig gelingen sollte: Wer arbeitet in den Kliniken, repariert die Infrastruktur oder versorgt die Kühe? Zwar sind die Qataris mittlerweile zu nahezu 100 % alphabetisiert, aber deren Bildungsstand reicht um Größenordnungen nicht aus, um die Arbeit der Gastarbeiter-Eliten zu übernehmen.

Die *Gesundheit* der Qataris hat sich trotz (oder wegen?) des immensen Wachstums des Lebensstandards nicht verbessert. Wer versorgt die Kinder im Alter, wenn sie an den chronischen Krankheiten leiden, die ihr Übergewicht verursachen wird?

Fängt man einmal an, wird das Denken unvermeidlich allgemeiner, grundsätzlicher, und es wird immer schwieriger, Schwindelattacken zu vermeiden:

Moral: Am wenigsten »schuld« an alledem sind diejenigen, die es am meisten betrifft: Die lokale Bevölkerung, die Qataris. Das alles kam ja »über sie« und wurde nicht »von ihnen« bewerkstelligt. Kein Mensch kann etwas für den Ort (oder die Zeit) der Welt, auf dem er oder sie geboren wird!

Ethik: Ebenso wenig hat es jemand »in der Hand«, in welche gesellschaftliche Gruppe/Schicht er oder sie hineingeboren wird. Auch die herrschende Klasse war und ist weder Autor noch Regisseur in diesem Stück, sondern eher »Held« im dem Sinne, wie es in jeder Tragödie Helden gibt, denen das Schicksal mitspielt und deren Entscheidungen zwar von guten Absichten getragen sein mögen, aber keineswegs immer gut oder gar richtig sind.

Gerechtigkeit: Wie könnte ein Ausgleich zwischen »Gewinnern« und »Verlierern« überhaupt aussehen? Und wer ist überhaupt in welcher Rolle? Sind die deutschen Exporteure die Gewinner? Oder sind es die Qataris mit SUV und Diabetes oder deren Kinder mit Smartphone, Aufmerksamkeitsstörung und Übergewicht? Oder aber die Ägypter, Libanesen, Inder und viele mehr, die sich über den Qatar-Umweg eine erfolgreiche Existenz in ihrer Heimat aufbauen konnten?

Genug der vielen Gedanken und Fragen – die deutsche Schule in Qatar macht vor, was man in einer solchen Situation tun kann:

Toleranz: Alle verhalten sich gemäß den Regeln des Landes, beachten die Sitten und Gebräuche und respektieren kulturelle Vielfalt.

Respekt: Mit dem begegnet man sich wechselseitig. Sind erst einmal Vorurteile abgebaut, dann merkt jeder, dass der andere auch nur ein Mensch ist, wie alle Menschen: Mütter wollen das Beste für ihre Kinder (sie wissen nur keineswegs immer, was das ist); Lehrer wollen ihren Job gut machen, d.h. sie wollen, dass die Kinder etwas lernen; und Schüler wollen sich an jemandem reiben, zu dem sie zugleich auch aufschauen können. Das war noch nie anders!

Gleichheit und Solidarität: Wenn ein Kind einen Papierschnipsel ostentativ vor einer Reinigungskraft wegwirft (weil klar ist, dass diese für Sauberkeit zuständig ist und bezahlt wird, das Kind sich aber für »etwas Besseres hält«), dann machen deutsche Lehrer das Kind darauf aufmerksam, dass die Reinigungskraft Teil des gesamten Teams ist (sie grüßen diese daher auch täglich und freundlich – als

Mitarbeiter und nicht als Untergebene!) und dass man sich gegenüber dem Team nicht so verhält.

Empathie: Schadenfreude ist out, gegenseitiges Unterstützen ist in.

Schließlich macht das Kunstmuseum deutlich, dass islamische Kunst vor allem eines ist: *Kunst!* Und genau deswegen kann sich niemand – sei er/sie nun Muslim, Christ, Jude, Hindu, Buddhist oder Atheist – deren Auswirkung auf den Betrachter entziehen. Jeder ist fasziniert von den Arabesken, nicht nur die Araber, weswegen man sie – bei genauem Hinsehen – auch überall auf der Welt findet. Denn es gibt allgemeine Gesetze auch für unsere Wahrnehmung der Welt.

Man sollte ein Museum für islamische *Wissenschaft* ins Gespräch bringen! Dann würde deutlich, wie groß der Einfluss der arabischen Welt auf den Rest der Welt war: Gelehrte Muslime in Timbuktu (Mali) erhielten uns das Wissen der antiken Griechen, unsere Zahlen verdanken wir den Arabern, unser (Kopernikanisches) Weltbild auch, denn schon dessen Lehrer Tycho Brahe stützte sich auf arabische astronomische Aufzeichnungen. Man würde schließlich im Hinblick auf die Wissenschaft das Gleiche finden wie in der Kunst: Es gibt keine islamische Wissenschaft, sondern »nur« Wissenschaft. Sie gilt und funktioniert ja gerade deswegen überall, nicht nur auf dem Globus, sondern auch im letzten Winkel des Universums.

Und wenn man sich dann schon über die Allgemeingültigkeit unserer Wahrnehmung und unserer Erkenntnis der Welt verständigt hätte, dann wäre es wahrscheinlich nur noch ein kleiner Schritt für alle Mitdenkenden, das Universale auch in der Erkenntnis unserer selbst, unseres »Erkenntnisapparats« (aber das klingt schon wieder zu »westlich«!) – oder besser: unseres Denkens über uns als *endliche vernunftbegabte Wesen in einer Gemeinschaft* – zu erkennen. Universal gültige Prinzipien für unser aller *Handeln* wären damit in Sicht.

Das Schöne, das Wahre und das Gute wären dann im arabischen Raum nicht anders als anderswo. Und diese Erkenntnis wäre keineswegs uninteressant oder gar langweilig, sondern überaus spannend und fruchtbar!

Epilog

Reisen sind eine Art *Turbo*-hermeneutischer Zirkel: Neue Eindrücke verändern die Aufmerksamkeit und die Perspektive; erste Verständnisversuche scheitern oft; aber die andauernde Konfrontation mit neuer, anderer Lebenspraxis verhindert, dass man aufgibt oder sich zurückzieht. Und so macht man weiter mit neuen Eindrücken, fragt nach, versucht zu verstehen, und versteht vielleicht manchmal ein wenig. Immer weiter, und vielleicht immer schneller dreht sich unser Verstehensprozess im Kreis aus

- neuen Eindrücken und
- daraus resultierenden neuen Perspektiven und
- unseren Versuchen von deren Einordnung in unser übriges – allgemeines – Wissen und Denken.

Beim Reisen in *die Fremde* gelingt dieser Prozess anfangs – definitionsgemäß, wie man sich leicht überlegen kann – zunächst nur schwer: Es knirscht gewaltig im stützenden Gebälk unseres Gedanken-Fachwerks aus (Natur-)Gesetzen und Regeln, Werten und Gewohnheiten – wie man die vielleicht halbe Billiarde Synapsengewichte im frontoparietalen multimodalen Assoziationskortex auch nennen könnte. Anders gesagt: Wenn die Reise funktioniert, dann ändern wir uns. Der »bleibende Eindruck« besteht nur bei oberflächlicher Betrachtung in den Bildern, die uns nach der Heimkehr im Gedächtnis sind; vielmehr hat das Einordnen von Neuem, wie immer, wenn man Ordnung macht, zu einer neuen Ordnung geführt. Man lasse sich durch den Namen (hermeneutischer) *Zirkel* nicht täuschen: Wer ihn durchlaufen hat, ist hinterher weder dort, wo er vorher war, noch ist er genau derselbe, der er vorher war. Von einem Kreis sprechen wir nur deshalb, weil er sich bis an unser Ende immer dreht: manchmal langsamer und – auf Reisen – schneller. Man sollte anmerken, dass die Winkelgeschwindigkeit seiner Drehung (man könnte auch sagen: der Lernfortschritt des Einzelnen) in keinerlei Zusammenhang mit der Reisegeschwindigkeit steht, beides jedoch zuweilen verwechselt wird. Dass sich in jüngerer Zeit eher eine umgekehrte Proportionalität dieses Zusammenhangs entwickelte, hat nicht nur Martin Heidegger (1977, S. 105 ff.) schon vor fast hundert Jahren beklagt. Es ist eine interessante Hypothese, die aufgrund der fehlenden Nachhaltigkeit immer schnellerer und immer weiterer Reisen dringend empirisch geprüft werden sollte.

Literatur

Amnesty International (2015). Qatar: Promising little, delivering less – Qatar and migrant labour abuse ahead of the 2022 Football world cup. 20 May 2015, Index number: MDE 22/1570/2015 https://www.amnesty.org/en/documents/mde22/1570/2015/en/

Anonymus. Geschichte der Süßwasser-Zuchtperle in Asien [einschl. Daten zu Salzwasser-Zuchtperlen]. http://www.miyabi-perlen.com/Süsswasserperlen_Asien

Brockelmann, C, Fischer, A, Heffening, W, Taeschner, F (1935). Die Transliteration der arabischen Schrift in ihrer Anwendung auf die Hauptliteratursprachen der islamischen Welt. Denkschrift dem 19. Internationalen Orientalistenkongress in Rom vorgelegt von der Transkriptionskommission der

Deutschen Morgenländischen Gesellschaft, in Kommission bei F. A. Leipzig: Brockhaus 1935.
Flammini, A, Puri, M, Pluschke, L, Dubois, O (2014). Walking the Nexus Talk: Assessing the Water-Energy-Food Nexus in the Context of the Sustainable Energy for All Initiative. Climate, Energy and Tenure Division (NRC), Food and Agriculture Organization of the United Nations (FAO), Viale delle Terme di Caracalla – 00153 Rome, Italy; http://www.fao.org/3/a-i3959e.pdf.
Handelsblatt (2017). Katar trotzt der Wirtschaftsblockade. Handelsblatt 13. 7. 2017 http://www.handelsblatt.com/politik/international/emirat-am-persischen-golf-katar-trotzt-der-wirtschaftsblockade/20057128-all.html
Heck, G, Wöbcke, M (2017). Arabische Halbinsel. Ostfildern: DuMont.
Heidegger, M (1927). Sein und Zeit. Tübingen: Niemeyer 1927/1977.
Kabaski, K (2013). KulturSchock Kleine Golfstaaten und Oman. Bielefeld: Reise Know-How Verlag Peter Rump.
Ministry of Development Planning and Statistics (2015). Qatar in Figures https://www.mdps.gov.qa/en/stat istics/Statistical%20 Releases/General/QIF/Qatar_in_Figures_MDPS_AE_2015.pdf.
Qatar News (2018). Baladna Farm – Deutsche Holstein-Rinder in Katar. Katar News 8. 1. 2018 http://www.katar-information.de/index.php/category/katarkrise
Qatar Residents' Guide (2016). Dubai, UAE: Explorer ltd.
Snoj, J (2017). Population of Qatar by nationality – 2017 report. Priya DSouza Communications. http://priyadsouza.com/population-of-qatar-by-nationality-in-2017
Spitzer, M (2014). Demografie, Dynamik und Demokratie. In: Rotkäppchen und der Stress. (Ent-)Spannendes aus der Gehirnforschung. Stuttgart: Schattauer; 124–140,
Watson, O (2008). Museum of Islamic Art. München: Prestel.

10 Die Mittelmeerdiät und die Nervenheilkunde

Wenn im Folgenden von Mittelmeerdiät die Rede ist, dann geht es nicht darum, was alle Leute immer essen, die in der Nähe dieses Meeres wohnen. Aber dennoch gibt es merkbare Trends im Hinblick darauf, was in den Mittelmeer-Anrainerstaaten eher mehr gegessen wird als anderswo, und was weniger – wie jeder weiß, der schon einmal in Italien, Spanien oder Griechenland Urlaub gemacht hat. Weil Kreta mitten im Mittelmeer liegt, wird diese Art der Ernährung zuweilen auch als Kreta-Diät bezeichnet. Denn auf dieser Insel bestimmt diese Diät in besonderem Ausmaß den Speiseplan der Menschen. Schon vor mehr als einem halben Jahrhundert hatte die sogenannte Sieben-Länder-Studie des amerikanischen Wissenschaftlers Ancel Keys das erstaunliche Resultat erbracht, dass die Bewohner der Insel besonders gesund sind und länger lebten als beispielsweise die Amerikaner. Insbesondere traten bei ihnen kardiovaskuläre Ereignisse (Herzinfarkte, Schlaganfälle) bis zu 40 Mal seltener auf (Wright 2011). Auch in Griechenland und Süd-Italien hatte man Ähnliches gefunden (Trichopoulou et al. 2003), sodass der Name Kreta-Diät heute eher seltener verwendet wird und stattdessen der Name Mittelmeerdiät gebräuchlich ist.

Falls Sie schon einmal Süd-Europa-Tourist waren, wissen Sie, worum es inhaltlich geht (► Abb. 10-1): Auf Ihrem Teller befanden sich Obst, Gemüse, Salat, Olivenöl, Brot und etwas Käse und daneben stand ein Glas Rotwein. Vielleicht gab es dazu Fisch, oder (eher seltener) Hühnchen und gelegentlich auch mal ein Ei. Nur selten gab es Schweine- oder Rindfleisch und um die Wurst ging es schon gar nicht.

Hülsenfrüchte (Linsen, Erbsen, Bohnen sowie Kichererbsen, Erdnüsse, Sojabohnen) gab es dagegen durchaus, Joghurt, Quark und Kartoffeln auch (Willett et al. 1995).

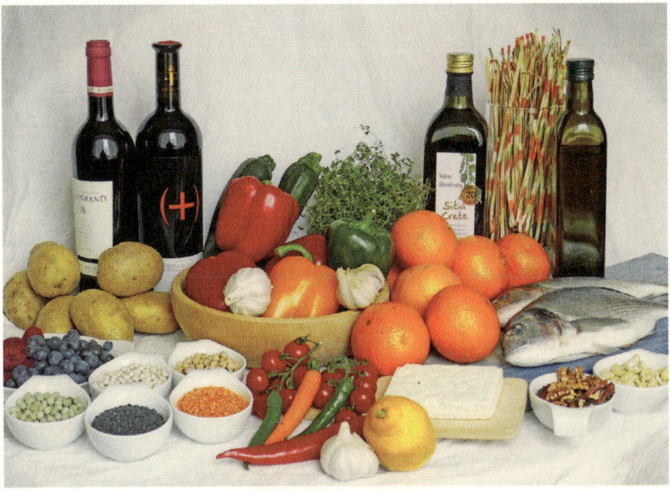

Abb. 10-1 Die Mittelmeerdiät. Dazu gehören u. a. Nüsse, Fisch, Olivenöl, Nudeln, Obst, (Schafs-)Käse, Kräuter, Gemüse (Tomaten Paprika, Zucchini, Gurken), Knoblauch, Zitrusfrüchte, Hülsenfrüchte, Beeren und Rotwein. Foto: © Autor

Was genau ist es eigentlich, das die mediterrane Diät so gesund macht? – Die kurze Antwort lautet: Man weiß es nicht so genau. Die längere Antwort: Es gibt einzelne Komponenten dieser Diät, für die positive Effekte auf die Gesundheit nachgewiesen werden konnten. Zu ihnen zählen die mehrfach ungesättigten Fettsäuren im Fisch und in Nüssen sowie die Vitamine, Spurenelemente, Ballaststoffe und andere bekannte gesunde Bestandteile von vielen Pflanzen. Olivenöl besteht vor allem aus Ölsäure, einer einfach ungesättigten Fettsäure, die den Cholesterinspiegel senkt. Zudem enthält es (wie Rotwein auch) Polyphenole, die antioxidativ, antiinflammatorisch und blutdrucksenkend wirken. Dies wurde *in vitro* und *in vivo* nachgewiesen (für eine sehr detaillierte Übersicht hierzu, vgl. Rigacci & Stefani 2016). Bei 20 Patienten mit metabolischem Syndrom, deren Gen-Expression nach einem Frühstück, das entweder reich oder arm an Olivenöl war, gemessen wurde, fanden sich nahezu hundert Gene, die durch die Phenole im Olivenöl entweder ab- oder angeschaltet wurden und die als molekulare Basis der Wirkung von Olivenöl verstanden werden können[1] (Camargo et al. 2010).

Umgekehrt wurden für Nahrungsmittel, die dezidiert nicht Bestandteil dieser Diät sind, entsprechende negative Effekte gefunden. Dies betrifft das Fleisch und vor allem die Wurst, die mittlerweile ja ganz offiziell von der WHO

---

1 Mit den Worten der Autoren: »Eine Microarray-Analyse identifizierte 98 Gene mit unterschiedlicher Gen-Expression (79 abgeschaltet und 19 angeschaltet) beim Vergleich zwischen der Aufnahme von Olivenöl, das reich an Phenolen war und phenolarmem Olivenöl. Viele dieser Gene scheinen im Zusammenhang mit Adipositas, Fettstoffwechselstörungen und Diabetes Mellitus Typ II zu stehen. Unter ihnen sind viele Gene, die an inflammatorischen Prozessen beteiligt zu sein scheinen, die durch den Transkriptionsfaktor NF-kappaB, activator protein-1 transcription factor complex AP-1, Zytokine, mitogen-activated protein kinases MAPKs oder arachidonic acid pathways vermittelt sind. [...] Diese Studie zeigt, dass die Aufnahme eines auf kaltgepresstem Olivenöl basierenden Frühstücks, das reich an Phenol-Komponenten ist, in der Lage ist, die In-vivo-Expression mehrerer proinflammatorischer Gene zu unterdrücken. Dadurch wird die Aktivität peripherer mononukleärer Blut-Zellen hin zu einem weniger schädlichen Entzündungsprofil verändert. Diese Ergebnisse liefern zumindest teilweise eine molekulare Basis dafür, dass in Mittelmeerländern, wo Olivenöl den Hauptbestandteil des Fetts in der Ernährung ausmacht, ein geringeres Risiko für kardiovaskuläre Erkrankungen beobachtet wird« (Camargo et al. 2010, S. e1, Übers. durch d. Autor).«

als krebserregend eingestuft wurde (Bouvard et al. 2016), wie ein jeder Deutsche im Oktober 2016 in der Presse mit einer Mischung aus Verwunderung und Schrecken zur Kenntnis nehmen musste.

Insgesamt besteht Konsens dahingehend, dass der Effekt der mediterranen Diät über die Summe ihrer Bestandteile hinausgeht. Wer sich gemäß dieser Diät ernährt, hat tatsächlich vergleichsweise bessere Aussichten auf ein langes gesundes Leben, wie immer wieder gezeigt werden konnte, mittlerweile auch in sehr großen Studien.

In einer großen spanischen Studie mit insgesamt 7447 Patienten mit erhöhtem kardiovaskulären Risiko im Alter von 55 bis 80 Jahren wurde untersucht, wie sich zwei unterschiedliche Versionen der mediterranen Diät – eine mit zusätzlich Olivenöl (je Familie ein Liter pro Woche), die zweite mit täglich zusätzlich 30 g Nüssen (Mischung aus Mandeln, Haselnüssen und Walnüssen) – im Vergleich zu einer »normalen«, lediglich fettreduzierten Diät auf die Morbidität und Mortalität auswirken. Dabei waren die Kalorien der beiden mediterranen Diäten nicht reduziert. Die Patienten wurden den Gruppen randomisiert zugeordnet und die Studie war bei der großen Zahl der beteiligten Patienten nur multizentrisch zu realisieren. Als Endpunkte wurden Herzinfarkte, Schlaganfälle und Todesfälle aufgrund solcher Ereignisse registriert. Als man eine erste Analyse der Daten durchführte, nachdem 288 solcher Endpunkte aufgetreten waren, wurde die Studie – nach einem mittleren Follow-up von nur 4,8 Jahren (Median) – abgebrochen! Der Grund: Beide Varianten der mediterranen Diät verminderten kardiovaskuläre Ereignisse um 30 % im Vergleich zu einer fettreduzierten Diät (Estruch et al. 2013).

In einer Meta-Analyse konnte der positive Effekt der mediterranen Diät auf das kardiovaskuläre System bestätigt werden, wenn auch die große Variabilität der Befunde über weitere Studien nachdenken lässt (Liyanage et al. 2016).

Die anti-kanzerogenen Wirkungen von Olivenöl werden seit längerer Zeit in der einschlägigen Literatur diskutiert (Owen et al. 2000). So wundert nicht, dass sich eine mediterrane Diät auch im Hinblick auf verschiedene Krebserkrankungen als günstig auf das Erkrankungs- und Sterberisiko erwies (Kwan et al. 2017; Schwingshackl & Hoffmann 2015, 2016). Sie bewirkt weiterhin eine Gewichtsreduktion (Kwan et al. 2017), eine höhere Knochendichte (Chen et al. 2016) und dazu passend eine Reduktion von Osteoporose-bedingten Frakturen bei älteren Menschen (García-Gavilán et al. 2017). Außerdem wirkt sie günstig auf chronische entzündliche Erkrankungen wie rheumatiode Arthritis (Calder 2008, 2012; hier liegt es am Fisch); wird die Lebensqualität gemessen, so findet man ebenfalls eine Verbesserung durch die Mittelmeerdiät (Veronese et al. 2016) ebenso bei Psoriasis (Barrea et al. 2015; hier scheint es vor allem am Olivenöl und am Fisch zu liegen). Auch entzündliche Darmerkrankungen lassen sich günstig beeinflussen, was u. a. auf mikrobiotische Effekte auf die Darmflora zurückgeführt wird (Tomasello et al. 2016).

So wundert es nicht, dass eine große Beobachtungsstudie an 10 670 Krankenschwestern im Durchschnittsalter von 59 Jahren zu Beginn und nach 15 Jahren Beobachtungszeitraum insgesamt einen klaren Vorteil für eine mediterrane Diät im Hinblick auf gesundes Altern (Samieri et al. 2013) ergab. Auch in einer 2016 erschienenen Übersicht zeigte sich die Gesamt-Mortalität durch diese Diät reduziert (Martinez-Gonzalez & Martin-Calvo 2016).

Weitere Untersuchungen zur mediterranen Diät zeigten gerade in jüngerer Zeit, dass ihre positiven Auswirkungen immer mehr in das Erkenntnisinteresse der Medizin gerieten (►Abb. 10-2) und keineswegs auf die genannten Erkrankungen beschränkt sind. Ganz besonders interessant ist vielmehr, dass für die mediterrane Diät in jüngster Zeit auch positive Auswirkungen auf das Gehirn und seine Funktionen und dementsprechend auch auf neuropsychiatrische Krankheitsbilder gefunden wurden, die vielleicht noch nicht den Bekanntheitsgrad haben, den sie verdienen. Schließlich ist das gesunde Altern nicht nur durch die Aufrechterhaltung körperlicher Funktionen, sondern vor allem auch durch den Grad des Erhalts geistiger Funktionen wesentlich charakterisiert. Und angesichts der beschriebenen positiven Auswirkungen der Mittelmeerdiät auf den Körper lag es nahe, zu untersuchen, ob es auch entsprechende positive Effekte auf Gehirn und Geist gibt.

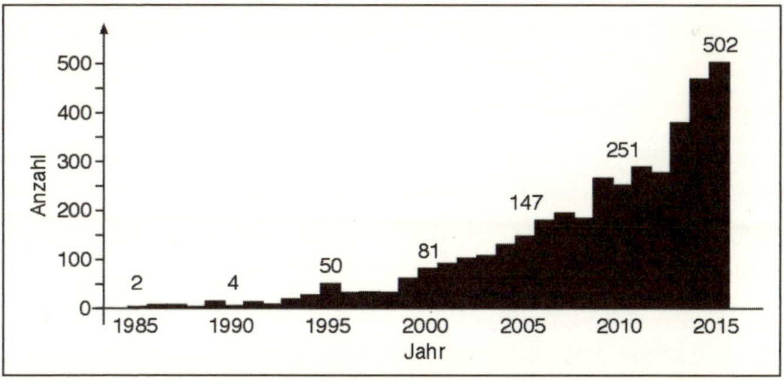

Abb. 10-2 Anzahl der Publikationen zu »Mediterranean Diet« von 1985 bis 2015. In PubMed wird die erste Arbeit zu diesem Stichwort im Jahr 1961 gelistet. Bis heute (11. 2. 2017) sind 4574 Arbeiten gelistet, die meisten zu kardiovaskulären (*cardiovascular disease*: 1699, *hypertension*: 409), metabolischen (*obesity*: 766, *diabetes*: 698: *cholesterol*: 619, *metabolic syndrome*: 311) und malignen (*cancer*: 749) Erkrankungen. Arbeiten zur mediterranen Diät und Erkrankungen aus dem neuropsychiatrischen Bereich liegen mittlerweile in beachtlicher Zahl vor (*cognition*: 142, *brain*: 132, *dementia*: 158, *depression*: 95, *anxiety*: 24, *Parkinson*: 13, *MS*: 12, *ADHD*: 4, *schizophrenia*: 2).

Es gibt sie. Epidemiologische Studien konnten zeigen, dass sich die Mittelmeerdiät positiv auf die geistige Leistungsfähigkeit und verzögernd auf den Beginn neurodegenerativer Erkrankungen auswirken kann. Hierzu liegen mittlerweile mehrere Meta-Analysen bzw. systematische Reviews vor (Canevelli et al. 2016; Cao et al. 2016; Feart et al. 2015; Lourida et al. 2013; Petersson & Philippou 2016).

Schon vor mehr als einem Jahrzehnt erschien eine prospektive Studie mit 2258 nicht dementen Personen aus New York, bei denen die Essgewohnheiten erfragt und dann im Verlauf von im Mittel 4 Jahren (Bereich: 0,2–13,9 Jahre) nach dem Auftreten einer Demenz gefahndet wurde. Dies war bei 262 Personen der Fall. Wie sich zeigte, war das Einhalten einer Mittelmeerdiät mit einer deutlichen und statistisch signifikanten Verminderung des relativen Risikos einer Alzheimer-Demenz korreliert (Scarmeas et al. 2006). Der Effekt war dosisabhängig: Teilte man alle Probanden in drei Gruppen danach ein, wie weit ihre Essgewohnheiten von einer Mittelmeerdiät entfernt sind, lag das relative Risiko in der mittleren Gruppe im Vergleich zu der sich am weitesten von der Mittelmeerdiät entfernt ernährenden Gruppe noch bei 85 % (nicht signifikant). Beim Drittel der Menschen, die sich am besten an die Mittelmeerdiät hielten, reduzierte sich das relative Risiko auf nur noch 60 % ($p = 0{,}007$). Eine große chinesische Studie mit 2892 älteren Menschen (davon 768 mit »mild cognitive impairment«, MCI, und 2124 Gesunden) fand ebenfalls Hinweise auf entsprechende Effekte (Lu et al. 2016).

Eine sehr große in 40 Ländern mit 27 860 Männern und Frauen über 55 Jahren mit erhöhtem Risiko für kardiovaskuläre Ereignisse durchgeführte Studie (Smyth et al. 2015) ging ebenfalls der Frage nach dem Zusammenhang von Diät und kognitiver Leistungsfähigkeit (gemessen mit dem Mini Mental State Examination, MMSE) nach. Während des 56-monatigen Follow-Up trat bei 4699 Probanden eine messbare Verminderung der kognitiven Leistungsfähigkeit (»cognitive decline«) auf.

Die Nahrungsgewohnheiten aller Teilnehmer wurden erfasst, indem man ganz konkret nach der Häufigkeit des Essens bestimmter Nahrungsmittel (Obst, Gemüse, Nüsse, Soja-Eiweiß, Vollkorn-Produkte, frittierte Speisen, Verhältnis von Fisch zu Fleisch und Eiern sowie Alkohol) gefragt hatte. Daraus wurde ein Score gebildet, der umso höher liegt, je mehr gesunde Nahrung (Obst, Gemüse, Nüsse etc.) gegessen wurde. Teilte man dann alle Teilnehmer nach der Qualität ihrer Diät in fünf gleich große Gruppen (Quintile) ein, so zeigte ein Vergleich der Gruppen 2 bis 5 (jeweils immer gesündere Diät) mit der Gruppe 1 (ungesündeste Diät) eine dosisabhängige Verminderung des relativen Risikos, dass sich die kognitive Leistungsfähigkeit verschlechtert (▸ Abb. 10-3).

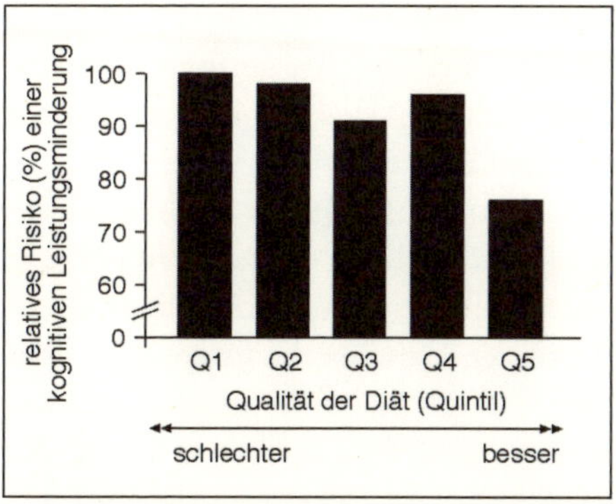

Abb. 10-3 Relatives Risiko (im Vergleich zum Quintil 1) der Verminderung der kognitiven Leistungsfähigkeit in Abhängigkeit von der Qualität der Diät (nach Daten aus Smyth et al. 2015, S. 2261; die Abnahme bei Quintil 5 ist signifikant).

Die neueste Arbeit zum Thema (Stand: 9.2.17) erschien im Fachblatt *Neurology* (Luciano et al. 2017). Im schottischen Edinburgh ist sowohl das »Scottish Imaging Network, A Platform for Scientific Excellence«, auch kurz SINAPSE genannt, beheimatet, als auch die »Lothian Birth Cohort«, eine Gruppe von 1091 Personen, die alle im Jahr 1936 geboren wurden, mit 11 Jahren verschiedene Tests zu ihrer geistigen Leistungsfähigkeit absolvierten und bis heute nachverfolgt werden. Da lag es nahe, sich zusammenzutun, die mittlerweile nicht mehr ganz jungen Probanden im Alter von 70 Jahren erneut zu untersuchen, sie nach ihren Ernährungsgewohnheiten zu fragen und sie später im Abstand von drei Jahren (im Alter von 73 und 76 Jahren) in den Magnetresonanztomographen (MRT) zu legen, um das Gehirn strukturell zu untersuchen.

Diese longitudinalen strukturellen Daten zum Gehirnvolumen (N = 401) und zum Volumen der grauen Substanz (N = 398) sowie zur Dicke des Cortex (N = 323) ergaben für das gesamte Gehirnvolumen eine Abhängigkeit von dessen Reduktion über die Zeit von der Diät: Je eher eine mediterrane Diät befolgt wurde, desto geringer war die altersbedingte Atrophie des Gehirns, wobei der Effekt 0,5 % der Varianz erklärte und damit etwa halb so groß ist wie der Effekt des Alterns selbst. Da der Zeitraum zwischen den beiden Messungen nicht besonders groß war (3 Jahre), und der ebenfalls gemessene APOE-epsilon-4-Status (als Risikofaktor für Alzheimerbedingte Atrophie) in der Gruppe mit guter Adhärenz zur mediterranen Diät vergleichsweise höher war, sind die Ergebnisse der Studie bemerkenswert – schwächt doch beides den Effekt ab.

Die Frage nach dem Mechanismus oder nach besonders wirksamen einzelnen Bestandteilen der Diät bei Demenzprozessen wird bislang nur von wenigen Autoren angegangen. Eine recht neue Meta-Analyse hierzu ergab für ungesättigte Fettsäuren (RR: 0,84; p = 0,006), Antioxidantien (RR: 0,87; p = 0,026) und Vitamin B (RR: 0,72; p = 0,026) als Bestandteile der Mittelmeerdiät jeweils einzeln signifikante positive Effekte. Wegen größerer Streuungen gab es nicht signifikante positive Effekte auch für Fisch (RR: 0,79; p = 0,113), Obst und Gemüse (RR: 0,46; p = 0,149) und Alkohol (RR: 0,74; p = 0,056). Signifikante negative Effekte fanden sich für Aluminium (RR: 2,24; p < 0,001), Rauchen (RR: 1,43; p = 0,001) sowie für Vitamin-D-Mangel (RR: 1,52; p = 0,002). Der Effekt der gesamten Diät war in dieser Analyse mit einer Verminderung des relativen Risikos (RR) auf 0,69 (p < 0,001) wesentlich deutlicher ausgeprägt (Cao et al. 2016).

Eine weitere neue Übersicht, die auf 32 Studien (davon 5 RCTs und 27 Beobachtungsstudien) beruht, ging der Frage nach dem Zusammenhang zwischen Mittelmeerdiät, kognitiver Leistungsfähigkeit, vermindertem kognitivem Leistungsverlust im Alter sowie vermindertem Risiko für Demenz allgemein und Alzheimer-Demenz nach (Petersson & Philippou 2016). Die Mehrheit der Studien zeigte einen solchen positiven Effekt, drei Studien fanden keinen Zusammenhang zwischen Mittelmeerdiät und Alzheimer-Demenz, drei weitere fanden keinen Zusammenhang zwischen Mittelmeerdiät und kognitivem Leistungsverlust im Alter und fünf Studien fanden keinen Zusammenhang zwischen Mittelmeerdiät und kognitiver Leistungsfähigkeit.

Zusammenfassend kann man im Hinblick auf das Thema Demenz und Mittelmeerdiät festhalten, dass es beträchtliche Hinweise für einen protektiven Effekt gibt, wenn es auch noch sehr viel aufzuklären gibt und vieles noch kontrovers diskutiert wird (vgl. z.B. Canevelli et al. 2016).

Auch Hyperaktivität und Störungen der Aufmerksamkeit (»attention deficit hyperactivity disorder«, ADHD) wurden mit diätetischen Problemen in Verbindung gebracht. So kann man vermuten, dass der übermäßige Konsum von Zucker Kinder ablenkbarer und unruhiger macht, insbesondere im Verein mit den hochkalorischen gesättigten Fetten in vielen Snacks. Im Rahmen einer eigenen placebokontrollierten, randomisierten Doppelblindstudie konnten wir zeigen, dass Fischöl die Aufmerksamkeitsfunktion von Kindern und Jugendlichen verbessern kann (Widenhorn-Müller et al. 2014).

Erst kürzlich wurde die erste kontrollierte Studie zum Einfluss der Mittelmeerdiät auf die Symptome der ADHD im Fachblatt *Pediatrics* von einer spanischen Autorengruppe publiziert (Ríos-Hernández et al. 2017). Insgesamt 120 Kinder und Jugendliche (60 mit ADHD und 60 geschlechts- und altersparallelisierte Kontrollen) wurden in die Studie aufgenommen, die explizit der Hypothese nachging, dass »eine geringe Adhärenz zur mediterranen Diät mit einer Steigerung der ADHD-Diagnosen verbunden ist« (Ríos-Hernández et al. 2017, S. 1, Übers. durch d. Autor).

Nach den Ergebnissen der Studie war das Nicht-Einhalten einer Mittelmeerdiät mit einer signifikanten Steigerung des relativen Risikos der Diagnose ADHD verknüpft (RR: 2,8), auch nach statistischer Berücksichtigung möglicher konfundierender Variablen. Im Einzelnen waren ein geringer Konsum von Obst, Gemüse, Nudeln und Reis jeweils signifikant ($p < 0{,}05$) mit dem Auftreten von ADHD verknüpft, ebenso das Auslassen des Frühstücks und das Essen von Hamburgern (fast food). Ein hoher Konsum von Zucker, Bonbons, Cola und Limonade ($p < 0{,}01$) sowie ein geringer Konsum von öligem Fisch ($p < 0{,}05$) waren ebenfalls mit einer höheren Prävalenz der ADHD-Diagnose assoziiert. Insgesamt zeigte die Studie klare Hinweise auf die Bedeutung der Diät für das Entstehen von Hyperaktivität und Aufmerksamkeitsstörungen[2].

Der Zusammenhang zwischen Ernährung und Depression war erst kürzlich Thema eines Artikels im *Nervenarzt* (Libuda et al. 2016). Systematische Übersichten zu Beobachtungsstudien fanden zunächst keinen Effekt (Quirk et al. 2013). Bei alleiniger Betrachtung der Mittelmeerdiät hingegen zeigte sich durchaus ein – wenn auch geringer – Effekt (Rahe et al. 2014). Dieser konnte auch in einer Interventionsstudie bei Patienten mit Diabetes mellitus Typ II mit Mittelmeerdiät plus Nüssen (siehe oben) statistisch abgesichert werden (Sánchez-Villegas et al. 2013).

Wahrscheinlich ist der Effekt vor allem auf den Fisch mit seinen mehrfach ungesättigten (Omega-3-)Fettsäuren zurückzuführen, wie schon vor mehr als einem Jahrzehnt zwei israelische placebokontrollierte randomisierte Studien nahelegten (Nemets et al. 2002, 2006). Mittlerweile liegt eine große Zusammenschau von 35 RCTs mit insgesamt 6665 Patienten, die Omega-3-Fettsäuren erhielten und 4373 Patienten, die Placebo erhielten, vor (Hallahan et al. 2016). Aus ihr geht hervor, dass die Wirksamkeit mit großer Wahrscheinlichkeit auf Eicosapentaensäure (EPA) und nicht auf Docosahexaensäure (DHA) zurückzuführen ist. Eine Doppelblindstudie zum Vergleich der beiden Substan-

---

2 »Wir fanden einen positiven Zusammenhang zwischen einer weniger strengen Adhärenz zur Mittelmeerdiät und ADHS-Diagnosen. Diese Ergebnisse deuten darauf hin, dass gewisse Ernährungsgewohnheiten eine Rolle bei der Entwicklung der ADHS spielen.« »Unsere Daten stützen die These, dass nicht nur ›spezifische Nährstoffe‹, sondern auch die ›gesamte Diät‹ bei ADHS berücksichtigt werden sollten« (Ríos-Hernández et al. 2017, S. 1 & 7).

zen bei Depression (MDD) ergab allerdings keinen Effekt bei beiden und damit nicht den erwarteten Unterschied (Mischoulon et al. 2015).

Zur Prävention depressiver Episoden erwies sich EPA ebenfalls nicht als wirksam. In einer randomisierten placebokontrollierten Studie an 100 depressiven HIV-Patienten erwiesen sich Omega-3-Fettsäuren allerdings wiederum als wirksam (Ravi et al. 2016), und auch bei depressiven Parkinson-Patienten zeigten sie einen positiven Effekt. Bei MS-Patienten mit depressivem Syndrom hingegen zeigten Omega-3-Fettsäuren keinen therapeutischen Effekt (Shinto et al. 2016).

Insgesamt ist die Datenlage zu den Auswirkungen der Mittelmeerdiät auf Erkrankungen aus dem Bereich der Nervenheilkunde also noch lange nicht so gut wie bei Koronarer Herzkrankheit oder Krebs, andererseits sind die Daten durchaus interessant und fordern weitere Studien. Vor allem aufgrund der Tatsache, dass die Menschen aus den unteren sozialen Schichten in westlichen Industrieländern dazu neigen, ungesund zu essen und daher sogar Mangelerscheinungen aufweisen, erscheint der Hinweis auf eine gesunde (Mittelmeer-)Diät mit viel Obst und Gemüse, Fisch, Hülsenfrüchten und Nüssen, Olivenöl und (dazu, also beim Essen) einem Glas Wein bei vielen Patienten durchaus angezeigt. Nicht umsonst umgeben im Symbol der Weltgesundheitsorganisation WHO zwei Olivenzweige den Äskulap-Stab und die Weltkugel!

Nachdenklich bis traurig stimmen in diesem Zusammenhang die Erkenntnisse aus einer neuen Studie (Foscolou et al. 2017), dass die Mittelmeerdiät genau dort immer weniger gegessen wird, wo sie herkommt: am Mittelmeer! Nachdem aufgrund der Finanzkrise in vielen Mittelmeer-Anrainerstaaten wirtschaftliche Schwierigkeiten aufgetreten waren, wurden die Daten einer großen Studie zum Lebensstil und den Lebensgewohnheiten von Menschen auf 20 Mittelmeerinseln nochmals ausgewertet.

Im Rahmen der multinationalen MEDIS-Studie (für MEDiterranean ISlands) waren insgesamt 2749 Probanden (die Hälfte männlich) im mittleren Alter von 74 Jahren rekrutiert und untersucht worden. Die Krise fiel also mitten in den Beobachtungszeitraum, und so war es möglich, die Daten zur Diät und anderen Lebensgewohnheiten bei den vor 2009 und nach 2009 rekrutierten Probanden getrennt und vergleichend auszuwerten.

Es zeigte sich dabei eine eindeutige Verschlechterung der Lage der älteren Menschen durch die Finanzkrise: Im Vergleich zum Zeitraum davor waren die nach 2009 in die Studie aufgenommenen Personen eher einsam (Anzahl der Freunde vorher 10 ± 13, nachher 5 ± 5; $p < 0{,}001$) und depressiv (mittelschwer bis schwer depressiv vorher 4 %, nachher 30 %; $p < 0{,}001$), sie rauchten mit höherer Wahrscheinlichkeit (vorher 14 %, nachher 17 %; $p < 0{,}02$) und sie aßen vor allem deutlich ungesünder (die Adhärenz zur Mittelmeerdiät lag vorher bei 86 %, nachher bei 64 %; $p < 0{,}001$). Die Effekte waren dabei unabhängig von Alter, Geschlecht, klinischen Symptomen und sozioökonomischem Status der Personen.

Gesundes Essen kostet Geld, und gerade Menschen mit weniger Geld im Portemonnaie sind besonders anfällig gegenüber teuren Nahrungsmitteln: Wer 30 % seines Gehalts für Nahrung ausgibt, ist durch eine Erhöhung der Lebensmittelpreise dreifach so stark betroffen wie jemand, der 10 % seines Gehalts dafür ausgibt – und nicht etwa nur »um 20 % betroffener«! Wenn also am 7.2.2017 die Bild-Zeitung über sehr schlechtes Wetter in Süd-Europa und die dadurch verursachten Verdoppelungen bis Verdreifachungen der Obst- und Gemüse-Preise berichtet, sind das keine guten Nachrichten für die Gesundheit der einfacheren Leute. Eine Mittelmeerdiät sollte sich jeder leisten können, denn Prävention ist allemal billiger als teure Reparaturen – bei Körper und Geist!

Literatur

Barrea, L, Balato, N, Di Somma, C, et al. (2015). Nutrition and psoriasis: is there any association between the severity of the disease and adherence to the Mediterranean diet? J Transl Med; 13: 18.

Bouvard, V, Loomis, D, Guyton, KZ, et al. (2016). Carcinogenicity of consumption of red and processed meat. Lancet Oncol; 16: 1599–1600.

Calder, PC (2008). PUFA, inflammatory processes and rheumatoid arthritis. Proc Nutr Soc; 67: 409–418.

Calder, PC (2012). Omega-3 polyunsaturated fatty acids and inflammatory processes: nutrition or pharmacology? Br J Clin Pharmacol; 75: 645–662.

Camargo, A, Ruano, J, Fernandez, JM, et al. (2010). Gene expression changes in mononuclear cells in patients with metabolic syndrome after acute intake of phenol-rich virgin olive oil. BMC Genomics; 11: 253.

Canevelli, M, Lucchini, F, Quarata, F, et al. (2016). Nutrition and dementia: evidence for preventive approaches? Nutrients; 8: 144.

Cao, L, Tan, L, Wang, HF, et al. (2016). Dietary patterns and risk of dementia: a systematic review and metaanalysis of cohort studies. Mol Neurobiol; 53: 6144–6154.

Chen, GD, Dong, XW, Zhu, YY, et al. (2016). Adherence to the Mediterranean diet is associated with a higher BMD in middle-aged and elderly Chinese. Sci Rep; 6: 25662.

Da Silva, TM, Munhoz, RP, Alvarez, C, et al. (2008). Depression in Parkinson's disease: a double-blind, randomized, placebo-controlled pilot study of omega-3 fatty-acid supplementation. J Affect Disord; 111: 351–359.

Estruch, R, Ros, E, Salas-Salvadó, J, et al. (2013). Primary prevention of cardiovascular disease with a Mediterranean diet. N Engl J Med; 368: 1279–1290.

Feart, C, Samieri, C, Barberger-Gateau, P (2015). Mediterranean diet and cognitive health: An update of available knowledge. Curr Opin Clin Nutr Metab Care; 18: 51–62.
Foscolou, A, Tyrovolas, S, Soulis, G, et al. (2017). The impact of the financial crisis on lifestyle health determinants among older adults living in the Mediterranean region: the multinational MEDIS study (2005–2015). J Prev Med Public Health; 50: 1–9.
García-Gavilán, JF, Bulló, M, Canudas, S, et al. (2017). Extra virgin olive oil consumption reduces the risk of osteoporotic fractures in the PREDIMED trial. Clin Nutr; doi: 10.1016/j.clnu.2016.12.030 (epub ahead of print).
Hallahan, B, Ryan, T, Hibbeln, JR, et al. (2016). Efficacy of omega-3 highly unsaturated fatty acids in the treatment of depression. Br J Psychiatry; 209: 192–201.
Kwan, HY, Chao, X, Su, T, et al. (2017). The anticancer and antiobesity effects of Mediterranean diet. Crit Rev Food Sci Nutr; 57: 82–94.
Libuda, L, Antel, J, Hebebrand, J, Föcker, M (2017). Ernährung und psychische Erkrankungen. Schwerpunkt depressive Störungen. Nervenarzt; 88: 87–101.
Liyanage, T, Ninomiya, T, Wang, A, et al. (2016). Effects of the mediterranean diet on cardiovascular outcomes – A systematic review and meta-analysis. PLoS ONE; 11: e0159252.
Lourida, I, Soni, M, Thompson-Coon, J, et al. (2013). Mediterranean diet, cognitive function, and dementia: a systematic review. Epidemiology; 24: 479–489.
Lu, Y, An, Y, Guo, J, et al. (2016). Dietary intake of nutrients and lifestyle affect the risk of mild cognitive impairment in the Chinese elderly population: a cross-sectional study. Front Behav Neurosci; 10: 229.
Luciano, M, Corley, J, Cox, SR, et al. (2017). Mediterranean-type diet and brain structural change from 73 to 76 years in a Scottish cohort. Neurology; 88: 449–455.
Martinez-Gonzalez, MA, Martin-Calvo, N (2016). Mediterranean diet and life expectancy; beyond olive oil, fruits, and vegetables. Curr Opin Clin Nutr Metab Care; 19: 401–407.
Mischoulon, D, Nierenberg, AA, Schettler, PJ, et al. (2015). A double-blind, randomized controlled clinical trial comparing eicosapentaenoic acid versus docosahexaenoic acid for depression. J Clin Psychiatry; 76: 54–61.

Nemets, B, Stahl, Z, Belmaker, RH (2002). Addition of omega-3 fatty acid to maintenance medication treatment for recurrent unipolar depressive disorder. Am J Psychiatry; 159: 477–479.
Nemets, H, Nemets, B, Apter, A, et al. (2006). Omega-3 treatment of childhood depression: a controlled, double-blind pilot study. Am J Psychiatry; 163: 1098–1100.
Owen, RW, Giacosa, A, Hull, WE, et al. (2000). The antioxidant/anticancer potential of phenolic compounds isolated from olive oil. Eur J Cancer; 36: 1235–1247.
Petersson, SD, Philippou, E (2016). Mediterranean diet, cognitive function, and dementia: A systematic review of the evidence. Adv Nutr; 7: 889–904.
Psaltopoulou, T, Sergentanis, TN, Panagiotakos, DB, et al. (2013). Mediterranean diet, stroke, cognitive impairment, and depression: a meta-analysis. Ann Neurol; 74: 580–591.
Quirk, SE, Williams, LJ, O'Neil, A, et al. (2013). The association between diet quality, dietary patterns and depression in adults: a systematic review. BMC Psychiatry; 13: 175.
Rahe, C, Unrath, M, Berger, K (2014). Dietary patterns and the risk of depression in adults: a systematic review of observational studies. Eur J Nutr; 53: 997–1013.
Ravi, S, Khalili, H, Abbasian, L, et al. (2016). Effect of omega-3 fatty acids on depressive symptoms in HIV-positive individuals: a randomized, placebo-controlled clinical trial. Ann Pharmacother; 50: 797–807.
Rigacci, S, Stefani, M (2016). Nutraceutical properties of olive oil polyphenols. An itinerary from cultured cells through animal models to humans. Int J Mol Sci; 17: E843.
Ríos-Hernández, A, Alda, JA, Farran-Codina, A, et al. (2017). The Mediterranean diet and ADHD in children and adolescents. Pediatrics; 139: e20162027.
Samieri, C, Sun, Q, Townsend, MK, et al. (2013). The Mediterranean diet and ADHD in children and adolescents. The association between dietary patterns at midlife and health in aging: An observational study. Ann Intern Med; 159: 584–591.
Sánchez-Villegas, A, Martínez-González, MA, Estruch, R, et al. (2013). Mediterranean dietary pattern and depression: the PREDIMED randomized trial. BMC Med; 11: 208.
Scarmeas, N, Stern, Y, Tang, MX, et al. (2006). Mediterranean diet and risk for Alzheimer's disease. Ann Neurol; 59: 912–921.

Schwingshackl, L, Hoffmann, G (2015). Adherence to Mediterranean diet and risk of cancer: an updated systematic review and metaanalysis of observational studies. Cancer Med; 4: 1933–1947.

Schwingshackl, L, Hoffmann, G (2016). Does a Mediterranean-type diet reduce cancer risk? Curr Nutr Rep; 5: 9–17.

Shinto, L, Marracci, G, Mohr, DC, et al. (2016). Omega-3 fatty acids for depression in multiple sclerosis: a randomized pilot study. PLoS One; 11: e0147195.

Smyth, A, Dehghan, M, O'Donnell, M, et al. (2015). Healthy eating and reduced risk of cognitive decline: A cohort from 40 countries. Neurology; 84: 2258–2265.

Tomasello, G, Mazzola, M, Leone, A, et al. (2016). Nutrition, oxidative stress and intestinal dysbiosis: Influence of diet on gut microbiota in inflammatory bowel diseases. Biomed Pap Med Fac Univ Palacky Olomouc Czech Repub; 160: 461–466.

Trichopoulou, A, Costacou, T, Bamia, C, Trichopoulos, D (2003). Adherence to a Mediterranean diet and survival in a Greek population. N Engl J Med; 348: 2599–2608.

Veronese, N, Stubbs, B, Noale, M, et al. (2016). Adherence to the Mediterranean diet is associated with better quality of life: data from the Osteoarthritis Initiative. Am J Clin Nutr; 104: 1403–1409.

Widenhorn-Müller, K, Schwanda, S, Scholz, E, et al. (2014). Effect of supplementation with long-chain omega-3 polyunsaturated fatty acids on behavior and cognition in children with attention deficit/hyperactivity disorder (ADHD): A randomized placebo-controlled intervention trial. Prostaglandins Leukot Essent Fatty Acids; 91: 49–60.

Willett, WC, Sacks, F, Trichopoulou, A, et al. (1995). Mediterranean diet pyramid: a cultural model for healthy eating. Am J Clin Nutr; 61 (Suppl): 1402S–1406S.

Wright, CM (2011). Biographical notes on Ancel Keys and Salim Yusuf: Origins and significance of the seven countries study and the INTERHEART study. J Clin Lipidol; 5: 434–440.

Wu, L, Sun, D (2017). Adherence to Mediterranean diet and risk of developing cognitive disorders: An updated systematic review and meta-analysis of prospective cohort studies. Sci Rep; 7: 41317.

11 Die Paläo-Diät

… ist auch nicht mehr das, was sie einmal war

Was wir essen und trinken sollen, treibt den Autor seit Jahrzehnten um (Spitzer 2001). Und so wissen aufmerksame Leser bereits, dass früher manches besser war (Spitzer 2017a) und dass selbst die Mittelmeerdiät gerade am Mittelmeer nicht mehr befolgt wird (►Kap. 10). Und sie wissen auch, dass beim Übergang vom Jäger und Sammler zum Bauern in der Diät des Menschen etwas schief lief, sodass die Menschen ungesünder lebten, kränker waren und früher starben (Spitzer 2016).

Daher gibt es Bestrebungen, sich beim Essen doch wieder an dem zu orientieren, was die Menschen in der Altsteinzeit – also etwa 200 000 bis 20 000 Jahre vor der Jetztzeit – zu sich nahmen. Man spricht in diesem Zusammenhang auch von der Steinzeiternährung oder der Paläo-Diät (und weil das Ganze aus den USA kommt und es dort kein »ä« gibt, schreibt man das hierzulande oft – falsch – »Paleo-Diät«).

In der Altsteinzeit lebten unsere Vorfahren wie auch mittlerweile ausgestorbene Nebenlinien *(Homo neanderthalensis, Homo floresiensis, Homo denisovan)* als Jäger und Sammler. Der Grundgedanke der Paläo-Diät ist einfach der, dass jedes Lebewesen durch die Evolution an bestimmte Gegebenheiten der Umwelt angepasst ist und dass wir Menschen daher an die Nahrung angepasst sind, die unsere Vorfahren während der Altsteinzeit aßen.

Daraus leitete der Amerikaner Walter L. Voegtlin schon 1975 in seinem Buch *The Stone Age Diet* ab, dass man kein Brot und viel Fleisch essen sollte (Voegtlin 1975). Zu meiden seien ferner Milchprodukte, denn Milchwirtschaft gab es erst mit dem Aufkommen von Ackerbau und Viehzucht. Dies kann man noch heute an der globalen Verteilung von Milchzuckerunverträglichkeit (Laktoseintoleranz) ablesen: Bei Säugetieren werden nun einmal die Nachkommen zunächst mit Muttermilch ernährt, und wer in der Kindheit schon Milchzucker nicht vertrug, gehört nicht zu unseren Vorfahren. Dennoch hatten – von ein paar Spontanmutanten abgesehen – fast alle unsere Vorfahren als Erwachsene die »Krankheit« Laktoseintoleranz, denn unter evolutionärem Blickwinkel macht es Sinn, die Produktion eines Enzyms einzustellen (das spart Energie), wenn man es nicht mehr braucht. Erst mit dem Aufkommen von Viehzucht und Milchwirtschaft waren die »Spontanmutationen« vorteilhaft, die dazu führen, dass die Produktion des Milchverdauungsenzyms Laktase nach der Kindheit nicht eingestellt wird. Deshalb kann man bis heute zweierlei beobachten: Je früher in einer bestimmten Region der Welt die Viehzucht aufkam, desto geringer ist der Anteil der Menschen mit Laktoseintoleranz (Beja-Pereira et al. 2003) – sie hatten mehr Zeit zur Anpassung. Und zweitens ist es bei der Laktoseintoleranz umgekehrt wie bei anderen Erbkrankheiten: Im »Normalfall« gibt es einen »gesunden« Genotyp und viele unterschiedliche mit »Krankheit« verbundene Mutationen. Bei der Laktoseintoleranz haben die »Kranken« alle den gleichen Genotyp, während die »Gesunden« genetisch unterschiedlich sind.

Zurück zur Paläo-Diät: Selbstverständlich verboten sind alle industriell verarbeiteten Nahrungsmittel wie Zucker, alkoholische Getränke oder Lebensmittel, die erst durch aufwendige technische Verarbeitung genießbar werden. Von Fertignahrung oder Tiefkühl-Fertiggerichten einmal gar nicht zu reden. Insekten, Larven und Würmer waren dagegen eine gute Quelle von hochwertigem Eiweiß und mit Sicherheit Bestandteil der Ernährung der steinzeitlichen Jäger und Sammler, denn bei Völkern, die heute noch unter Steinzeitbedingungen leben, findet man sie ganz selbstverständlich auf dem Speiseplan, der natürlich auch vegetarische Kost enthielt.

»Das Hauptproblem bei der Frage nach der Verwendung von Pflanzen in der Zeit vor dem Ackerbau ist das Fehlen von direkten Nachweisen«, bemerken Hardy und Mitarbeiter (2016, S. 623, Übers. durch d. Autor) hierzu kurz und treffend. Es wurden also durchaus Pflanzen gegessen – aber welche? Und war das nur gelegentlich oder waren Pflanzen Hauptbestandteil der Steinzeitnahrung?

»Wenn viele Pflanzen gegessen worden wären, dann hätte man sie ja längst gefunden«, werden die viel fleischessenden Vertreter der Paläo-Diät entgegnen. Dabei stimmt die Schlussfolgerung nicht, wie das folgende Beispiel zeigt: Die ältesten Funde von Holzflöten sind etwa 8000 Jahre alt, die ältesten Knochenflöten hingegen mehr als 35 000 Jahre alt. Daraus kann man nicht folgern, dass die Menschen zuerst auf Knochen- und dann auf Holzflöten musiziert haben. Vielmehr verrottet Holz einfach schneller (dauert »nur« Jahrtausende), wohingegen sich Knochen mitunter sehr lange hält (man denke nur an die Skelette der Saurier, von denen die »jüngsten« 60 Millionen Jahre alt sind).

Bekanntermaßen haben wir heutigen Menschen und der Neandertaler, der vor etwa 30 000 bis 40 000 Jahren ausstarb (Higham et al. 2014), einen gemeinsamen Vorfahren, der vor etwa 400 000 Jahren lebte (Green et al. 2010); danach spalteten sich die Neandertaler von unseren Vorfahren ab und bildeten eine eigene Subspezies (Unterart). Später kam es dann zudem zur erneuten Durchmischung der Gene, als sich unsere Vorfahren vor etwa

47 000 bis 65 000 Jahren irgendwo im vorderen Orient mit Neandertalern paarten (Sankararaman et al. 2012), nachdem sie Afrika verlassen hatten. Neandertaler-Gene kommen daher auch in uns heutigen Menschen vor, nicht jedoch bei Menschen (süd-)afrikanischer Abstammung, bei denen man keine Neandertaler findet. Nach den vorliegenden Daten kam es immer wieder zu genetischen Durchmischungen zwischen Vertretern der Nebenlinien und unseren direkten Vorfahren (Fu et al. 2015).

Haben unsere Vorfahren das gleiche gegessen wie die Neandertaler? Und wenn nein, wessen Diät meinen wir dann, wenn wir von Paläo-Diät sprechen? – Die Diät der Menschen in der Steinzeit war wie auch die der heutigen Menschen u. a. davon abhängig, was es in ihrem Umfeld an Nahrung gab. Rekonstruktionen der Erdtemperatur über den Zeitraum der Altsteinzeit hinweg zeigen zudem ausgeprägte Schwankungen im östlichen Mittelmeerraum von ± 5 °C um die mittlere Temperatur von etwa 10 °C.

Dachte man noch vor wenigen Jahren, dass der Neandertaler vor allem Fleisch als Proteinquelle konsumiert hat, da er sich auf der Spitze der Nahrungspyramide befand, wie Studien zu den Isotopen im Knochenkollagen nahelegten (Bocherens et al. 2005; Richards & Trinkaus 2009), so ist man sich heute diesbezüglich gar nicht mehr so sicher. So wurde vermutet, dass die Messergebnisse auch durch den Konsum von beispielsweise Pilzen zustande kommen konnten (O'Regan et al. 2016). Da Pilze viel Protein enthalten, in getrockneter Form über das ganze Jahr verzehrt werden können und nahezu überall vorkommen, ist es wahrscheinlich, dass sie ein wesentlicher Bestandteil der Steinzeit-Diät waren. Allerdings halten sich Pilze nicht lange im Erdreich, d. h., man findet sie oder entsprechende Abfälle bei Ausgrabungen nicht.

Man hat weiterhin den Abrieb (»macrowear«) bei Zähnen von heute noch unter Steinzeitbedingungen als Jäger und Sammler lebenden bzw. kürzlich verstorbenen Menschen, deren Diät jeweils bekannt war, verglichen. Weil sich der Zahnabrieb über die nahezu gesamte Lebensspanne eines Menschen erstreckt, hat man damit ein Maß für die Art und vor allem Festigkeit der gekauten Nahrung. Schaut man sich beispielsweise den Abrieb von Zähnen an, so lässt sich feststellen, ob vor allem Getreide (hoher Abrieb) oder Fleisch (niedriger Abrieb) gegessen wurde, unabhängig von der untersuchten Unterart (Fiorenza et al. 2011).

Eine neuere Studie zu sehr feinen Abschleifprozessen an Zähnen durch die Nahrung (»microwear«) ergab, dass sich die Diät der Neandertaler nach den Umgebungsbedingungen (Warm- und Eiszeiten) änderte: War es wärmer und bewaldet, wurden mehr Nüsse, Samen und andere härtere Nahrung gegessen, wohingegen das Leben in der kalten Steppe während der Eiszeiten vor allem mit (dem weniger abschleifend wirkenden) Fleischkonsum einherging. »Da wo die Lebensbedingungen von Wald geprägt wurden, intensivierten sie [die Neandertaler] die Verwertung von harten, abschleifenden Nahrungsmitteln; wohingegen sie offensichtlich das Gegenteil taten, wenn die Bedingungen durch offene Flächen bestimmt wurden. [...] bewaldete Gegenden, insbesondere die mediterranen Wälder, fördern eine sehr viel größere Vielfalt an verschiedenen Nahrungsmitteln verglichen mit den Lebensräumen der offenen Steppe, die in den meisten Teilen Europas vorherrschten, speziell in den kalten Abschnitten des Pleistozäns. [...] eine höhere Abhängigkeit von Fleisch (welches alleine ggf. keine Abschleifungen an den Oberflächen okklusaler Backenzähne verursacht), was zu einer allgemeinen Einschränkung ihres Ernährungsspektrums führte«, schreibt ein deutsch-amerikanisches Autorenteam in der Diskussion ihrer Ergebnisse (El Zaatari et al. 2016, S. 11 f., Übers. durch d. Autor).

Paläo-Diät-Freunde, aufgemerkt: Die Neandertaler aßen viel Fleisch, wenn es ihnen schlecht ging; ging es ihnen dagegen gut, dann aßen sie eher das, was man Mittelmeerdiät nennen könnte! Die Änderungen in der Diät der Vorfahren der heutigen Menschen waren, auch dies konnte gezeigt werden, weniger von den Umgebungsbedingungen (Warmzeit, Eiszeit), sondern eher vom technologischen Fortschritt abhängig: »[...] während Neandertaler in offenen Lebensräumen ausschließlich auf Tierfleisch setzten und Pflanzen nur da verwendeten, wo sie leicht zugänglich und vielfältig waren, scheinen sich moderne Menschen der Verwendung von Pflanzen sehr viel mehr gewidmet zu haben. Sie haben Pflanzen auch in offenen Lebensräumen in ihrer Ernährung eingesetzt, wo sie verglichen mit bewaldeten Lebensräumen seltener vorkommen. [...] Dies lässt auf ein höheres Level an Variabilität in der Ernährung dieser modernen Individuen schließen, verglichen mit Neandertalern aus Lebensräumen mit vergleichbarer Baumdichte« (El Zaatari et al. 2016, S. 12, Übers. durch d. Autor).

Während der Altsteinzeit kam es über die Jahrtausende hinweg immer wieder zu heftigen Temperaturschwankungen. Am kältesten war es vor etwa 30 000 Jahren, also um die Zeit des Aussterbens der Neandertaler. Die Autoren folgern aus ihren Überlegungen, dass es gerade die langsame Anpassung der Diät der Neandertaler an die Umgebungstemperaturen (und die dadurch bedingte Änderung der Vegetation) war, die ihnen zum Nachteil gereichte, als es um diese Zeit richtig kalt wurde. Ihre Konkurrenten, unsere Vorfahren, hatten entwickeltere Techniken, um Nahrung zu bearbeiten und waren dadurch unabhängiger von einzelnen Nahrungsquellen. Das Aussterben der Neandertaler ergibt sich damit als Resultat einer letztlich zu starren Adhärenz zu einer Diät und einer minderen Kenntnis technischer Verfahren zur Bearbeitung von Nahrung. Paläo-Fanatiker, aufgepasst: Starrsinn und Technikfeindlichkeit waren für die Neandertaler möglicherweise der Grund ihres Endes!

Schon seit einigen Jahren untersucht man nicht nur die Zähne, sondern auch den Zahnstein (▸ Abb. 11-1) von fossilen Schädeln, um daraus Rückschlüsse auf die Ess- und Lebensgewohnheiten der Menschen damals zu ziehen. Bei fünf Neandertalern aus einer Gegend in Nordspanien (El Sidrón) wurden im Zahnstein (dental calculus) Belege für Rauch, gekochte Speisen und vor allem (in 9 von 10 untersuchten Zahnstein-Samples) Stärke gefunden (Hardy et al. 2012). Darüber hinaus wurden in einem Sample Hinweise für die Verwendung von Heilpflanzen gefunden. Weil man schon in den 1980er- und 1990er-Jahren im Elektronenmikroskop Bakterien im Zahnstein fand, lag es nach den

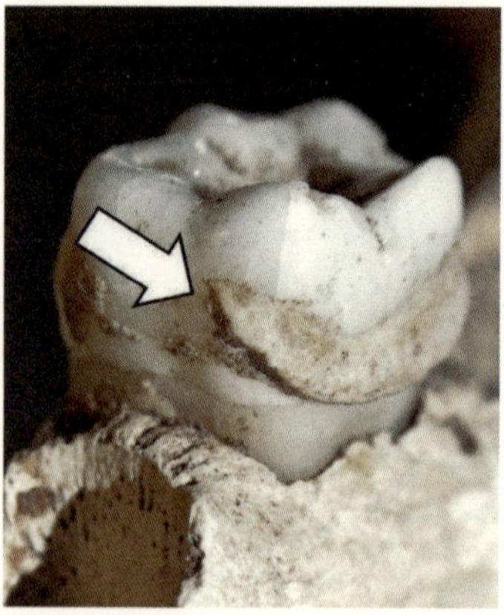

Abb. 11-1 Ringförmiger Zahnstein auf einem unteren Backenzahn aus dem Mittelalter (aus Weyrich et al. 2015).

Fortschritten der DNA-Analyse im Jahrzehnt danach nahe, diese Methode auch zur Untersuchung von fossilem Zahnstein zu verwenden. »Obgleich die anthropologische und archäologische Untersuchung von Zahnstein in den vergangenen drei Jahrzehnten Fortschritte gemacht hat, geschieht gerade ein Paradigmenwechsel durch das Studium von alter DNA…« beendeten die Autoren (Weyrich et al. 2015, S. 123) ihre Arbeit.

Die neueste Studie zu dem, was man in der Steinzeit tatsächlich gegessen hat, beschäftigt sich ebenfalls mit dem Zahnstein der Neandertaler und stammt aus der gleichen Arbeitsgruppe (Weyrich et al. 2015). Sherlock Holmes hätte seine Freude daran, es ist doch wirklich erstaunlich, was man mit den heute möglichen Methoden so alles herausbekommen kann.

Neandertaler in der kalten Steppe des heutigen Belgien aßen viel Fleisch, die im bewaldeten heutigen Spanien hingegen keines und stattdessen Pilze, Pinienkerne und Waldfrüchte. Einer der Neandertaler dort hatte einen faulen Zahn, und nur bei ihm wurden Hinweise auf analgetisch und antiphlogistisch wirksame Pflanzen gefunden. Schließlich konnte man noch die Mundflora *(Methanobrevibacter oralis)* eines 48 000 Jahre alten Neandertaler-Fossils erstmals genetisch untersuchen. Ein genetischer Vergleich derselben mit der Mundflora von uns Heutigen zeigte, dass es durchaus Unterschiede gibt, aus denen sich berechnen ließ, dass die Aufspaltung in Neandertaler und unsere Vorfahren erst etwa 126 000 Jahre (95 % CI: 112–143 tausend Jahre) her ist. Da wir jedoch wissen, dass diese Aufspaltung tatsächlich deutlich früher geschehen ist, muss man schließen, dass sich unsere Vorfahren und die Neandertaler gelegentlich geküsst haben müssen, sodass sich die Mundflora wieder angleichen konnte. Da sie ja bekanntermaßen auch Geschlechtsverkehr und gemeinsame Nachkommen hatten, ist dies ja auch nicht weiter verwunderlich.

Zurück zur Diät. Seien wir ehrlich: Den meisten Menschen, die heute angeben, sich nach der Paläo-Diät zu ernähren, scheint es weniger um eine genaue paläoanthropologische Rekonstruktion ihres gedeckten Esstischs zu gehen (ich kenne niemanden, der Larven und Würmer zum Frühstück isst!), als vielmehr um eine Rechtfertigung dafür, wenig Brot und viel Fleisch zu essen. Das gab es schon früher: Die Atkins-Diät wurde durch ein von dem US-amerikanischen Kardiologen und Ernährungsmediziner Robert Atkins (1930–2003) im Jahr 1972 publiziertes Buch populär[1]. Sogar Atkins sah sich gezwungen klarzustellen, dass seine Diät »keine Lizenz zum Vollstopfen« sei und ebenso wenig eine »Soviel-Steak-wie-Sie-essen-können-Diät«. Gesund ist eine sehr eiweißreiche Diät übrigens auch nicht (Beja-Pereira et al. 2003; Crowe 2005). Häufige Nebenwirkungen sind u.a. Kopfschmerzen, Obstipation, Muskelkrämpfe, Müdigkeit, Schwindel und Mundgeruch, zudem kann sie zu Niereninsuffizienz, Leberschäden, Akne und lebensbedrohlicher Azidose führen (Chen et al. 2006; Ehrenreich 2006; Shah & Isley 2006).

Wer die Kost der Steinzeit essen will, der sollte wissen, dass es diese in der vereinfachten Form wie für die Paläo-Diät reklamiert, nicht gab. In der Steinzeit waren die

1 Eine kurze Recherche am 5.4.2017 bei einer großen Online-Buchhandlung ergab für »Paläo Diät« 271 Bücher. Es kann ja so sein wie beim Koch-Fernsehen: Die Leute schauen zu, wenn die feinsten Speisen zubereitet werden und essen dabei Tiefkühlpizza, d.h., dass wenig Zusammenhang zwischen dem medialen Interesse am Essen und dem, was tatsächlich gegessen wird, besteht. Aber selbst in diesem Fall wäre das hohe Interesse an Paläo-Nahrung (und nicht die verzehrte Menge) zu bestaunen.

Menschen mehr Gejagte als Jäger (Hart & Sussman 2008; Spitzer 2017a, 2017b) und keineswegs war ausgemacht, dass sie in dieser Zeit neben dem Säbelzahntiger die Spitze der Ernährungspyramide bildeten. Sie aßen Fleisch, wenn es nichts anderes gab, ernährten sich jedoch ansonsten eher von Pflanzen wie unsere eigenen Vorfahren auch. Was sich heute Paläo-Diät nennt ist also nicht die Beschreibung dessen, was Menschen in der Steinzeit gegessen haben, sondern am ehesten PR-Hype zur Vermarktung von (eher ungesunden!) Essgewohnheiten.

Ein letzter Gedanke: Wir wissen schon länger um die lebensverlängernden Effekte von chronischer Unterernährung (Colman et al. 2009; Fontana et al. 2010; Spitzer 2001) und die lebensverkürzenden Auswirkungen von Überernährung. Weitere Studien hierzu konnten zwischenzeitlich finden, dass der gesunde Effekt der Unterernährung vor allem auf die Restriktion von Eiweiß zurückgeht. Wenn sich dies in weiteren Studien bewahrheitet, wäre zu viel Eiweiß tödlich!

Literatur

Adler, CJ, Dobney, K, Weyrich, LS, et al. (2013). Sequencing ancient calcified dental plaque shows changes in oral microbiota with dietary shifts of the Neolithic and Industrial revolutions. Nat Genet; 45: 450–455.

Astrup, A, Larsen, T, Harper, A (2004). Atkins and other low-carbohydrate diets: hoax or an effective tool for weight loss? Lancet; 364: 897–899.

Beja-Pereira, A, Luikart, G, England, PR, et al. (2003). Gene-culture coevolution between cattle milk protein genes and human lactase genes. Nat Genet; 35: 311–313.

Bocherens, H, Drucker, DG, Billiou, D, et al. (2005). Isotopic evidence for diet and subsistence pattern of the Saint-Césaire I Neanderthal: review and use of a multi-source mixing model. J Hum Evol: 49: 71–87.

Chen, T, Smith, W, Rosenstock, J, Lessnau, K (2006). A life-threatening complication of Atkins diet. Lancet; 367: 958.
Colman, RJ, Anderson, RM, Johnson, SC, et al. (2009). Caloric restriction delays disease onset and mortality in rhesus monkeys. Science; 325: 201–204.
Crowe, TC (2005). Safety of low-carbohydrate diets. Obes Rev; 6: 235–245.
Ehrenreich, M (2006). A case of the re-emergence of panic and anxiety symptoms after initiation of a highprotein, very low carbohydrate diet. Psychosomatics; 47:178–178.
El Zaatari, S, Grine, FE, Ungar, PS, Hublin, JJ (2016). Neandertal versus modern human dietary responses to climatic fluctuations. PLoS One; 11: e0153277.
Fiorenza, L, Benazzi, S, Tausch, J, et al. (2011). Molar macrowear reveals Neanderthal eco-geographic dietary variation. PLoS One; 6: e14769.
Fontana, L, Linda Partridge, L, Longo, VD (2010). Extending healthy life span – From yeast to humans. Science; 328: 321–326.
Fu, Q, Li, H, Moorjani, P, et al. (2014). Genome sequence of a 45,000-year-old modern human from western Siberia. Nature; 514: 445–449.
Fu, Q, Hajdinjak, M, Moldovan, OT et al. (2015). An early modern human from Romania with a recent Neanderthal ancestor. Nature; 524: 216–219.
Green, RE, Krause, J, Briggs, AW, et al. (2010). A draft sequence of the Neandertal genome. Science; 328: 710–722.
Hardy, K, Buckley, S, Collins, MJ, et al. (2012). Neanderthal medics? Evidence for food, cooking, and medicinal plants entrapped in dental calculus. Naturwissenschaften; 99: 617–626.
Hart, D, Sussman, RW (2008). Man the Hunted: Primates, Predators, and Human Evolution. Boulder, CO: Westview Press.
Higham, T, Douka, K, Wood, R, et al. (2014). The timing and spatiotemporal patterning of Neanderthal disappearance. Nature; 512: 306–309.
O'Regan, HJ, Lamb, AL, Wilkinson, DM (2016). The missing mushrooms: searching for fungi in ancient human dietary analysis. J Archaeol Sci; 75: 139–143.
Patou-Mathis, M (2000). Neanderthal subsistence behaviours in Europe. Int J Osteoarchaeol; 10: 379–395.

Richards, MP, Trinkaus, E (2009). Isotopic evidence for the diets of European Neanderthals and early modern humans. Proc Natl Acad Sci USA; 106, 16034–16039.

Sankararaman, S, Patterson, N, Li, H, et al. (2012). The date of interbreeding between Neandertals and modern humans. PLoS Genet; 8: e1002947.

Shah, O, Isley, W (2006). Ketoacidosis during a low-carbohydrate diet. N Engl J Med; 354: 97–98.

Spitzer, M (2001). Was sollen wir essen? Nervenheilkunde; 20: 125–127.

Spitzer, M (2011). Dopamin und Käsekuchen. In: Dopamin und Käsekuchen. Hirnforschung à la carte. Stuttgart: Schattauer; 1–15.

Spitzer, M (2012). Gehirnforschung zur Fastenzeit. In: Nichtstun, Flirten, Küssen und andere Leistungen des Gehirns. Stuttgart: Schattauer; 250–255.

Spitzer, M (2016). Zivilisationskrankheiten und Kontrolle. Gelegenheit macht Liebe, Kleider machen Leute und der Teufel macht krank. Stuttgart: Schattauer; 255–267.

Spitzer, M (2017a). Früher war alles später – und besser. In: Früher war alles später… und heute zerreißen wir (uns) so gut es geht. Stuttgart: Schattauer; 1–10.

Spitzer, M (2017b). Protozoen und Persönlichkeitsstörungen, die Psychiatrie und der Ursprung der Menschheit. In: Früher war alles später… und heute zerreißen wir (uns) so gut es geht. Stuttgart: Schattauer; 186–219.

Stringer, C (2016). The origin and evolution of Homo sapiens. Phil Trans R Soc B; 371: 20150237.

Voegtlin, WL (1975). The Stone Age Diet. University of Michigan, USA: Vantage Press.

Warinner, C, Rodrigues, JF, Vyas, R, et al. (2014). Pathogens and host immunity in the ancient human oral cavity. Nat Genet; 46, 336–344.

Weyrich, LS, Dobney, K, Cooper, A (2015). Ancient DNA analysis of dental calculus. J Hum Evol; 79: 119–124.

Weyrich, LS, Duchene, S, Soubrier, J, et al. (2017). Neanderthal behaviour, diet, and disease inferred from ancient DNA in dental calculus. Nature; 8: doi: 10.1038/nature21674.

12 Arm im Darm

Microbiom, Mangelernährung und mehr[1]

Von Mangelernährung bei Armut und den dadurch bedingten massiven Beeinträchtigungen der Entwicklung von Körper, Gehirn und Geist war in meinen Büchern bereits mehrfach die Rede (Spitzer 2017a, b). Dabei wurde klar: Unterernährung schadet Kindern deswegen mehr als Erwachsenen, weil sie deren Entwicklung zum normalen Erwachsenen beeinträchtigt und daher teilweise irreparable Schäden nach sich zieht.

Aus meiner Kindheit sind mir noch die vielen schrecklichen Bilder in Nachrichten über den damals in Nigeria tobenden Bürgerkrieg mit der abtrünnigen Provinz Biafra (Biafra-Krieg vom 6. Juli 1967 bis 15. Januar 1970) in Erinnerung, in denen immer wieder völlig abgemagerte kleine Kinder mit dicken Bäuchen zu sehen waren (► Abb. 12-1). Erst im Studium lernte ich, dass sie an einer rätselhaften Krankheit namens *Kwashiorkor*[2] litten, bei der die Leber

---

1 Den Anstoß zu den Recherchen für diese kleine Übersicht gab ein Vortrag (Presidential Lecture) des an der Washington University in St. Louis arbeitenden US-amerikanischen Mikrobiologen Jeffrey Ivan Gordon (*1947) auf dem Kongress der Society for Neuroscience in Washington, DC, am 13.11.2017 (Gordon 2017). Herr Gordon arbeitet seit über 20 Jahren zum Microbiom von Tier und Mensch. Studien aus seiner Arbeitsgruppe leisteten einen wesentlichen Beitrag zur Aufklärung der Bedeutung der Darmflora für Gesundheit und Krankheit. Mich würde nicht wundern, wenn er irgendwann den Nobelpreis für Medizin bekäme.

2 Der Name der Krankheit stammt von der Erstbeschreiberin dieser Krankheit, der jamaikanischen Kinderärztin Cicely D.

aus Proteinmangel das aufgenommene Fett nicht abgeben kann und daher in sich anreichert. Zugleich bestehen Eiweißmangelödeme und Anämie, eine Entfärbung der Haare und eine dünne Haut sowie eine generelle Apathie – einschließlich Appetitmangel.

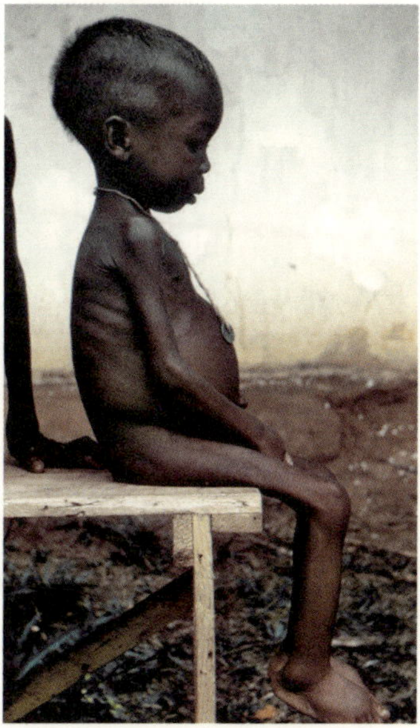

Abb. 12-1 Kleines Mädchen im Biafra-Krieg, das infolge von Unterernährung an Kwashiorkor leidet. Das Bild wurde Ende der 1960er-Jahre von Dr. Lyle Conrad vom *Center for Disease Control and Prevention* (Atlanta, Georgia, USA) aufgenommen und ist Teil der *Public Health Image Library (PHIL)* (ID: 6901 http://phil.cdc.gov/). © Centers for Disease Control and Prevention

Heute spricht man von schwerer akuter Unterernährung – severe acute malnutrition (SAM) – oder von mäßiger akuter

---

Williams, die in einer im Fachblatt *Lancet* im Jahr 1935 publizierten Arbeit auch gleich die Bedeutung des Wortes erklärt: Das Wort bedeutet in der an der Goldküste (wie die britische Kolonie auf dem Gebiet des heutigen Ghana damals genannt wurde) gesprochenen Sprache so viel wie »die Krankheit, die ein Kind bekommt, wenn ein neues Kind geboren wird« (Williams et al. 1935, S. 1151).

Unterernährung – moderate acute malnutrition (MAM). Beide Störungsbilder wurden von der Weltgesundheitsorganisation (WHO) statistisch als Abweichung vom normalen Verhältnis von Körpergewicht zu Körpergröße[3] definiert. Die Unterernährung tritt in der Regel im Alter von drei Monaten bis zwei Jahren auf und hat beim Vorliegen der schweren Form (SAM) eine hohe Mortalität von 20–50 % innerhalb von zwei Tagen. Daher wurde schon vor zwei Jahrzehnten eine standardisierte Behandlung (mit einer hochkalorischen Diät aus Erdnusspaste, Zucker, Pflanzenöl und mit Vitaminen und Mineralien angereicherter Milch) eingeführt, mit der sich die Sterblichkeit auf weniger als 10 % verringern ließ, wie empirische Studien zeigten (Ahmed et al. 1999).

Von Mangelernährung betroffene Kleinkinder reagieren jedoch keineswegs immer auf die Verbesserung ihrer Ernährung mit einer – eigentlich zu erwartenden – Gewichtszunahme. Dies führte dazu, dass Kwashiorkor lange als »rätselhafte Krankheit« bezeichnet wurde. Als dann auch noch eine vor zehn Jahren publizierte, in Malawi durchgeführte, sehr sorgfältige[4] Längsschnittstudie an

3 Sowohl Körpergewicht als auch Körpergröße werden hierzu zunächst z-transformiert, d. h. auf einen Mittelwert von 0 und eine Standardabweichung von 1 gebracht. Man spricht hier auch vom *weight-for-height Z-score (WHZ)*. Liegt dieser Wert mehr als drei Standardabweichungen unter dem Median, spricht man von SAM, liegt er zwischen zwei und drei Standardabweichungen unter dem Median, spricht man von MAM.

4 Zum Beleg sei aus der Zusammenfassung zitiert: »Die Nahrungsaufnahme wurde bei der Aufnahme in die Studie anhand eines Food Frequency Questionnaire beurteilt, das alle möglichen Nahrungsmittel aus der Ernährung der Kinder beinhaltete. Die Daten zur Häufigkeit von Lebensmitteln wurden benutzt, um unter Zuhilfenahme von Angaben zur Zusammenstellung und

1651 gesunden Kindern im Alter von ein bis drei Jahren ergab, dass es *keinen* Zusammenhang zwischen der Ernährung der Kinder und der Entwicklung von Kwashiorkor gibt, war das Rätsel auf den Punkt gebracht: Die Krankheit besteht in einer »Mangelernährung« – ohne dass ein Mangel in der Ernährung vorliegen muss. Wie kann das sein?

Szenenwechsel

Ein Mensch besteht aus etwa 3×10^{13}, d.h. 30000 Milliarden Zellen. In seinem Dickdarm leben etwa $3{,}8 \times 10^{13}$ Bakterien – also 38000 Milliarden (Sender et al. 2016)[5]. Bis vor wenigen Jahren sprach man bescheiden von der Darmflora und meinte damit das, was in der Petrischale (unter verschiedenen, meist aeroben Bedingungen) wächst, wenn man sie mit einer Stuhlprobe beimpft: *E. coli* dürfte unser bekanntester Bewohner sein.

Nachdem die Fortschritte der modernen Genetik zur Identifizierung des menschlichen Genoms geführt hatten (Collins et al. 2003; Gannett 2016; Venter et al. 2001) und

---

den Portionsgrößen der Mahlzeiten die Aufnahme von Energie, Eiweiß, Vitamin C und A, Niacin, Thiamin, Zink und Eisen abzuschätzen. [...] In dem kombinierten Regressionsmodell wurden keine Nahrungsmittel oder Nährstoffe gefunden, die in Zusammenhang mit der Entwicklung von Kwashiorkor standen. Es gab keine Unterschiede in der Vielfalt der Ernährung von Kindern, die Kwashiorkor entwickelten und Kindern, die dies nicht taten« (Lin & Zhang 2017, S. 487, Übers. durch d. Autor).

5 Nichts ist in Stein gemeißelt: Zehn Jahre vor der Publikation (und sehr weiten Verbreitung) dieser Zahlen wurde das Verhältnis von menschlichen Zellen (10^{13}) zu Darmbakterien (10^{14}) auf »etwa 1:10« geschätzt. Seither geistert die Auffassung, wir hätten zehnmal mehr Bakterien im Darm als Zellen im gesamten Körper, durch die Literatur.

fast täglich die Genome weiterer Organismen erfasst und katalogisiert wurden, kam die Idee auf, auch die Gesamtheit unserer Bewohner mit genetischen Methoden zu untersuchen. Der Name für das untersuchte »Objekt«, unser *Microbiom*, geht auf den US-Amerikaner Joshua Lederberg (1925–2008), einen Mikrobiologen und Genetiker (1958 Nobelpreis für Medizin), zurück – analog zu unserem Genom. Die Initiativen zur genaueren Beschreibung der auf und in uns lebenden Bakterien[6] durch genetische Methoden resultierten schließlich im *Human Microbiome Project*, das 2008 vom US-amerikanischen National Institute of Health (NIH) mit einem Gesamtbudget von 115 Millionen US Dollar gestartet wurde (Qin et al. 2010).

Bereits nach vier Jahren waren etwa 5000 Proben von rund 240 Erwachsenen untersucht (von jedem wurden etwa 20 Proben genommen) und die beteiligten Wissenschaftler erlebten eine Überraschung (The Human Microbiome Project Consortium 2012a, b): Auf und in jedem von uns leben etwa 10000 unterschiedliche Arten von Bakterien, und damit sehr viel mehr Arten als man zuvor ange-

6 Schon lange hatten Mikrobiologen mittels Bakterienkulturen im Labor Bakterien identifiziert, die nicht nur im, sondern auch auf dem Körper des Menschen leben. Um all diese Bakterien (z.B. in der Mundhöhle, unter den Achseln, unter den Nägeln, auf der Haut und den Haaren) ging es beim *Human Microbiome*, wobei die Darmbakterien zahlenmäßig und wahrscheinlich auch im Hinblick auf ihre Bedeutung für unsere Gesundheit den Löwenanteil ausmachen. Streng genommen kann man die Gesamtheit der Bakterien (»Microbiota«) und die Gesamtheit von deren Genen (»Microbiom«) unterscheiden, da der Fortschritt jedoch gerade in der Nutzung genetischer (und nicht mikrobiologischer) Methoden zur Identifikation bestand, wird zumindest im deutschen Sprachraum das Wort »Microbiom« sowohl für die Gesamtheit der Organismen als auch für die Gesamtheit von deren Genen (»Genom«) verwendet.

nommen hatte. Der Genpool des menschlichen Microbioms ist mit 8 Millionen Genen (d.h. für Proteine kodierende DNA-Sequenzen) 360-mal größer (!) als das menschliche Erbgut mit seinen gerade mal etwa 22 000 Genen. Rein biochemisch betrachtet »können« die Gene unserer Bewohner zusammengenommen damit wesentlich mehr als wir.

So wundert es nicht, dass unsere Darmflora einen Teil des Stoffwechsels für uns erledigt, d.h. teilweise die Biochemie übernimmt, die sonst in unserer Leber oder in anderen Zellen unseres Körpers ablaufen müsste, aber nicht ablaufen kann, weil uns Menschen die Enzyme dafür fehlen. Unsere Darmbakterien produzieren sogar manche Vitamine (B_1, B_2, B_6, B_{12} und K), also Stoffe, die wir definitionsgemäß gar nicht selbst produzieren können. Darmbakterien bauen für uns unverdauliche Ballaststoffe ab, u.a. zu kurzkettigen Fettsäuren wie Essigsäure, Buttersäure und Propionsäure (Acetat, Butyrat, Propionat), was bis zu 10 % unserer täglichen Kalorienzufuhr ausmachen kann (Bergman 1990; McNeil 1984). Dies erklärt, dass sich Menschen in ihrer Eigenschaft, bessere oder schlechtere »Kostverwerter«[7] zu sein, unterscheiden. Insbesondere die Buttersäure und Propionsäure werden beim Abbau von Ballaststoffen (vor allem im aufsteigenden Kolon) gebildet. Sie tragen übrigens auch zum Sättigungsgefühl bei[8], fördern die Insulinsekretion

---

7 Diesen Terminus technicus verdanke ich meiner Großmutter, die ohne jegliche Kenntnis des Microbioms ganz selbstverständlich von guten und schlechten Kostverwertern sprach. Nachgewiesen ist jedoch auch die andere Richtung der Kausalität: Das Microbiom unseres Darms reagiert auf unterschiedliche Diäten, teilweise innerhalb von 24 Stunden, wie im Jahr 2011 in *Science* publiziert wurde (Wu et al. 2011).

8 Sowohl im Tiermodell (Psichas et al. 2015) als auch beim Menschen (Chambers et al. 2015) konnte gezeigt werden, dass Ballaststoffe über ihren Abbau zu Propionsäure und die dadurch

und hemmen zugleich die Glukagonbildung in der Bauchspeicheldrüse. Unser Microbiom kann also einen antidiabetischen Effekt haben. Auch die Verträglichkeit einer fettreichen Diät hängt von ihm ab und die Insulinresistenz ebenfalls.

Darüber hinaus können Darmbakterien Fremdstoffe entgiften, das Immunsystem stimulieren, Entzündungen bekämpfen und Krankheitserreger entweder einfach zahlenmäßig verdrängen oder sogar aktiv bekämpfen. Ein Beispiel: Rezidivierende Darminfektionen mit *Clostridium difficile* wurden früher antibiotisch mit Vancomycin behandelt (Erfolgsquote von 30 %), wohingegen die Therapie heute im Einbringen normaler Darmbakterien in den infizierten Darm besteht, die in 85 % der Fälle zum Erfolg führt (Lübbert et al. 2017).

Neben dem menschlichen Microbiom wurden mittlerweile u. a. auch noch die Microbiome der Maus, Kuh, Biene und des Schweins beschrieben. Sie unterscheiden sich und sind für ein Verständnis des Stoffwechsels der jeweiligen Art wichtig geworden.

Aber auch die Microbiome einzelner Individuen unterscheiden sich – ebenso wie deren Genome –, wobei das Microbiom des Darms (verglichen mit der Haut oder anderen Schleimhäuten) in höchstem Ausmaß »individualisiert« ist (Lloyd-Price et al. 2017). Die Gründe für diese Unterschiede sind beim Menschen vielfältig und reichen von Unterschieden in der frühen Besiedlung gleich nach der Geburt (durch *Lactobacillus* von der Scheide der Mut-

---

hervorgerufenen Auswirkungen auf den Blutzuckerspiegel und die Sättigung gewichtsreduzierend wirken. Das ist letztlich der Grund, warum Ballaststoffe beim Abnehmen eine so wichtige Rolle spielen.

ter bei normaler Geburt; nach Kaiserschnitt findet dagegen eine Besiedlung mit fremden Keinem statt) über Unterschiede der Bakterien in der Umgebung, vor allem im Boden (in Städten anders als auf dem Land), bis zu den Ernährungs- und Lebensgewohnheiten einschließlich eingenommener Medikamente[9] (Ley et al. 2006a; Tasnim et al. 2017; Thursby & Juge 2017).

Bei aller interindividuellen Verschiedenheit der Darmflora konnte mittlerweile jedoch auch gezeigt werden, dass sie gewissen allgemeinen Gesetzmäßigkeiten unterliegt. So hat das Microbiom eine selbststabilisierende Funktion, d. h. es unterliegt bestimmten Fließgleichgewichten, die jeweils stabil sind, sich jedoch durch bestimmte diätetische Maßnahmen (Präbiotika) oder durch das Einbringen anderer Bakterien in den Darm ändern lassen. Weil solche Fließgleichgewichte stabil sind, können auch krankhafte Veränderungen sich selbst stabilisieren. Andererseits können starke Manipulationen des Microbioms (z. B. nach Microbiom-Transplantationen) langfristige Auswirkungen haben, weil sich dadurch ein neues Fließgleichgewicht eingestellt hat. Man konnte dies mittlerweile durch Computersimulationen der Dynamik von Bakteriengemeinschaften nachweisen (Bashan et al. 2016).

Die Folgen von Unterschieden in der Besiedelung des Darms wurden in den vergangenen Jahren immer genauer untersucht: »Beimpft« man den Darm steril aufgezogener

9 Hier sind Antibiotika zu nennen, durch die nicht nur resistente Stämme in Nutztieren und beim Menschen gezüchtet werden. Auch abgesehen von gezüchteten Resistenzen beeinflussen Antibiotika die Zusammensetzung unserer Darmflora massiv. Der Einsatz von Protonenpumpenhemmern beim Menschen führt übrigens ebenfalls zu Veränderungen des Microbioms, die krankheitsbegünstigend wirken können (Minalyan et al. 2017).

Mäuse mit den Darmbakterien gesunder Mäuse, so nehmen sie *ohne* vermehrte Nahrungsaufnahme zu (Samuel & Gordon 2006; Serino et al 2013). Darmbakterien bestimmen also tatsächlich darüber mit, ob Mäuse – oder auch Menschen (Le Roy et al. 2013) – übergewichtig oder normalgewichtig sind.

Zurück zur Mangelernährung. Eine im Jahr 2012 im Fachblatt *Nature* publizierte Studie an 531 gesunden Kindern und Erwachsenen aus den USA, Venezuela und Malawi lieferte erste deutliche Hinweise auf die Bedeutung des menschlichen Microbioms für die Entstehung von Mangelernährung (Yatsunenko et al. 2012).

Da von der gleichen Arbeitsgruppe um den US-Mikrobiologen Jeffrey I. Gordon schon zuvor gefunden worden war, dass das Microbiom auch mit Übergewicht assoziiert war, hatte dieser eine Langzeitstudie an 317 Zwillingspaaren aus Malawi, einem der afrikanischen Länder mit der höchsten Kindersterblichkeit, durchgeführt (Smith et al. 2009).

Von den insgesamt 634 Kindern, die in einem Alter deutlich unter drei Jahren in die Studie aufgenommen wurden und dann bis zum Erreichen des vierten Lebensjahres nachbeobachtet wurden, entwickelten 7,4 % Kwashiorkor und weitere 13,9 % eine mäßige akute Unterernährung (MAM). Man untersuchte die Darmflora von 9 gleichgeschlechtlichen gesunden Zwillingspaaren (5 eineiig, 4 zweieiig; Alter zu Beginn zwischen 3 Wochen und 27 Monaten) und verglich sie mit der Darmflora von 13 Zwillingspaaren (7 eineiig, 6 zweieiig; Alter zu Beginn zwischen 3 Wochen und 30 Monaten), von denen jeweils einer an Kwashiorkor erkrankt war, zu mehreren Zeitpunkten. Hierbei zeigte sich bei den gesunden Kindern eine Entwicklung des Darm-Microbioms in Richtung zunehmender »Reifung«[10] im Hinblick auf die Zusammensetzung, die bei erkrankten Kindern nicht zu beobachten war. Irgendeine Veränderung der Darmflora schien also mit der Mangelernährung in Verbindung zu stehen, aber es war nicht einfach die »Infektion« mit diesem oder jenem Bakterium. Dies hätte man längst gefunden, wenn die Sache so einfach gewesen wäre. Vielmehr ging es um eine Veränderung der Zusammensetzung des Microbioms, das sich, wie bereits erwähnt, aus Tausenden unterschiedlicher Bakterien zusammensetzt.

Um die Wirkung des Microbioms auf die Mangelernährung dennoch ursächlich (wenn man so will: »ein für alle Mal«) nachzuweisen, gingen die Autoren wie folgt vor: Sie verwendeten gnotobiotische[11], also seit der Geburt keimfrei aufgezogene, Mäuse als Krankheitsmodel für Mangelernährung. Mittels einer ziemlich komplizierten Prozedur erhielten die keimfreien Mäuse eine kleine Menge der (zuvor aufbereiteten) tiefgefrorenen Stuhlproben von einem von jeweils drei Kindern, die entweder gesund waren oder an Kwashiorkor litten. Bereits eine Woche zuvor wurden alle Tiere mit einer typischen Diät, wie sie Kinder

---

10 Dies wurde mit einem statistisch definierten Maß gemessen, auf dessen Einzelheiten hier nicht eingegangen werden kann. Auch weitere Einzelheiten des Vorgehens sind methodisch recht komplex und erschließen sich nur nach gründlicher Lektüre auch der Supplementary Materials.

11 Die Gnotobiotik ist die Wissenschaft von keimfrei aufgezogenen Versuchstieren. Das Wort hat zwei griechische Wurzeln – *gnōsis*: wissen, kennen; und *bios*: Leben. Weil Tiere wie auch Menschen zwar steril zur Welt kommen, jedoch ab dem ersten Augenblick danach mit Keimen besiedelt werden, die man nicht kennt, haben steril geborene und aufgezogene Versuchstiere diese Bezeichnung: Weil nichts hinzugekommen ist, das man nicht kennt, *kennt* man deren Microbiom.

in Malawi zu sich nehmen, gefüttert, natürlich in sterilisierter Form. Bei den Mäusen, denen Bakterien von Kindern mit Kwashiorkor verabreicht worden waren, kam es, verglichen mit den Mäusen, die Bakterien von gesunden Kindern bekommen hatten, zu einer signifikanten Gewichtsabnahme in den nachfolgenden knapp drei Wochen (► Abb. 12-2). Dann erhielten alle Tiere für zwei Wochen die beschriebene kalorienreiche Diät. Sie nahmen dadurch wieder an Gewicht zu, die Mäuse mit den Darmbakterien der Kinder mit Kwashiorkor jedoch weniger als die Mäuse (jeweils 10 pro Gruppe) mit den Darmbakterien der gesunden Kinder.

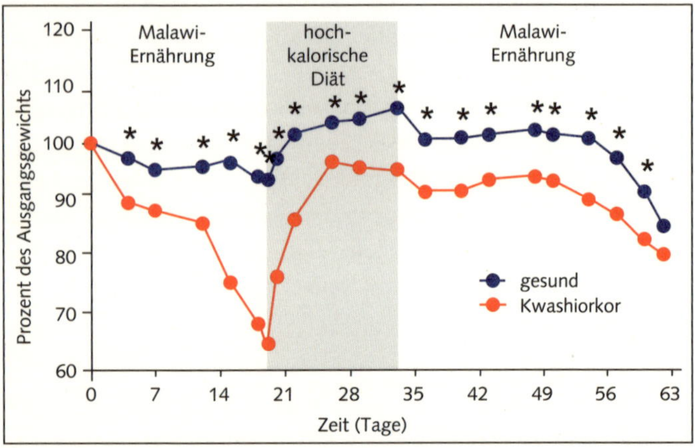

Abb. 12-2 Verlauf des Körpergewichts von Mäusen, die zunächst steril aufwuchsen und dann (am Tag 0) Darmbakterien von Kindern intragastrisch verabreicht bekamen, die entweder mangelernährt waren (rot) oder gesund (blau). Wie die rote Kurve deutlich zeigt, nehmen Mäuse ab, wenn man die Darmbakterien von mangelernährten Kindern in ihren Darm einbringt. Selbst nach einer zweiwöchigen hochkalorischen Diät ist die Gewichtsabnahme nicht voll ausgeglichen und stellt sich nach Umstellung auf die gewöhnliche Kost wieder stärker ein. (Jede Gruppe bestand aus 10 Tieren; nach Smith et al. 2013, S. 551, Figure 2A.)

Differenzierte Analysen des Kohlehydrat-, Protein- (essenzielle und nicht essenzielle Aminosäuren), Fett- und Nukleotid-Stoffwechsels der Tiere ergaben Microbiombedingte Unterschiede, die erklären konnten, warum ein Kind trotz kalorisch ausreichender Ernährung nicht gedeiht. Damit war die kausale Rolle des Microbioms bei der Entstehung von Mangelernährung im Tiermodell nachgewiesen.

Die Entwicklung bzw. Reifung der menschlichen Darmflora und deren Störungen wurden damit zu einem wichtigen Forschungsgebiet. Die Arbeitsgruppe um Jeffrey Gordon publizierte im Jahr 2014 im Fachblatt *Nature* hierzu eine Studie, in deren Rahmen bei 50 gesunden Kindern aus Bangladesch (darunter 11 Zwillingspaare und einmal Drillinge) ab dem Zeitpunkt der Geburt für zwei Jahre monatlich Stuhlproben genommen wurden. Hierdurch wurde zunächst eine »gesunde Entwicklung« der Darmflora charakterisiert (Zhang et al. 2017). Man entwickelte hierzu ein Maß – der »microbiota-for-age Z-score« – für das mikrobiotische Alter eines Kindes, das zum tatsächlichen Alter in Beziehung gesetzt werden kann.[12]

Wie das afrikanische Land Malawi gehört das südasiatische Bangladesch zu den von Hunger weltweit am stärksten betroffenen Regionen. Daher wurden 64 schwer akut mangelernährte Kinder im Alter von 6 bis 20 Monaten vor, während und nach zwei unterschiedlichen Therapie-Diäten (die randomisiert eingesetzt wurden) im Hinblick auf

12 Letztlich hat man sich hier an der Intelligenzforschung angelehnt, wo man ja auch das Intelligenzalter zum tatsächlichen Lebensalter in Beziehung setzt, um den Entwicklungszustand der Intelligenz eines Kindes zu beurteilen. Der Intelligenz*quotient* ist das Verhältnis aus Intelligenzalter und tatsächlichem Lebensalter.

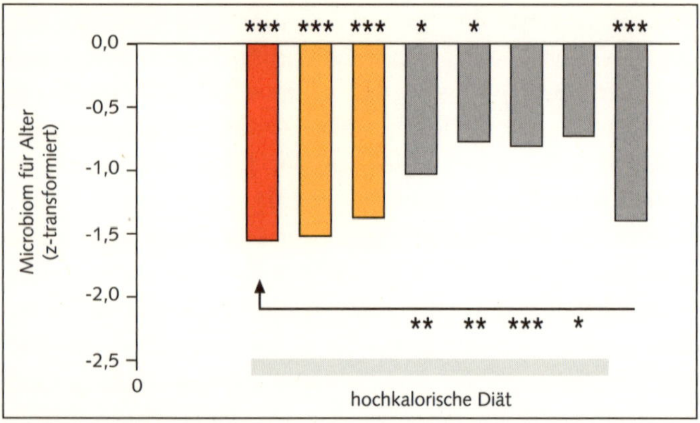

Abb. 12-3 Verminderung der Reifung des Microbioms von Kindern mit schwerer akuter Unterernährung (als Abweichung zum Reifungszustand des Microbioms gesunder Kinder aus derselben Region: Null-Linie) über den Verlauf der Untersuchung, von der Aufnahme über die therapeutische hochkalorische Diät (für im Mittel 10 ± 5 Tage) bis zu fünf Follow-up-Untersuchungen in den Monaten danach (nach Subramanian et al. 2014, S. 3, Figure 2b, links-unterer Quadrant); *p < 0,05; **p < 0,01; ***p < 0,001; die p-Werte oben beziehen sich auf die Abweichung der jeweiligen Säule von der Null-Linie (Vergleich zu gesunden Kindern im Alter von über 6 Monaten) nach unten, die p-Werte unten beziehen sich auf den Vergleich der jeweiligen grauen Säulen mit der linken roten Säule.

den Entwicklungszustand ihres Microbioms untersucht. Hierbei zeigte sich ein Rückstand in der Entwicklung ihres Microbioms, der sich unter beiden Therapien zwar verringerte, danach jedoch wieder zunahm (▸ Abb. 12-3). Beide Therapien führten auch zu einer Gewichtszunahme, die Kinder blieben jedoch deutlich untergewichtig. Der Entwicklungszustand des Microbioms wurde damit als wesentlicher Faktor der Wirksamkeit einer Diät gegen Unterernährung identifiziert. Der Vergleich von Daten aus Bangladesch mit Daten aus Malawi zeigte weiterhin eine große Übereinstimmung der dysfunktionalen Microbiota aus diesen vollkommen unterschiedlichen Regionen der Welt, was die Allgemeinheit der Ergebnisse unterstreicht.

Derzeit laufende Studien aus der gleichen Arbeitsgruppe gehen der Frage nach, ob bestimmte in der lokalen Diät (in Malawi oder Bangladesch) vorhandene Nährstoffe einen günstigen (oder ungünstigen) Effekt auf das Microbiom unterernährter Kinder haben können (Gordon 2017). Um dies herauszufinden ohne schwerkranken Kindern zu schaden, werden nicht diese mit den verschiedensten probiotischen Nahrungsbestandteilen bzw. Kombinationen davon behandelt, sondern deren Stuhlproben auf keimfreie Mäuse übertragen und diese dann den unterschiedlichsten »Behandlungen« mit Kombinationen präbiotischer Nahrungsergänzungsstoffe ausgesetzt. Deren Wirksamkeit lässt sich so im Tierversuch leichter feststellen – man hat schließlich alle Parameter der Diät und der Darmflora unter strenger Laborkontrolle.

Ziel ist es dabei explizit nicht, durch diese Forschung einigen großen Lebensmittelkonzernen zu noch größeren Gewinnen zu verhelfen, sondern dazu beizutragen, lokal produzierte Nahrungsmittel bzw. Prä- oder Probiotika[13]

---

13 Als *Präbiotika* bezeichnet man in der Nahrung enthaltene Stoffe, die das Wachstum bzw. die Aktivität von Mikroorganismen (Bakterien oder Pilze) im Darm günstig beeinflussen. Ihr Status als Nahrungsergänzungsstoffe ist irgendwo zwischen Nahrungs- und Arzneimitteln angesiedelt. Dies bringt angesichts der vielen neuen Erkenntnisse zur Funktion des Microbioms im Darm Probleme bei ihrer gesetzlichen Regulierung mit sich, die z. B. im Fachblatt *Science* diskutiert werden (Green et al. 2017). Hiermit nicht verwechseln sollte man *Probiotika*, d. h. die mit der Nahrung (z. B. Joghurt oder Sauerkraut) aufgenommenen Mikroorganismen, welche die Darmflora positiv beeinflussen sollen. Nachweise für die seit mehr als hundert Jahren postulier-

effektiver einzusetzen. Nur dann finden solche Projekte auch die Unterstützung der lokalen Bevölkerung, die man wiederum zu einem späteren Zeitpunkt für die Übertragung der Erkenntnisse aus diesen Tierversuchen auf den Menschen im Sinne der modernen translationalen Medizin dringend benötigt (Gordon 2017).

Damit der Schritt von der Maus mit ihrer durchaus etwas anderen Biologie auf den Menschen nicht misslingt, wird sogar versucht, einen Zwischenschritt einzulegen und entsprechende erfolgreiche Ergebnisse zu den Auswirkungen probiotisch wirksamer Nahrungsbestandteile zunächst beim Schwein (mit seinem dem Menschen viel ähnlicheren Metabolismus) zu replizieren, bevor man schwer kranke Kinder in großen Zahlen behandelt. »Bringen Sie mal die 10 oder 12 Frischlinge einer 300 kg schweren Muttersau keimfrei – also ohne einen Atemzug – zur Welt und dann sofort in eine keimfreie Laborumgebung«, so der sichtlich emotionale Gordon bei seiner Präsentation, »dann können Sie sich ausmalen, dass das kein einfacher Job ist« (Gordon 2017).

Der von Gordon und Mitarbeitern eingeschlagene tierexperimentelle Weg mit Hilfe von zunächst keimfrei aufgezogenen Tieren ist beim gegenwärtigen Forschungsstand nicht nur unausweichlich, sondern auch wesentlich eleganter als die Fäkaltransplantate (fecal transplants) von Mensch zu Mensch (z. B. mittels Einlauf), die man seit Jahren insbesondere in den USA durchführt. Dort wird nicht Unterernährung behandelt, sondern nicht zuletzt deren Gegenteil: Übergewicht (Gérard 2017; Marotz & Zarrinpar 2016).

---

ten positiven Effekte stehen bislang aus oder werden kontrovers diskutiert (Rijkers et al. 2011; Salminen & van Loveren 2012).

Weil in jüngerer Zeit eine rasch wachsende Zahl von Krankheiten mit einer Dysbiose des Darms – so nennt man dessen pathologische bzw. pathogene Besiedelung – in Verbindung gebracht wird, wundert nicht, dass das Verfahren der Übertragung von Bakterien aus dem Darm eines gesunden Spenders in den Darm eines kranken Empfängers zwischenzeitlich weitgehend unreguliert bei vielen »aussichtslosen Fällen« eingesetzt wurde und wird. Mittlerweile liegen sogar Übersichtsarbeiten zur Selektion des richtigen Spenders (Woodworth et al. 2017), zu laufenden, größeren, kontrollierten klinischen Studien (Marotz & Zarrinpar 2016) sowie zu Risiken und Nebenwirkungen der Fäkaltransplantate vor (Wang et al. 2016).

Die Verwendung von gnotobiotischen Tiermodellen zum Studium der Zusammenhänge von Darmflora und Krankheit ist jedoch wissenschaftlich ergiebiger als die ungezügelte »Ekeltherapie« (Anders 2011), wie Fäkaltransplantate hierzulande gelegentlich nicht ganz emotionsfrei bezeichnet werden. Aber auch wenn die englischsprachigen Ärzte generell nur kühl-objektivierend von fecal transplant sprechen, lässt das zuweilen bei ihren Patienten – also selbst bei den pragmatischen Briten und Amerikanern – ein Unbehagen und die Assoziationen zu Schmutz, mangelnder Hygiene und sogar Ansteckung mit Krankheit aufkommen. Entsprechend gibt es Bestrebungen, anstatt von FMT (fecal microbial transplant) von GMT (gut microbial transplant) zu sprechen, um Vorurteile und zeitraubende Diskussionen mit besorgten Patienten und deren Angehörigen zu vermeiden (Jayasinghe et al. 2016; Park et al. 2016). Es steht zu erwarten, dass mit dem besseren Verständnis der kausalen Zusammenhänge bei Dysbiose die Notwendigkeit, FMT bzw. (semantisch eingängiger) GMT durchzuführen, abnimmt. Magensaftresistente Kapseln mit ganz bestimmten Bakterien befinden sich in der Erprobung.

Gnotobiotische Tiermodelle sind jedoch mehr als Werkzeuge für die Forschung. Sie stellen auch ein schönes Beispiel für personalisierte Medizin dar, lässt sich doch beispielsweise ein ausbleibender Therapieerfolg (z. B. in der Behandlung von Untergewicht in einem bestimmten Einzelfall) ganz einfach durch eine nochmalige Untersuchung der gleichen (zuvor eingefrorenen) Stuhlprobe des betroffenen Patienten am sterilen Mausmodell replizieren und experimentell auf unterschiedliche Weise beeinflussen (Gordon 2017).

Auch bei schweren therapierefraktären Durchfällen ließen sich prä- oder probiotische Therapien zunächst am Modell erproben, um dann die geeignete Therapie auf diesen Einzelfall anzuwenden. Zudem können die Auswirkungen von defizitären Diäten (z. B. Mangel von Vitamin A oder B_9, Eisen oder Zink) auf das menschliche Microbiom im Tierversuch studiert und diese Erkenntnisse im Rahmen einer translationalen Medizin auf den Menschen angewendet werden (Hibberd et al. 2017).

Aus evolutionärer Sicht ist weiterhin interessant, dass die Erkenntnissee zum Microbiom – neben der heterozygoten Fitness oder dem Zusammenspiel von Parasiten und Wirten – ein weiteres Paradigma für das komplexe Zusammenwirken von Organismus, Umwelt und Krankheit darstellen. Die heterozygote Fitness erklärt, warum es Sichelzellanämie dort gibt, wo es auch Malaria gibt (► Kap. 7). Und die Parasitologie erklärt wiederum, warum Toxoplasmose-positive Menschen aggressiver sind und eine geringere Abneigung gegenüber Katzenurin haben (Spitzer 2017c). Übrigens haben Malaria-positive Anopheles-Mücken auch eine besondere Vorliebe für Menschen, wie kürzlich nachgewiesen wurde (Anonymous 2017).[14]

Die Auswirkungen des Darm-Microbioms auf unsere Gesundheit sind in ganz ähnlicher Weise komplex: Werden beispielsweise Nährstoffe durch Darmbakterien nicht aufgeschlossen, resultiert Mangelernährung in Gegenden, in denen die Nahrung ohnehin knapp ist. In Gegenden mit Nahrungsüberfluss hingegen kann dieser »Mangel« an Enzymen des Microbioms vor Krankheit schützen, wie neueste Studien zur nicht Alkohol-bedingten Leberverfettung (non-alcoholic fatty liver disease, NAFLD) nahelegen (Scott 2017). Je weniger für den Stoffwechsel des Menschen unverdauliche Zellulosefasern durch das Microbiom in (energiereiche) kurzkettige Fettsäuren umgewandelt werden, desto weniger Energie (in Form von Fett) muss die Leber speichern, was mit einem verminderten Risiko für ihre Verfettung (NAFLD) einhergeht. Ob ein bestimmtes Microbiom also für die Gesundheit »gut« oder »schlecht« ist, hängt von den jeweiligen Umständen ab.

Im Hinblick auf das Beispiel der NAFLD kommt hinzu, dass eine Dysbiose des Darms mit einer erhöhten Freisetzung von Endotoxinen und zugleich einer erhöhten Durchlässigkeit der Darmwand für diese Endotoxine einhergeht. Damit hat die erhöhte Belastung der Leber mit Toxinen über das Pfortaderblut gleich zwei Ursachen! Darüber hinaus kann Dysbiose auch bedeuten, dass mehr Bakterien im Darm vorhanden sind, die Äthanol produzieren. Damit

---

14 »[...] the human malaria parasite *P. falciparum* evolved the ability to enhance transmission toward human, the appropriate host species, by increasing mosquito anthropophagy (or decreasing zoophagy) with potentially profound public health consequences«, schreiben die Autoren am Ende ihrer sehr gründlichen Originalarbeit vom 21. Oktober 2017 (Vantaux et al. 2017).

stellt sich sogar die Frage, ob nicht die NAFLD (die ja definitionsgemäß *nicht* durch alimentär aufgenommenen Alkohol bedingt ist) letztlich doch durch (von den Darmbakterien produzierten) Alkohol zumindest mitbedingt sein könnte (Scott 2017).[15]

Halten wir fest: Die Wissenschaft zum lebendigen Inhalt unseres Dickdarms bringt derzeit fast wöchentlich neue, unerwartete und vor allem äußerst praxisrelevante Erkenntnisse hervor, von denen wir noch vor wenigen Jahren nicht einmal geträumt hätten. Veränderungen des Darm-Microbioms wurden mit einer ganzen Reihe weiterer Krankheiten in Verbindung gebracht. Hierzu zählen neben Mangelernährung auch Übergewicht und metabolisches Syndrom, entzündliche Darmerkrankungen und Darmtumoren einschließlich Darmkrebs; auch chronische Gelenkentzündungen (Arthritis) werden mittlerweile mit einer Dysbiose des Darms in Verbindung gebracht.

Dass sogar die Gehirnentwicklung (Tognini 2017) und mithin bestimmte Krankheiten aus dem Bereich der Nervenheilkunde (ALS, Autismus, Depression, Stress, Morbus Alzheimer; Selber-Hnatiw et al. 2017) zu Veränderungen des Microbioms in Beziehung gebracht wurden, wundert im Grunde nicht, bestimmen doch unsere Mitbewohner eine Unzahl von Stoffwechselwegen mit salutogenen und pathogenen Konsequenzen. In einem Mausmodell der ALS wurde mit 2 % Buttersäure (das Produkt von einigen Darmbakterien) versetztes Wasser therapeutisch gegen Dysbiose des Darms eingesetzt und hatte einen lebens-

---

15 Entsprechend kann man nicht nur Mangelernährung durch Übertragung von Bakterien aus dem Darm mangelernährter Menschen bei Mäusen produzieren, sondern auch Leberverfettung (NAFLD) bei Mäusen durch Übertragung von Bakterien aus dem Darm von Menschen mit NAFLD.

verlängernden Effekt (Zhang et al. 2017). In einem Mausmodell von chronischem sozialen Stress führte die orale Verabreichung von *Lactobacillus rhamnosus* zu einer Verminderung der Stresssymptome, ohne jedoch das Microbiom positiv zu verändern (Bharwani et al. 2017).

Man spricht mittlerweile auch schon von der microbiome-gut-brain (MGB) axis, also der Microbiom-Darm-Gehirn-Achse (Fung et al. 2017; Lima-Ojeda et al. 2017; Schroeder & Bäckhed 2016). Die Mehrheit der entsprechenden Publikationen stammt aus den Jahren 2016 und 2017, sodass man noch etwas abwarten sollte, bis sich ein möglicher Hype von handfesten, durch Daten gestützten Erkenntnissen mit einigermaßen akzeptabler Deutlichkeit abgrenzen lässt. Bis dahin sollte jeder noch zur Kenntnis nehmen, dass Sport beim Menschen zu einer Verbesserung des Microbioms führt (Monda et al. 2017) und fettreiche Nahrung ihm schadet.

Literatur

Ahmed, T, Ali, M, Ullah, MM, et al. (1999). Mortality in severely malnourished children with diarrhoea and use of a standardised management protocol. Lancet; 353: 1919–1922.

Anders, SA (2011). Wer eine kaputte Darmflora mit dem Kot anderer Menschen kurieren will, geht ein Risiko ein. Die Ekeltherapie. Berliner Zeitung, 3.5.2011; https://www.berliner-zeitung.de/15052044.

Anonymus (2017). Parasite makes mosquitoes hunt out humans. New Scientist; 236 (3151): 20.

Bakker, GJ, Nieuwdorp, M (2017). Fecal microbiota transplantation: therapeutic potential for a multitude of diseases beyond clostridium difficile. Microbiol Spectr; 5(4); doi: 10.1128/microbiolspec.BAD-0008-2017.

Barratt, MJ, Lebrilla, C, Shapiro, HY, Gordon, JI (2017). The gut microbiota, food science, and human nutrition: A timely marriage. Cell Host Microbe; 22: 134–141.

Bashan, A, Gibson, TE, Friedman, J, et al. (2016). Universality of human microbial dynamics. Nature; 534: 259–262.

Bergman, EN (1990). Energy contributions of volatile fatty acids from the gastrointestinal tract in various species. Physiol Rev; 70: 567–590.

Bharwani, A, Mian, MF, Surette, MG, et al. (2017). Oral treatment with Lactobacillus rhamnosus attenuates behavioural deficits and immune changes in chronic social stress. BMC Med; 15: 7.

Bjørkhaug, ST, Skar, V, Medhus, AW, et al. (2017). Chronic alcohol overconsumption may alter gut microbial metabolism: a retrospective study of 719 13C-D-xylose breath test results. Microbial Ecology in Health & Disease; 28: 1301725.

Bouter, KE, van Raalte, DH, Groen, AK, Nieuwdorp, M (2017). Role of the gut microbiome in the pathogenesis of obesity and obesity-related metabolic dysfunction. Gastroenterology; 152: 1671–1678.

Chambers, ES, Viardot, A, Psichas, A, et al. (2015). Effects of targeted delivery of propionate to the human colon on appetite regulation, body weight maintenance and adiposity in overweight adults. Gut; 64: 1744–1754.

Collins, FS, Green, ED, Guttmacher AE, et al. (2003). A vision for the future of genomics research: A blueprint for the genomic era. Nature; 422: 1–13.

David, LA, Maurice, CF, Carmody, RN, et al. (2014). Diet rapidly and reproducibly alters the human gut microbiome. Nature; 505: 559–563.

Donaldson, GP, Lee, SM, Mazmanian, SK (2016). Gut biogeography of the bacterial microbiota. Nat Rev Microbiol; 14: 20–32.

Erny, D, de Angelis, ALH, Jaitin, D, et al. (2015). Host microbiota constantly control maturation and function of microglia in the CNS. Nat Neurosci; 8: 965–977.

Flint, HJ (2016). Gut microbial metabolites in health and disease. Gut Microbes; 7: 187–188.

Fung,TC, Olson, CA, Hsiao, EY (2017). Interactions between the microbiota, immune and nervous systems in health and disease. Nat Neurosci; 20: 145–155.

Gannett, L (2016). The Human Genome Project. In: Zalta, EN (ed). The Stanford Encyclopedia of Philosophy. (https://plato.stanford.edu/archives/sum2016/entries/human-genome/)

Gérard, P (2017). Gut microbiome and obesity. How to prove causality? Ann Am Thorac Soc; 14 (Supplement_5): S354–S356.
Gordon, JI (2017). The gut microbiota and childhood undernutrition: Looking at human development from a microbiological perspective. Presidential Lecture gehalten am Montag, den 13.11.2017 von 17.15 bis 18.30 Uhr, auf dem Jahreskongress der Society for Neuroscience in Washington, DC.
Green, JM, Barratt, MJ, Kinch, M, Gordon, JI (2017). Food and microbiota in the FDA regulatory framework. Science; 357: 39–40.
Hibberd, MC, Wu, M, Rodionov, DA, et al. (2017). The effects of micronutrient deficiencies on bacterial species from the human gut microbiota. Sci Transl Med; 9(390) pii: eaal4069.
Jayasinghe, TN, Chiavaroli, V, Holland, DJ, et al. (2016). The new era of treatment for obesity and metabolic disorders: Evidence and expectations for gut microbiome Transplantation. Front Cell Infect Microbiol; 6: 15.
Jones, RM (2016). The influence of the gut microbiota on host physiology: In pursuit of mechanisms. Yale J Biol Med; 89: 285–297.
Le Roy, T, Llopis, M, Lepage, P, et al. (2013). Intestinal microbiota determines development of non-alcoholic fatty liver disease in mice. Gut; 62: 1787–1794.
Ley, RE, Peterson, DA, Gordon, JI (2006a). Ecological and evolutionary forces shaping microbial diversity in the Human Intestine. Cell; 124: 837–848.
Ley, RE, Turnbaugh, PJ, Klein, S, Gordon, JI (2006b). Microbial ecology: human gut microbes associated with obesity. Nature; 444: 1022–1023.
Lima-Ojeda, JM, Rupprecht, R, Baghai, TC (2017). »I Am I and My Bacterial Circumstances«: Linking gut microbiome, neurodevelopment, and depression. Front Psychiatry; 8: 153.
Lin, CA, Boslaugh, S, Ciliberto, HM, et al. (2007). A prospective assessment of food and nutrient intake in a population of Malawian children at risk for kwashiorkor. J Pediatr Gastroenterol Nutr; 44: 487–493.
Lin, L, Zhang, J (2017). Role of intestinal microbiota and metabolites on gut homeostasis and human diseases. BMC Immunol; 18: 2.
Lloyd-Price, J, Mahurkar, A, Rahnavard, G, et al. (2017). Strains, functions and dynamics in the expanded Human Microbiome Project. Nature; 550: 61–66.

Lübbert, C, Salzberger, B, Mössner, J (2017). Fäkaler Mikrobiom-transfer. Der Internist; 58: 456–468.
Marotz, CA, Zarrinpar, A (2016). Treating obesity and metabolic syndrome with fecal microbiota transplantation. Yale J Biol Med; 89: 383–388.
McNeil, NI (1984). The contribution of the large intestine to energy supplies in man. Am J Clin Nutr; 39: 338–342.
Minalyan, A, Gabrielyan, L, Scott, D, et al. (2017). The gastric and intestinal microbiome: Role of proton pump inhibitors. Curr Gastroenterol Rep; 19: 42.
Monda, V, Villano, I, Messina, A, et al. (2017). Exercise modifies the gut microbiota with positive health effects. Oxid Med Cell Longev: 3831972; doi: 10.1155/2017/3831972.
Moreno-Indias, I, Sánchez-Alcoholado, L, García-Fuentes, E, et al. (2016). Insulin resistance is associated with specific gut microbiota in appendix samples from morbidly obese patients. Am J Transl Res; 8: 5672–5684.
Park, L, Tzimas, D, Price, J, et al. (2016). Perceptions of fecal microbiota transplantation: factors that predict acceptance. In: JW Freston Conference. http://www.gastro.org/pressroom/James_W._Freston_Abstract_Factors_that_Predict_Acceptance.pdf.
Psichas, A, Sleeth, ML, Murphy, KG, et al. (2015). The short chain fatty acid propionate stimulates GLP-1 and PYY secretion via free fatty acid receptor 2 in rodents. International Journal of Obesity; 39: 424–429.
Qin, J, Li, R, Raes, J, et al. (2010). A human gut microbial gene catalogue established by metagenomic sequencing. Nature; 464: 59–65.
Rijkers, GT, de Vos, WM, Brummer, R-J, et al. (2011). Health benefits and health claims of probiotics: bridging science and marketing. British Journal of Nutrition; 106: 1291–1296.
Salminen, S, van Loveren, H (2012). Probiotics and prebiotics: health claim substantiation. Microbial Ecology in Health & Disease; 23: 18568.
Samuel, BS, Gordon, JI (2006). A humanized gnotobiotic mouse model of host-archaeal bacterial mutualism. PNAS; 103: 10011–10016.
Sanduzzi Zamparelli, M, Compare, D, Coccoli, P, et al. (2016). The metabolic role of gut microbiota in the development of nonalcoholic fatty liver disease and cardiovascular disease. Int J Mol Sci; 17 pii: E1225.

Schroeder, BO, Bäckhed, F (2016). Signals from the gut microbiota to distant organs in physiology and disease. Nat Med; 22: 1079–1089.

Scott, A (2017). Menace in the microbiota. Nature; 551: S.94–S.95.

Selber-Hnatiw, S, Rukundo, B, Ahmadi, M, et al. (2017). Human gut microbiota: Toward an ecology of disease. Frontiers in Microbiology; 8: 1265.

Sender, R, Fuchs, S, Milo, R (2016). Revised estimates for the number of human and bacteria cells in the body. PLoS Biol; 14(8): e1002533.

Serino, M, Fernández-Real, JM, García-Fuentes, E, et al. (2013). The gut microbiota profile is associated with insulin action in humans. Acta Diabetol; 50: 753–761.

Smith, HF, Fisher, RE, Everett, ML, et al. (2009). Comparative anatomy and phylogenetic distribution of the mammalian cecal appendix. J Evol Biol; 22: 1984–1999.

Smith, MI, Yatsunenko, T, Manary, MJ, et al. (2013). Gut microbiomes of Malawian twin pairs discordant for kwashiorkor. Science; 339: 548–554.

Spitzer, M (2017a). Armut macht dumm. In: Früher war alles später… und heute zerreißen wir (uns) so schnell es geht. Stuttgart: Schattauer; 132–162.

Spitzer, M (2017b). Stunting: Gehirnentwicklung, Status und Statur. Zur Bedeutung der ersten tausend Tage im Leben eines Menschen. In: Früher war alles später… und heute zerreißen wir (uns) so schnell es geht. Stuttgart: Schattauer; 108–116.

Spitzer, M (2017c). Protozoen und Persönlichkeitsstörungen, die Psychiatrie und der Ursprung der Menschheit. In: Früher war alles später… und heute zerreißen wir (uns) so schnell es geht. Stuttgart: Schattauer; 186–218.

Subramanian, S, Hug, S, Yatsunenko, T, et al. (2014). Persistent gut microbiota immaturity in malnourished Bangladeshi children. Nature; 510: 417–421.

Tasnim, N, Abulizi, N, Pither, J, et al. (2017). Linking the gut microbial ecosystem with the environment: Does gut health depend on where we live? Front Microbiol; 8: 1935.

The Human Microbiome Project Consortium (2012a). Structure, function and diversity of the healthy human microbiome. Nature; 486: 207–214.

The Human Microbiome Project Consortium (2012b). A framework for human microbiome research. Nature; 486: 215–221.

Thursby, E, Juge, N (2017). Introduction to the human gut microbiota. Biochem J; 474: 1823–1836.

Tognini, P (2017). Gut microbiota: A potential regulator of neurodevelopment. Front Cell Neurosci; 11: 25.

Vantaux, A, Yao, F, Hien, DF, et al. (2017). Field evidence for manipulation of mosquito host selection by the human malaria parasite, *Plasmodium falci*parum. bioRxiv first online; doi: http://dx.doi.org/10.1101/207183.

Vassallo, G, Mirijello, A, Ferrulli, A, et al. (2015). Review article: Alcohol and gut microbiota – the possible role of gut microbiota modulation in the treatment of alcoholic liver disease. Aliment Pharmacol Ther; 41: 917–927.

Venter, JC, Adams, MD, Myers, EW, et al. (2001). The sequence of the human genome. Science; 291: 1304–1351.

Vogt, NM, Kerby, RL, Dill-McFarland, KA, et al. (2017). Gut microbiome alterations in Alzheimer's disease. Sci Rep; 7: 13537.

Wang, H, Lee, IS, Braun, C, Enck, P (2016). Effect of probiotics on central nervous system functions in animals and humans: A Systematic Review. J Neurogastroenterol Motil; 22: 589–605.

Wang, S, Xu, M, Wang, W, et al. (2016). Systematic review: adverse events of fecal microbiota transplantation. PLoS ONE; 11(8): e0161174.

Williams, CD, Oxon, BM, Lond, H (1935). Kwashiorkor: A nutritional disease of children associated with a maize diet. The Lancet; 226: 1151–1152.

Woodworth, MH, Neish, EM, Miller, NS, et al. (2017). Laboratory testing of donors and stool samples for fecal microbiota transplantation for recurrent Clostridium difficile infection. J Clin Microbiol; 55: 1002–1010.

Wu, GD, Chen, J, Hoffmann, C, et al. (2011). Linking long-term dietary patterns with gut microbial enterotypes. Science; 334: 105–108.

Yatsunenko, T, Rey, FE, Manary, MJ, et al. (2012). Human gut microbiome viewed across age and geography. Nature; 486: 222–227.

Zhang, YG, Wu, S, Yi, J, et al. (2017). Target intestinal microbiota to alleviate disease progression in amyotrophic lateral sclerosis. Clin Ther; 39: 322–336.

13 Nur keine falschen Beschwerden!

Impression-Management[1] mittels falscher Bescheidenheit?

Wenn Menschen miteinander reden, dann geht es ihnen immer auch darum, einen guten Eindruck zu machen. Man spricht heute gern von »Impression-Management«. Wie aber macht man das? – Man möchte einerseits zeigen, dass man was drauf hat, um sich Respekt zu verschaffen. Man möchte aber andererseits auch gemocht werden, und hierfür ist beispielsweise die Demonstration von Bescheidenheit gut geeignet. Schließlich ist jedem klar, dass er/sie sich darum bemühen sollte, ehrlich zu sein: Wer den anderen etwas vormacht, was (er/sie) nicht ist, tut sich langfristig keinen Gefallen. Wie aber verschafft man sich Respekt, wird zugleich gemocht und kommt noch authentisch rüber? – Schwierig!

Theorien unserer Motive bei sozialen Interaktionen drehen sich oft um die beiden erstgenannten Gesichtspunkte: Wir möchten kompetent erscheinen, als pfiffiger aktiver Gestalter unseres Geschicks. Zugleich aber möchten wir auch kommunikativ erscheinen, hilfsbereit, Wärme zeigen und moralische Integrität. Gleichzeitig gemocht und geschätzt zu werden ist jedoch gar nicht so einfach. Stellen Sie sich beispielsweise vor, Sie befinden sich in einem Job-Interview und werden nach Ihren Stärken gefragt: Dann ist

---

1 Das Wort kommt aus dem Englischen, man könnte es auch eindeutschen und von »Impressions-Management« (mit »s«) sprechen oder besser gleich richtig von der »Organisation und Kontrolle des nach außen kommunizierten Eindrucks der eigenen Person«.

es gar nicht so einfach, nicht als Angeber zu erscheinen. Andererseits sollte man auch nicht zu bescheiden sein. Was also tun?

Eine Lösung des Problems scheint darin zu bestehen, zugleich anzugeben und sich entweder zu beschweren oder Bescheidenheit zu signalisieren: »Ich hätte nie gedacht, dass ich das Rennen gewinnen könnte.« Oder: »Ich wurde zu zwei Kongressen eingeladen, nach Paris und nach Rom. Nun sind die gleichzeitig und ich muss mich leider entscheiden.« Weil man mit einer Beschwerde Intimität signalisiert (man teilt sie nicht jedem mit) oder sich als mit jemandem »im gleichen Boot« präsentiert (»nutzt Dein Chef Deine Stärken auch so sehr aus?«), können Beschwerden Sympathie einbringen, solange man sie nicht überdosiert.

Wenn man also etwas Positives über sich selbst sagen möchte und zugleich aber nicht riskieren möchte, nicht gemocht zu werden (weil man als »Angeber« rüberkommt), dann könnte man dem positiven Statement eine Beschwerde oder ein bisschen Bescheidenheit beigeben und damit vielleicht beides erreichen: Respekt und Zuneigung. Ganz offensichtlich tun wir dies alle ziemlich oft, denn schon im Jahr 2012 schrieb der US-amerikanische Comedian und Publizist Harris Wittels ein Buch darüber, nachdem er das titelgebende Wort erfunden hatte: *(to) humblebrag*. Das Wort setzt sich aus *to brag* (angeben, prahlen) und *humble* (demütig, bescheiden) zusammen und ließe sich mit »falsche Bescheidenheit«, »Bescheidenheitsprahlen«, »Angeberheulen«, »Scheinjammern«, »Angeben in aller Bescheidenheit« oder »Bescheidenheitsaufschneiderei« übersetzen.

Sein Buch ist voller Beispiele, etwa wie die Folgenden:

- »Warum die Leute nur glauben, dass ich technisch so begabt bin?«

- »Wie langweilig war das neulich mal wieder in der Hotel-Bar mit Paris Hilton.«
- »Es ist so schwer, sich zwischen einem Mercedes und einem BMW zu entscheiden.«
- »Brad Pitt tanzt wirklich nicht besonders gut.«
- »Ich hab den Schönheitswettbewerb gewonnen – die Leute machen eben Fehler.«
- »Ich hab nichts mehr zum Anziehen, seit ich abgenommen habe.«

Wie kommen solche Statements bei *Ihnen* an? – Ich weiß nicht, wie es dem Leser geht, wenn er diese Aussagen liest. Nach einer gerade publizierten Arbeit dreier US-amerikanischer Psychologen mit insgesamt neun experimentellen Untersuchungen (Setzer et al. 2018) ist es jedenfalls keine gute Idee, Angeberei mit Bescheidenheit oder einer Beschwerde zu tarnen, um dadurch besser davonzukommen und liebenswerter zu erscheinen.

In einer ersten Studie ging es um das, was man früher die »Phänomenologie des getarnten Angebens« genannt hätte. Hierzu wurden 646 Personen (mittleres Alter 45,5 ± 14,4 Jahre, 49,5 % weiblich) gebeten, Aussagen wie die folgenden zur Kenntnis zu nehmen: »Ich habe es satt, dass die Leute mich immer für ein Model halten«, »ich kann nicht glauben, dass sie mich zur Sprecherin ihrer Gruppe gemacht haben«, »ich arbeite so schnell, dass ich mich oft langweile« und »warum sprechen mich die Leute an, obwohl ich gar kein Make-up benutze?«. Dann wurden sie gebeten, ein eigenes Erlebnis – jemand hat eine ähnliche Äußerung getätigt – zu beschreiben, wann das war, wen es betraf und wie oft man so etwas erlebt. Hierdurch fand man, dass falsche Bescheidenheit tatsächlich häufig ist und von Männern wie Frauen gleichermaßen geäußert wird. Meist handelt es sich um Freunde (36 %), Mitarbeiter (20 %), Familienmitglieder (20 %) oder Bekannte (18 %). Mehr als die Hälfte hatte eine Aussage falscher Bescheidenheit oder einer falschen Beschwerde entweder in den letzten 3 Tagen (24 %) oder vor 3 bis 7 Tagen (29 %) gehört, in knapp 60 % war eine Beschwerde und in gut 40 % war Bescheidenheit dem Angeben beigemischt. Die Themen, um die es beim Angeben ging, waren Schönheit und Attraktivität (37 %), Geld und Reichtum (14 %), erreichte persönliche Erfolge (11 %), Intelligenz (8 %), Fähigkeiten (7 %), die eigene Persönlichkeit (6 %) oder das Leben in der Gemeinschaft (3 %).

Eine zweite Studie versuchte, den Phänomenen noch genauer auf den Grund zu gehen, indem man 113 Personen (mittleres Alter 34 ± 11 Jahre, 68,4 % weiblich), die ein Smartphone mit Internet-Zugang besaßen, für eine Woche ein Tagebuch führen ließ, in das sie von Montag bis Freitag täglich eine Eintragung machen mussten, ob und was sie im Hinblick auf Bekundungen falscher Bescheidenheit erlebt hatten. Per Smartphone wurden die Teilnehmer jeweils um 16 Uhr nachmittags befragt und mussten angeben, ob sie eine Aussage getarnter Prahlerei gehört oder z. B. in einer Mail oder Kurznachricht oder in einem sozialen Online-Medium (z. B. Facebook, Twitter) mitgeteilt bekommen hätten. Diese sollten sie aufschreiben, und falls nichts entsprechendes erlebt wurde und es somit nichts aufzuschreiben gab, sollten sie drei Dinge, die sie an diesem Tag zum Mittagessen gegessen oder getrunken hatten, aufschreiben. (Dadurch sollte Faulheit als Grund, nichts aufzuschreiben, eliminiert werden.) Die Einträge wurden danach inhaltlich ausgewertet und auf drei Skalen von 1 (gar nicht) bis 7 (sehr) im Hinblick auf »Angeben«, »Beschweren« und »Bescheidenheit« von vier unabhängigen Personen bewertet.

Gut 45 % der Befragten berichteten über mindestens eine vernommene Äußerung von als Bescheidenheit oder Beschwerde getarntem Angeben am Tag; freitags war der Wert mit 31 % am geringsten, montags mit 60 % am höchsten. Wieder war in knapp 60 % eine Beschwerde und in gut 40 % Bescheidenheit dem Angeben beigemischt. Und auch die Themen, um die es beim Angeben ging, waren ganz ähnlich wie in der ersten Studie verteilt: Schönheit und Attraktivität (32 %), Leistung bei der Arbeit (17 %), erreichte persönliche Erfolge (15 %), das Leben in der Gemeinschaft (11 %), die eigene Persönlichkeit (10 %), Fähigkeiten (8 %) oder Geld und Reichtum (7,5 %).

In einer dritten Studie zur Phänomenologie wurden 740 Twitter-Kurznachrichten, die im Rahmen der Monografie *Humblebrag* von Harris Wittels zwischen Juni 2011 und September 2012 gesammelt worden waren (68,4 % von Männern geschrieben), von zwei unabhängigen Personen ganz ähnlich wie in den Studien 1 und 2 ausgewertet (Wittels 2012). Diesmal waren 61 % der prahlerischen Äußerungen durch Beschwerden und 39 % durch Bescheidenheit getarnt oder versteckt. Mit dem Wissen darüber, was falsche Bescheidenheit oder Angeberbeschwerden sind, wie häufig dieses Verhalten ist und welche Themenbereiche betroffen sind, konnte nun die eigentliche psychologische Arbeit des Experimentierens losgehen.

Hierzu wurde in einer experimentellen Feldstudie die Effektivität des mit einer Beschwerde verbundenen Angebens mit ganz einfachem Angeben verglichen. Eine Studentin sprach im Mai 2016 über einen Zeitraum von drei Tagen 113 College-Studenten (55,8 % weiblich) einzeln in insgesamt acht Cafés an, mit der Bitte um ihre Unterschrift für eine Petition. Nachdem sie erklärt hatte, worum es ging, fragte sie beiläufig nach den Plänen der jeweils angesprochenen Person für den Sommer (»What are you up to this summer by the way?«). Dann wartete sie die Antwort des Befragten ab und reagierte darauf – streng abwechselnd – mit einer Prahlerei (»That's cool! I got my dream internship and got funding to travel to Paris«) oder einer als Beschwerde maskierten Prahlerei (»That's cool! I got my dream internship and got funding to travel to Paris. Ugh it's so hard to decide which one to choose«). Dann wurde allen Teilnehmern genau das gleiche Formular, das bereits drei Einträge zu »Name, E-Mail, Unterschrift« in einer Liste enthielt, zur Unterschrift vorgelegt, wobei jedem Teilnehmer freigestellt war, nach Angabe von Name und E-Mail-Adresse zu unterschreiben oder nicht. Gemessen wurde die Entscheidung zur Unterschrift als Maß für das Gemocht-Werden der die Petition durchführenden Studentin in Abhängigkeit von deren Verhalten zuvor. Wie sich zeigte, gaben die Angesprochenen ihre Unterschrift signifikant häufiger ($p = 0{,}01$), wenn die Person gerade einfach angegeben hatte, als wenn sie gerade mittels einer Beschwerde versteckt angegeben hatte (Bedingung Angeben 85,7 % Unterschriften versus Beschwerde-Angeben 64,9 % Unterschriften).

In der nächsten Studie wurde dann untersucht, ob und wie sich die beiden Formen des verstecken Angebens, falsche Bescheidenheit und Angeberbeschwerden, und das einfache Angeben auf die Einschätzung der sich jeweils so verhaltenden Person im Hinblick auf »Mögen«, »Kompetenz« und »Aufrichtigkeit« auswirken. Dazu wurden jedem Teilnehmer 5 Aussagen falscher Bescheidenheit und 5 Angeberbeschwerden sowie jeweils die gleichen Aussagen ohne Beschwerde und ohne Bescheidenheit vorgelegt. Dann wurde noch mittels der erwähnten 7-Punkte-Skala gefragt, inwieweit die 20 Personen, von denen die insgesamt 20 Statements stammten, im Hinblick auf »Angeben«, »Bescheidenheit« und »Beschwerden« eingeschätzt wurden. Zur Durchführung wurden 403 Teilnehmer über einen entsprechenden Internet-Service rekrutiert (Mechanical Turk, Amazon).

Hierdurch wurde Folgendes gezeigt: Sowohl das Angeben als auch das bescheidene oder sich beschwerende Angeben werden – etwa gleich stark – als Angeben erlebt. Der Topos der Beschwerde schwächt das Erleben des Angebens gar nicht ab, der Topos der Bescheidenheit hilft hingegen ein bisschen. Auch das Mögen einer Person wird durch als Beschwerde vorgetragenes Angeben beeinträchtigt, nicht hingegen durch bescheidenes Angeben. Nicht anders steht es um die erlebte Kompetenz der Person: Beschwert sie sich, wird sie als inkompetenter erlebt, ist sie »nur« bescheiden, ist dem nicht so. Schließlich folgt auch die Einschätzung der Ehrlichkeit diesem Muster: Wer sich beschwert, wirkt unehrlich, wer sich bescheiden gibt, nicht.

In einer weiteren Studie mit ähnlichem Design an 301 über den gleichen Internet-Service rekrutierten Personen (mittleres Alter 36 ± 11 Jahre, 39,2 % weiblich) wurden die drei Bedingungen »angeben«, »sich beschweren« und »sich beschwerend angeben« miteinander verglichen. Hierbei zeigte sich, dass Personen, die angeben mit gleichzeitiger Beschwerde, weniger gemocht wurden als solche, die nur angeben oder sich nur beschweren. Mit der Bewertung der Kompetenz der Person war es ebenso: Wer sich angebend beschwert, wird als weniger kompetent erlebt als derjenige, der nur angibt oder sich nur beschwert. Bei der Ehrlichkeit gab es eine klare Reihenfolge: Beschwerde plus Angeben wird am wenigsten ehrlich erlebt, dann folgt Angeben und sich nur Beschweren wird am ehrlichsten erlebt.

Bereits im ersten Experiment ging es um den Einfluss

von falscher Bescheidenheit bzw. von als Beschwerde getarntem Angeben auf die Hilfsbereitschaft (Unterschreiben einer Petition). Dem wurde mittels des Diktatorspiels – einem aus der Verhaltensökonomie bekannten experimentellen Paradigma – weiter nachgegangen. Bei diesem kann eine Person einen Geldbetrag (5 US-Dollar) mit einer fremden Person nach ihrem eigenen Dafürhalten teilen kann. Zuvor erfuhr sie von der Person ein Statement zu sich selbst, bei dem es sich (randomisiert) um reines Angeben oder um mittels Beschwerde oder Bescheidenheit getarntes Angeben handelte. Wie erwartet, werden die »getarnten« Angeber weniger gemocht, als weniger ehrlich erlebt und es wurde ihnen weniger Geld zugewiesen.

Schließlich ging man noch der Frage nach, warum die Leute solches Verhalten (wie in den ersten drei Studien gezeigt) so häufig an den Tag legen, wo es doch offensichtlich ineffektiv ist. Insgesamt 608 Teilnehmer (mittleres Alter 36 ± 12 Jahre, 45,6 % weiblich), sollten entweder ein Statement über sich aus vorgegebenen Aussagen aussuchen, um damit beim »Empfänger« eines von drei Zielen zu erreichen: dass er einen als

- sympathisch,
- kompetent oder
- sympathisch und kompetent erlebt.

Auswählen konnten die Teilnehmer zwischen einer Beschwerde (»I am so exhausted«), Angeben (»I get elected to leadership positions«) oder als Beschwerde getarntem Angeben (»I am so exhausted from getting elected to leadership positions«). Oder sie erhielten ein solches Statement und sollten dessen Sender einschätzen: wie sehr sie ihn mochten, wie kompetent er ihnen erschien und wie ehrlich.

Hierbei zeigte sich Folgendes: Wer gemocht werden

möchte, der sendet eine Beschwerde (85,1 %), wohingegen nur 7,9 % eine als Beschwerde getarnte Prahlerei und nur 6,9 % eine reine Prahlerei sendeten. Wer kompetent erscheinen will, der gibt an (66 %) oder gibt mit einer getarnten Beschwerde an (19 %), aber sendet kaum eine Beschwerde (15 %). Wer beides, also sympathisch und kompetent, erscheinen möchte, sendet hingegen eine als Beschwerde getarnte Prahlerei (50 %), seltener eine reine Prahlerei (39,2 %) und ganz selten eine Beschwerde (10,8 %). Wie die Auswertung der Einschätzungen der »Empfänger« ergab, führte das getarnte Angeben jedoch zu einer geringeren Einschätzung der Sympathie und der Kompetenz und der Ehrlichkeit.

In sieben Studien haben die Autoren mithin zeigen können, dass »getarnte Prahlerei« wenig hilfreich ist, wenn man die Ziele, gemocht und respektiert zu werden, zugleich verfolgen möchte. Was nämlich dann leidet, ist die Wahrnehmung der eigenen Ehrlichkeit, und dadurch macht man sich die vom anderen wahrgenommene eigene Wärme und Kompetenz kaputt. Die Daten der Autoren zeigen zudem, dass Bescheidenheit ein durchaus funktionierendes Werkzeug ist, mehr gemocht zu werden.

Die Autoren sind damit in gewisser Weise Opfer ihrer eigenen Terminologie, denn »humblebrag« heißt nun einmal Bescheidenheitsprahlen, und nicht »Beschwerdeprahlen«, obwohl die Autoren dieses unter »humblebrag« fälschlich subsummieren. Sie trennen dann nicht zwischen beidem, auch dort, wo sie trennen könnten oder sollten, um die Ergebnisse klarer zu dokumentieren. Das ist misslich, denn es führt zum Ausschütten des Kindes (Bescheidenheit) mit der ganzen Badewanne der Tarnung von Prahlerei mittels Bescheidenheit oder Beschwerde.

Dies wiederum ist nochmals misslich, weil gerade den

Amerikanern zuweilen etwas mehr Bescheidenheit gut zu Gesichte stünde. Überhaupt wundert einen, wie die Amerikaner darauf kommen, dass man mit Prahlerei kompetent erscheinen oder dass man sich mit einer Beschwerde beliebt machen könne. Dass 40 % von ihnen glauben, Angeberei mache einen beliebt und würde Kompetenz ausstrahlen, erklärt aber vielleicht sogar, was derzeit kein Europäer versteht: das Verhalten des Präsidenten.

Literatur

Setzer, O, Gino, F, Norton, MI (2018). Humblebragging: A distinct – and ineffective – self-presentation strategy. Journal of Personality and Social Psychology; 114: 52–74.

Wittels, H (2012). Humblebrag. The Art of False Modesty. New York, NY: Grand Central Publishing.

14 Es juckt, wenn man sieht, wie sich ein Artgenosse kratzt

Soziale Ansteckung bei Mäusen

Bereits 2017 habe ich in der *Nervenheilkunde* über soziale Ansteckung beim Menschen berichtet (Spitzer 2017). Leider war mir zu diesem Zeitpunkt eine gerade publizierte Arbeit aus dem Fachblatt *Science* noch unbekannt, in der es auch um soziale Ansteckung ging – allerdings bei Mäusen. Dies hat den Vorteil, dass man die Phänomene viel genauer untersuchen kann – eben tierexperimentell – und ihnen damit in einer Weise auf den Grund gehen kann, wie dies Studien am Menschen nicht erlauben. Zugleich werden gerade dadurch aber auch ganz neue Fragen aufgeworfen, auf die man durch Studien am Menschen gar nicht käme.

Das untersuchte Phänomen kennt jeder: Man sieht, wie sich jemand kratzt, und schon juckt es einen selber und man kratzt sich auch. Wie nun ein US-amerikanisch-chinesisches Team von Wissenschaftlern herausfand, geht es Mäusen auch so (Yu et al. 2017). Stellt man zwei Glaskäfige mit zwei Mäusen nebeneinander, von denen die eine an einem chronischen Juckreiz leidet, so fängt die andere Maus nach kurzer Zeit der Beobachtung ihres sich kratzenden Nachbarn auch an, sich zu kratzen. Das liegt nicht etwa daran, dass eine sich nicht kratzende Maus langweiliger ist und niemand hinschaut: In einem Kontrollexperiment war die Anzahl der Blicke der Beobachtermaus auf eine sich kratzende Maus von der Anzahl beobachtender Blicke auf eine sich nicht kratzende Maus nur geringfügig geringer (nicht signifikant). Man betrachtet also seinen Zimmernachbarn durch die Glaswand so oder so, man kratzt sich aber nur, wenn der sich auch kratzt (▸Abb. 13-1). Man (bzw. Maus) braucht jedoch gar keinen wirklichen Nachbarn, zwei Videos tun es auch – von einer sich kratzenden und einer sich nicht kratzenden Maus (▸Abb. 13-2) – und haben praktisch den gleichen unterschiedlichen Effekt auf das Kratzverhalten der Beobachter-Maus.

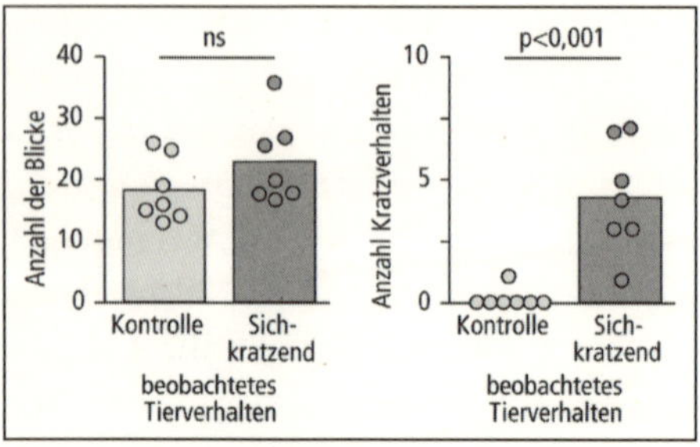

Abb. 13-1 Anzahl der Zuwendungen des Blicks zu einer sich nicht kratzenden Maus (Kontrolle) bzw. einer sich kratzenden Maus (links) sowie Anzahl der tatsächlichen Kratzbewegungen (Rohdaten als Punkte, Mittelwerte als Balken dargestellt). Der Unterschied des Kratzverhaltens ist mit $p < 0{,}001$ hoch signifikant, das Blickverhalten war dagegen nicht signifikant unterschiedlich (nach Yu et al. 2017, S. 1072, Figure 1B, C).

Mit dieser experimentellen Anordnung wurde dann den Mechanismen nachgegangen, die das Verhalten hervorbringen. So fand man eine Stunde nachdem Mäuse eine sich kratzende Maus (auf Video) gesehen und sich dann auch selbst gekratzt hatten in verschiedenen Bereichen ihrer Gehirne das Protein *c-fos*. Dies ist der am besten untersuchte Transkriptionsfaktor im Nervensystem, dessen Aktivierung beim Ablesen von Genen eine wichtige Rolle spielt. Mehr *c-fos* in bestimmten Zellen oder Gehirnbereichen zeigt an, dass es dort zu vermehrter Aktivität kam (▸Abb. 13-3).

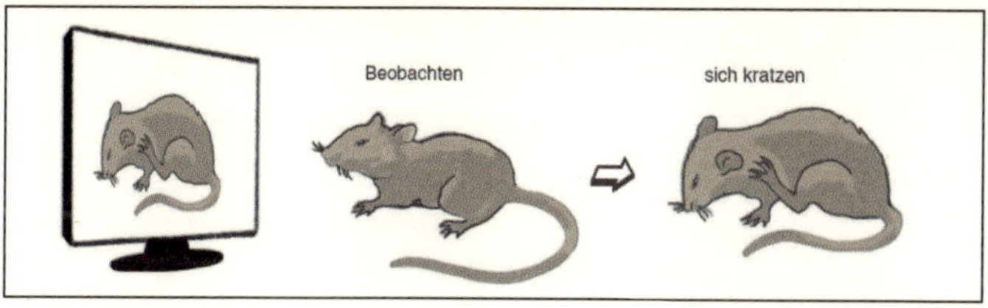

Abb. 13-2 Versuchsaufbau beim zweiten und den folgenden Experimenten zum sozial kontagiösen Sich-Kratzen: Die Maus sieht ein Video von einer anderen, dem Versuchstier unbekannten Maus, die entweder nur herumläuft oder sich kratzt, weil sie an starkem Juckreiz leidet. Diese beiden Videoaufnahmen können mithin immer verwendet werden. Registriert werden die Anzahl der Blicke des Versuchstiers auf das Tier im Video und die Anzahl der Episoden des Sich-Kratzens (nach Yu et al. 2017, S. 1072, Figure 1E).

Bei den aktivierten Bereichen handelte es sich um den Nucleus suprachiasmaticus (der als Sitz der inneren Uhr gilt), den Nucleus accumbens, die Amygdala und die Basalganglien (N. caudatus und Putamen). In funktionellen bildgebenden Studien zum Juckreiz beim Menschen wurde vor allem das ventrale und dorsale Striatum gefunden (Lee et al. 2016) – was nicht weiter verwundert, geht es doch um Valenzierung und Salienz auf der Input-Seite (sowie den belohnenden Effekt des Kratzens) und um den Drang zum Kratzen (also um motorische Routinen) auf der Outputseite (Napadow et al. 2014).[1] Die Amygdala wurde in wenigen Studien gefunden, ihre Aktivierung war dabei inkonsistent (vermehrt in einer und vermindert in zwei Studien). Den N. suprachiasmaticus konnte ich in diesen Stu-

1 In der hier erwähnten funktionellen Bildgebungsstudie zur Wirksamkeit von Akupunktur bei Pruritus konnte gezeigt werden, dass die Aktivierung vom dorsalen Striatum (insbesondere Putamen) mit der Stärke des Drangs zu Kratzen einhergeht (Napadow et al. 2014).

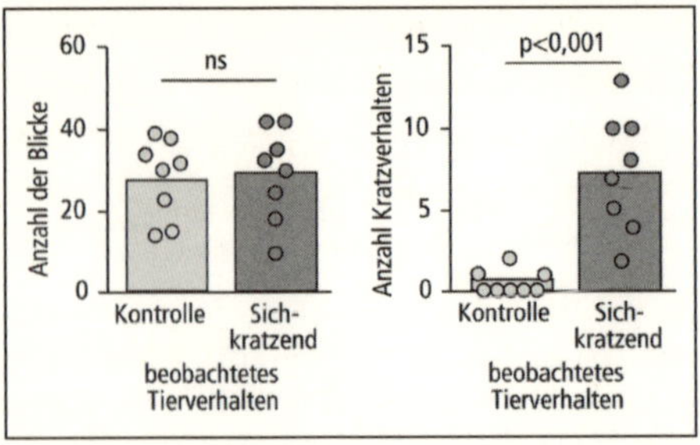

Abb. 13-3 Anzahl der Zuwendungen des Blicks zu einer sich nicht kratzenden Maus (Kontrolle) bzw. einer sich kratzenden Maus (links) sowie Anzahl der tatsächlichen Kratzbewegungen (Rohdaten als Punkte, Mittelwerte als Balken dargestellt). Der Unterschied des Kratzverhaltens ist mit $p < 0{,}001$ hoch signifikant, das Blickverhalten war dagegen nicht signifikant unterschiedlich (nach Yu et al. 2017, S. 1072, Figure 1F, G).

dien nicht finden. Vielleicht war er hierfür aber erstens zu klein, und zweitens hat wahrscheinlich niemand nach ihm gesucht, weil man ihn nicht mit Juckreiz in Verbindung gebracht hatte.

Die Autoren fokussierten ihre weiteren Untersuchungen vielleicht gerade deswegen auf den Nucleus suprachiasmaticus. Dieser erhält bekanntermaßen direkten Input von den Augen, wenn man auch annimmt, dass es sich hierbei lediglich um die Information der Helligkeit der Umgebung handelt. Hierfür gibt es in der Retina einen eigenen vierten Lichtrezeptor, der auf blaues Licht reagiert und der inneren Uhr (also dem N. suprachiasmaticus) meldet, dass bzw. wenn Tag ist (Spitzer 2016). Dass der N. suprachiasmaticus komplexen visuellen Input erhält (vom Verarbeiten gar nicht zu reden), wurde bislang nicht angenommen.

Weiterhin war zumindest mir nicht bekannt, dass es dort Nervenzellen gibt, die ein Peptid als Neurotransmitter verwenden, das nach Aktivierung des Nervus vagus für die

Freisetzung von Gastrin durch die G-Zellen des Magens und damit für die Bildung von Magensäure und die Kontraktion von glatter Muskulatur in Magen und Gallenblase zuständig ist. Es sorgt damit für eine rasche Magenentleerung und fördert – wie auch das Cholecystokinin – das Auftreten eines Sättigungsgefühls.

Dieses aus 27 Aminosäuren bestehende Polypeptid – genannt *Gastrin Releasing Peptide* (GRP) – hat es wie das Cholezystokinin auch von einem die Verdauung regelnden Botenstoff bis ins Gehirn gebracht, wo beide Stoffe die Funktion eines Neurotransmitters erhalten haben.[2] Das klingt zunächst sehr ungewöhnlich, ist aber lediglich eines von vielen Beispielen dafür, dass die Evolution oft auf bereits Vorhandenes zurückgreift, um neue Funktionen zu implementieren: aus Flossen wurden so Arme, aus Armen wurden Flügel und aus beidem wurden dann wieder Flossen (etwa beim Pinguin oder Delphin). Verglichen damit ist das Auftauchen von Substanzen, die zunächst die Verdauung regelten, im Gehirn, um dort ganz andere Funktionen zu übernehmen, nichts wirklich Besonderes!

Interessant ist in unserem Zusammenhang allerdings, dass GRP und dessen Rezeptoren bereits im Jahr 2007 mit der Transmission von Juckreiz ursächlich in Verbindung gebracht worden waren. In einem im Fachblatt *Nature* publizierten Artikel wurde an Mäusen gezeigt, dass GRP in manchen Neuronen des Spinalganglion und dessen Re-

---

2 Wie eng Darm und Denken zusammenhängen, wird ja nicht zuletzt auch an der Aminosäure Glutamat deutlich, die den wichtigsten erregenden Neurotransmitter darstellt. Für sie haben wir nicht nur im Gehirn, sondern auch auf der Zunge Rezeptoren, die denen im Gehirn stark ähneln, jedoch ca. tausendfach unsensibler sind, wenn sie uns den Geschmack »umami« signalisieren (Spitzer 2000).

zeptoren im Hinterhorn des Rückenmarks (lamina I) zu finden sind. Das Fehlen von GRP-Rezeptoren in entsprechenden Mausmutanten bewirkt bei erhaltenen Tast- und Schmerzempfindungen den selektiven Ausfall von (Kratz-) Reaktionen auf Juckreiz erzeugende Stimuli. In solchen Tiermodellen des Juckreizes bewirkt die Blockade von GRP-Rezeptoren durch entsprechende Antagonisten eine deutliche Reduktion von Kratzverhalten (als Indikator für geringeren Juckreiz). Dachte man vor dieser Entdeckung, dass Juckreiz letztlich eine Art Miniatur-Schmerzreiz sei, so ist seit dieser Arbeit klar, dass es sich um eine eigene Qualität mit einem eigenen Mechanismus handelt. Möglicherweise werden daraus einmal neue Therapieverfahren zur Behandlung des Pruritus entwickelt (Lee et al. 2016; Sanders et al. 2016). Bislang jedoch scheinen GRP-Antagonisten den Weg in die Klinik nicht gefunden zu haben, wie eine Suche in *PubMed* ergab.

Eine weitere im Fachblatt *Science* zwei Jahre später publizierte Arbeit aus der gleichen Gruppe konnte zudem nachweisen, dass es bei Ablation der GRP-Rezeptoren tragenden Neuronen des Rückenmarks zu einer deutlichen Verminderung des Kratzverhaltens auf verschiedenste (Histamin- oder nicht Histamin-vermittelte) Juckreize kommt (Sun et al. 2009).

Für die GRP-erge Neurotransmission gibt es am nachgeschalteten Neuron eigene GRP-Rezeptoren. Sowohl GRP als auch GRP-Rezeptoren wurden daher von dem Wissenschaftlerteam weiter im N. suprachiasmaticus unter die Lupe genommen. Man folgte damit also letztlich einem Bauchgefühl, motiviert durch die folgenden beiden Tatsachen:

- Der N. suprachiasmaticus ist aktiv beim sozial kontagiösen Kratzen und

- beinhaltet Neuronen mit einem Neurotransmitter, die auch für die sensorische Transmission von Juckreiz zuständig sind.

Damit war das Rätsel aber im Grunde erst so richtig klar: Was hat das Sich-Kratzen beim Anblick von sich kratzenden Artgenossen mit der Transmission der sensorischen Qualität des Juckens zu tun? Um das Jucken geht es hier doch gar nicht! Man sieht ja nur, dass sich ein anderer kratzt! Und wohin projizieren die Neuronen, auf denen die GRP-Rezeptoren sitzen? Mit welchem Transmitter? – Gelöst war noch nichts.[3]

Man ging daher zunächst der Frage nach, ob das sozialkontagiöse Kratzen (für das man ja mit dem Videobetrachten ein wunderbares Tiermodell hatte) bei Mäusen, denen entweder GRP oder die Rezeptoren dafür fehlen, beeinträchtigt ist.[4] Beides war tatsächlich der Fall. Das Blickverhalten der Tiere war durch das experimentelle Ausschalten der GRP-Transmission nicht beeinträchtigt, das Kratzverhalten war dagegen deutlich vermindert. Interessanterweise entschloss man sich nun noch zu einer neuen Kontrolle: Man injizierte den Tieren Histamin in die Haut, was

3 Nach einer im Fachblatt *Pain* erschienenen Studie einer Arbeitsgruppe aus Uppsala, Schweden, vom Mai 2017 handelt es sich bei diesen Rückenmarksneuronen um exzitatorische Interneuronen, denn sie haben keine Projektionen nach außerhalb des Rückenmarks und verwenden den (exzitatorischen) Transmitter Glutamat (Aresh et al. 2017).

4 Solche Mäuse sind nicht nur lebensfähig, sondern zeigen auch kaum irgendwelche Beeinträchtigungen, woraus man schließen kann, dass GRP-Transmission nicht lebensnotwendig ist. Physiologische Effekte gibt es jedoch, denn sowohl im Hippocampus als auch in der Amygdala und im ACC wurden hemmende Interneuronen mit GRP-Rezeptoren identifiziert (Jeffry et al. 2011).

bekannterweise starken Juckreiz auslöst. Dies war bei den beiden Mutanten (ohne GRP bzw. ohne GRP-Rezeptoren) der Fall.

Dieser Befund widerspricht der Idee, dass GRP-erge Neurotransmission spezifisch für Juckreiz zuständig ist, denn deren Blockierung hätte auch das Histamin-verursachte Jucken dämpfen sollen. Dies kommentieren die Autoren mit dem Hinweis, dass die GRP-erge Neurotransmission spezifisch für nicht Histamin-verursachten Juckreiz sei, was den publizierten Erkenntnissen (Sun et al. 2009) widerspricht.[5]

Um nachzuweisen, dass GRP-erge Neurotransmission notwendig für sozial kontagiöses Sich-Kratzen ist, wurde eine Mausmutante erzeugt, bei der die Neuronen mit GRP inaktiviert werden konnten. Dies führte zu geringerem sozial vermitteltem Kratzen trotz normal gebliebenem Blickverhalten. Die selektive Ablation von Neuronen mit GRP-Rezeptoren durch ein spezifisches in den N. suprachiasmaticus eingebrachtes Toxin, das man schon im Rückenmark eingesetzt hatte, führt zu einem praktisch vollkommen ausgelöschten Kratzverhalten, wiederum trotz erhalten gebliebener Blickzuwendung zu beiden Tiervideos, von dem sich kratzenden und dem nur umherlaufenden Tier. Wurde diesen Tieren Histamin unter die Haut gespritzt, kratzen sie sich jedoch heftig.

Daraus lässt sich folgern, dass die Neuronen im N. suprachiasmaticus nicht das Verhalten kodieren, sondern eher

---

5 »Wir haben selektiv Lamina-1-Neuronen im Rückenmark der Mäuse abgetragen, die für die GRPR-Expression zuständig sind. Diese Mäuse zeigten hochgradige Kratz-Defizite in Reaktion auf alle Juckreiz (der Haut) auslösenden Stimuli, die wir testeten, unabhängig von ihrer Histamin-Abhängigkeit« (Sun & Chen 2007, S. 1531, Übers. durch d. Autor).

den visuellen Input bei der kontagiösen Reaktion auf das Betrachten von sich kratzenden Tieren. Um dies direkt nachzuweisen, wurden Neuronen im N. suprachiasmaticus direkt mittels Mikroinjektion von GRP (0.04 nmol pro 200 nl) stimuliert (bzw. zur Kontrolle mittels Kochsalzlösung), wobei sich eine deutliche Kratzreaktion zeigte, die für eine Stunde anhielt. Auch konnten nach dieser Stimulation mehr *c-fos* exprimierende Neuronen nachgewiesen werden. Bei Mausmutanten ohne den GRP-Rezeptor bzw. mit abladierten GRP-Rezeptor-tragenden Neuronen hatte injiziertes GRP dagegen keinen Effekt.

Die Autoren schließen aus alledem, dass die GRP-ergen Neuronen im Nucleus suprachiasmaticus eine Schlüsselstellung bei der Rezeption, Integration und Transmission visueller Juckreize ausführen[6] – wie auch immer sie das tun, möchte man ergänzen. Interessant ist auf jeden Fall Folgendes: Derselbe relativ exotische Neurotransmitter (GRP) ist in zwei völlig unterschiedliche sensorische Signalwege – soziales Sehen (visueller Kanal) und somatosensorisches Jucken (taktiler Kanal) – involviert, sofern es um ein und dieselbe Reaktion geht: das Sich-Kratzen auf einen Juckreiz hin. Dies ist in zweifacher Hinsicht bemerkenswert. Es verdeutlicht, dass soziale Ansteckung zum einen ohne soziales Lernen (die im Experiment eingesetzten Tiere hatten zuvor noch nie ein anderes Tier, das sich kratzt, gesehen) und zum anderen ohne Empathie (die es bei Mäusen auch gibt, aber nur für gute Bekannte) funktionieren kann.

---

6 »Durch den Einsatz zellspezifischer Hemmung und Aktivierung entdeckten wir, dass SCN GRP/GRPR-Neuronen entscheidende Leitungen für den Erhalt, die Integration und die Weiterleitung visuell hervorgerufener Juckreiz-Informationen sind« (Yu et al. 2017, S. 1075, Übers. durch d. Autor).

Empathie – bei Mäusen? Ja – nicht beim Juckreiz, sehr wohl aber bei Schmerzen, einer dem Juckreiz sehr ähnlichen Empfindung. Bereits vor gut 10 Jahren berichtete eine Arbeitsgruppe der McGill University in Montreal, Kanada, im Fachblatt *Science*, dass das Schmerzerleben von Mäusen durch die Anwesenheit anderer Mäuse, die ebenfalls Schmerzen empfinden, verstärkt wird. Wenn es sich bei den anderen Mäusen um fremde Tiere handelte, war dieser Effekt nicht vorhanden. Nahmen die Tiere hingegen Schmerzverhalten bei ihren »Zimmernachbarn« *(»cage mates«)*, also bei ihnen bereits gut bekannten Tieren wahr, änderte dies ihre eigene Reaktion auf Schmerzreize im Sinne einer Verstärkung (Langford et al. 2006). Die bei den Experimenten zum sozialen Juckreiz verwendeten Tiere (im ersten Experiment) bzw. die in den Videos gezeigten Tiere waren den Versuchstieren jedoch vollkommen fremd.

Das bei oberflächlicher Betrachtung gleiche Phänomen – soziale Ansteckung – entpuppt sich damit als sehr verschieden, selbst dann, wenn es um Juckreiz und Schmerzen geht, die bis vor wenigen Jahren als nahezu identisch (und nur der Intensität nach verschieden) betrachtet wurden. Dies dürfte nach den neurobiologischen Erkenntnissen zur Fortleitung und Verarbeitung von Schmerz- und Juckreizen nicht der Fall sein. Die Verschiedenheit der Neurobiologie wiederum stößt das Nachdenken auch über die Psychologie an.

So scheint die Ansteckung beim sozialen Juckreiz nach den hier vorgestellten neuen Befunden fest verdrahtet, also biologisch verankert. Lernprozesse scheinen hierbei keine Rolle spielten – von sozialem Lernen gar nicht zu reden! Die soziale Modulation von Schmerzerleben hingegen ist beim Menschen von der Beziehung zu ihnen abhängig (die

Wahrnehmung von Schmerzen bei Freund oder Feind ist anders) und diese kann durch entsprechende Erfahrungen sogar recht kurzfristig geändert (also gelernt) werden (Singer et al. 2006; Spitzer 2006) Auch bei Mäusen erwies sich die Wahrnehmung von Schmerzen beim Artgenossen als abhängig von dessen sozialem Status. Damit ist die Schmerzwahrnehmung in soziale Prozesse und Lernprozesse völlig anders eingebunden als der Juckreiz. Warum? – Das große Rätseln hat gerade erst begonnen!

Literatur

Aresh, B, Freitag, FB, Perry, S, et al. (2017). Spinal cord interneurons expressing the gastrin-releasing peptide receptor convey itch through VGLUT2-mediated signaling. Pain; 158: 945–961.

Jeffry, J, Kim, S, Chen, Z-F (2011). Itch signaling in the nervous system. Physiology (Bethesda); 26: 286–292.

Langford, DJ, Crager, SE, Shehzad, Z. et al. (2006). Social modulation of pain as evidence for empathy in mice. Science; 312: 1967–1970.

Lee, JS, Han, JS, Lee, K, et al. (2016). The peripheral and central mechanisms underlying itch. BMB Reports; 49: 474–487.

LeGates, TA, Fernandez, DC, Hattar, S (2014). Light as a central modulator of circadian rhythms, sleep and affect. Nat Rev Neurosci; 15: 443–454.

Napadow, V, Li, A, Loggia, ML, et al. (2014). The brain circuitry mediating antipruritic effects of acupuncture. Cereb Cortex; 24: 873–882.

Sanders, KM, Nattkemper, LA, Yosipovitch, G (2016). Advances in understanding itching and scratching: a new era of targeted treatments [version 1; referees: 2 approved] F1000Research 5 (F1000 FacultyRev): 2042 (doi:10.12688/f1000research.8659.1).

Singer, T, Seymour, B, O'Doherty, JP, et al. (2006). Empathic neural responses are modulated by the perceived fairness of others. Nature; 439: 466–469.

Spitzer, M (2000). Descartes, Glutamat und der fünfte Geschmack. Nervenheilkunde; 19: 163–164.

Spitzer, M (2006). Zur Neurobiologie der Schadenfreude. Fairness und warum Polizisten gebraucht werden. Nervenheilkunde; 25: 223–228.
Spitzer, M (2016). Schlaflos mit Blaulicht. In: Gelegenheit macht Liebe, Kleider machen Leute und der Teufel macht krank. Stuttgart: Schattauer; 142–151.
Spitzer, M (2017). Soziale Ansteckung. Nervenheilkunde; 36: 309–314.
Sun, YG, Chen, ZF (2007). A gastrin-releasing peptide receptor mediates the itch sensation in the spinal cord. Nature; 448: 700–703.
Sun, Y-G, Zhao, Z-Q, Meng, X-L, et al. (2009). Cellular basis of itch sensation. Science; 325: 1531–1534.
Yu, Y-Q, Barry, DM, Hao, Y, et al. (2017). Molecular and neural basis of contagion itch behavior in mice. Science; 355: 1072–1076.

15 Zur neurovaskulären Problematik von Krawatten

Mein Freund Eckart von Hirschhausen wusste es schon lange, der Chef von Mercedes, Dieter Zetsche auch; die Krawattenabteilung von Breuninger, Stuttgart, hat es daher schon vor der empirischen Bestätigung am härtesten getroffen: Krawatten reduzieren die Gehirndurchblutung.

Im Bereich der Medizin wird das Tragen von Krawatten schon länger problematisiert, vor allem jedoch aus infektiologischer Sicht: Schon vor mehr als zehn Jahren hatte man auf etwa 50 % der Krawatten von Ärzten Krankheitserreger gefunden, u. a. auch Staphylococcus aureus, Klebsiella pneumoniae und Pseudomonas aeruginosa (Bhattacharya 2004). Nach einer neuen Metaanalyse der relevanten Studien hierzu (es sind nur insgesamt sechs) ist der Evidenzgrad für eine klinische Relevanz dieser Tatsache jedoch als eher gering einzustufen (Pace-Asciak et al. 2018).

Bereits im Jahr 2003 wurde zudem publiziert, dass Krawatten den Augeninnendruck steigern können und damit möglicherweise das Risiko für die Entstehung eines Glaukoms (»grüner Star«) erhöhen. Messungen des Augeninnendrucks bei 20 gesunden Probanden und 20 Patienten mit Glaukom ergaben eine Steigerung des Augeninnendrucks durch eine eng getragene Krawatte um 2,6 mmHg bzw. 1,0 mmHg (Teng et al. 2003).

Die neurovaskuläre Seite des Tragens von Krawatten wurde jedoch erst kürzlich mit den Methoden der modernen Neurowissenschaft näher beleuchtet. Robin Lüddecke von der Universität Schleswig-Holstein in Kiel bestimmte den arteriellen und venösen intrakraniellen Blutfluss bei insgesamt 30 jungen gesunden männlichen Probanden im mittleren Alter von 24,6 (± 2,9) Jahren (Lüddecke et al. 2018). Sie wurden randomisiert in zwei Gruppen aufgeteilt, wobei die eine Gruppe dreimal ohne Krawatte und die andere Gruppe zunächst einmal mit lockerer Krawatte, dann mit »leicht unangenehm enger« Krawatte und dann noch einmal 15 Minuten später (bei wieder geöffneter Krawatte) eine Magnetresonanztomographie (MRT) des Gehirns erhielt. Die Messungen dauerten jeweils 15 Minuten. Mittels arterial spin labeling (ASL) wurde dabei der zerebrale Blutfluss (cerebral blood flow, CBF) quantifiziert. Mittels quantitativer Phasenkontrast-Angiographie (PCA) wurde der venöse Blutfluss der Jugularvenen über einen kompletten Pulsschlag (RR-cycle) gemessen. Zudem wurden strukturelle Aufnahmen gemacht, was eine Segmentierung des Gehirns in graue und weiße Substanz ermöglichte. Daraus wurde eine Maskierung der funktionellen mittels ASL durchgeführten Gehirnschnittbilder möglich, sodass die Berechnung des arteriellen Blutflusses in der gesamten grauen Substanz (whole-brain gray matter perfusion) möglich wurde.

Hierbei zeigte sich eine signifikante Abnahme des zerebralen Blutflusses (im Vergleich zu Baseline) nach Zuziehen der Krawatte um 7,5 % (−4,33 ± 3,34 ml/min pro 100 g graue Substanz; p < 0,001) und danach (wieder geöffnete Krawatte) eine weitere Abnahme um 5,7 % (−3,08 ± 1,52 ml/min pro 100 g graue Substanz; p < 0,001). Dieser Abfall wurde bei 13 von 15 (86,6 %) der Gruppe mit straff gebundener Krawatte beobachtet, während in der Kontrollgruppe bei 5 Probanden (33,3 %) der Blutfluss abfiel und bei 6 Probanden (40 %) anstieg. Die übrigen 6 Probanden (aus der Gesamtgruppe) zeigten praktisch keine Veränderungen (weniger als 1 ml/min/100 g) des zerebralen Blutflusses (► Abb. 15-1).

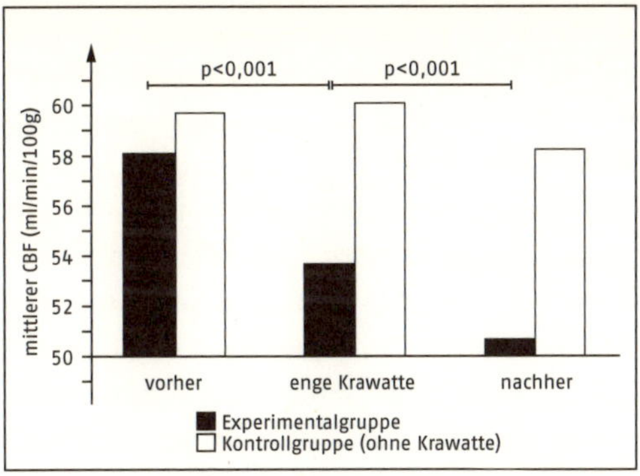

Abb. 15-1 Mittlerer zerebraler Blutfluss (CBF) in Prozent des Ausgangswerts (Baseline) mit enger Krawatte und 15 Minuten nach Öffnen der Krawatte (nach Daten aus Lüddecke et al. 2018, Tab. 1).

Die Autoren diskutieren ihre Ergebnisse dahingehend, dass die Verminderung des CBF noch im physiologischen Rahmen liege und nur bei 6 Probanden größer als 10 % war. Aus klinischer Sicht könnten Verminderungen des CBF bei älteren Menschen, starken Rauchern oder Menschen mit vaskulären Vorschädigungen jedoch relevant sein. Die Autoren schließen ihre Diskussion mit den Worten: »Im Lichte dieser Befunde sind wir froh darüber, dass Palazzo und Hocken bereits geklärt haben, dass Patienten von Ärzten [das Tragen von Krawatten] nicht als Dresscode erwarten« (Lüddecke et al. 2018, S. 864, Übers. durch d. Autor). Die genannten Autoren hatten dies in einer Studie zu den Erwartungen bezüglich der adäquaten Kleidung von Ärzten bei 75 Patienten des Great Western Hospital im britischen Swindon erfragt. »… neckties … were not expected« (Palazzo & Hocken 2010, S. 30).

Warum sollte man(n) überhaupt eine Krawatte tragen? Dazu kann man in einem Leserbrief von Brian Horton aus Tasmanien, der am 28. Juli 2018 im Fachblatt *New Scien-*

tist publiziert wurde, das Folgende nachlesen: »Der beste Grund, der mir für das Tragen einer Krawatte je zu Ohren kam, besteht darin, dass sie einen von einem normalen Arbeiter unterscheidet, der keine Krawatte trägt, weil sie von Maschinen erfasst werden könnte.« Das macht durchaus Sinn, denn beim Bohren, Fräsen, am Fließband oder auf der Baustelle wäre es für den Träger einer Krawatte gefährlich, wenn die Krawatte erfasst wird und den Träger stranguliert oder in die Tiefe reißt. Durch das Tragen einer Krawatte deutet man also an, dass man »höhere« Tätigkeiten ausführt. Oder, wie der Tasmanier sich direkt an Krawattenträger wendend, weiter auf den Punkt bringt: »Es ist ein Versuch, zu zeigen, dass Sie wichtig sind, der aber nur dann notwendig ist, wenn Sie keinerlei andere nützliche Fähigkeiten haben.«

Literatur

Anonymus (2018). Wearing a tie may hamper your brain. New Scientist; 3186: 20.

Bhattacharya, S (2004). Doctors' ties harbour disease-causing germs. New Scientist 24.5.2004 https://www.newscientist.com/article/dn5029-doctors-ties-harbourdisease-causing-germs/; abgerufen am 4.8.2018.

Lüddecke, R, Lindner, T, Forstenpointner, J, et al. (2018). Should you stop wearing neckties? – Wearing a tight necktie reduces cerebral blood flow. Neuroradiology; 60: 861–864.

Pace-Asciak, P, Bhimrao, SK, Kozak. FK, Westerberg, BD (2018). Health care professionals‹ neckties as a source of transmission of bacteria to patients: a systematic review. CMAJ Open; 6: E26–E30.

Palazzo, S, Hocken, DB (2010). Patients' perspectives on how doctors dress. J Hosp Infect; 74: 30–34.

Teng, C, Gurses-Ozden, R, Liebmann, JM, et al. (2003). Effect of a tight necktie on intraocular pressure. Br J Ophthalmol; 87: 946–948.

16 Zimtsterne

Zu Weihnachten und in der Nervenheilkunde

»Der Klassiker unter dem Weihnachtsgebäck sind ohne Frage verführerische Zimtsterne«, kann man bei *Weight Watchers* nachlesen. Im Netz der Netze findet man auch vielerlei Rezepte, denen man entnehmen kann, dass Zimtsterne (▸ Abb. 16-1) entweder gar kein Mehl oder nur recht wenig Mehl enthalten. Aber um Weihnachtsgebäck handelt es sich sicherlich und das wiederum bestand und besteht noch immer vor allem aus hochkalorischen Inhalten. Diese werden um die Zeit des tiefsten Sonnenstandes zusammengekratzt und nochmal im Ofen sterilisiert, sodass es bis ins Frühjahr nahrungstechnisch gerade eben reicht. Soweit die Theorie von Weihnachtsplätzchen im Allgemeinen und zu Zimtsternen im Besonderen (Spitzer 2002).

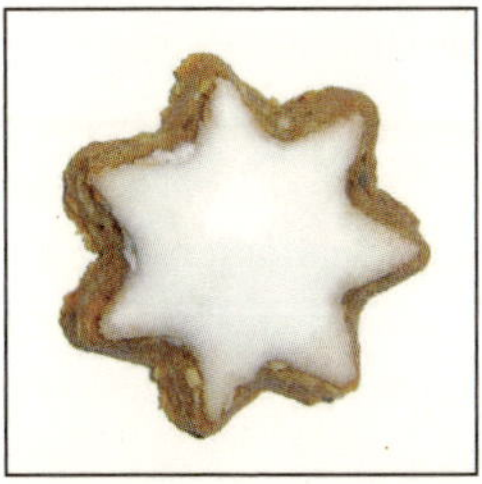

Abb. 16-1 Zimtsterne erhalten ihren unverwechselbaren Geschmack durch das Gewürz Zimt, bei dem es sich um pulverisierte Baumrinde handelt. Foto: © Wikipedia.

Zimt spielt nicht nur bei einem um die Wintersonnenwende besonders gerne gegessenen Gebäck in Sternform eine Rolle, sondern ist auch in der Medizin lange bekannt. Seine antibakteriellen Eigenschaften wurden schon 2000 vor Christus von den Ägyptern bei der Einbalsamierung genutzt. Bis heute ist Natriumbenzoat, einer der Hauptmetaboliten von oral aufgenommenem Zimt, ein zugelassener und in der Lebensmittelindustrie viel verwendeter Konservierungsstoff.

Im antiken Griechenland und Rom war Zimt Arzneimittel und Gewürz und wurde als Aphrodisiakum und gegen Gicht verwendet. Bis in die Neuzeit reichen zudem seine Anwendungen bei Husten und Schnupfen und als harntreibendes, abführendes, menstruationsförderndes und blutstillendes Arzneimittel. Vor 15 Jahren wurden dann erstmals in einer randomisierten placebokontrollierten Studie an 60 Patienten mit Typ-2-Diabetes eine Senkung der Triglyceride um 22–30 %, des Gesamtcholesterins um 12–26 % und des LDL-Cholesterins um 7–27 % sowie insbesondere des Nüchternblutzuckers um 18–29 % gefunden (Khan et al. 2003). Die Studie hatte sechs Arme mit Zimt-Tagesdosen von 1, 3 und 6 Gramm Zimt in Kapselform (Kapseln zu je 0,5 Gramm) sowie drei weiteren Placebo-Gruppen mit jeweils der gleichen Anzahl von Placebo-Kapseln zu je 0,5 Gramm. Der Effekt war nicht dosisabhängig und zeigte sich bei allen drei Behandlungsgruppen.

Eine zehn Jahre später erschienene Zusammenfassung der zwischenzeitlich publizierten Studien bestätigte dieses Ergebnis im Wesentlichen (Allen et al. 2013). Es fand sich jedoch kein Effekt auf das HbA_{1c}, was von den Autoren vor allem auf die Unterschiede der verwendeten Zimtsorten bzw. -arten und die unterschiedlichen Dosierungen zurückgeführt wird. So ganz genau weiß man eben noch nicht, welcher Stoff im Zimt in welcher Dosis wie genau wirkt. Eine US-amerikanisch-chinesische randomisierte placebokontrollierte Studie an 137 Typ-2-Diabetes-Patienten fand einen blutzuckersenkenden Effekt (Anderson et al. 2015), eine neue Studie fand hingegen keinen Effekt von

Zimt bei 44 Patienten mit Typ-2-Diabetes (Talaei et al. 2017). In neueren Übersichten wird Zimt daher allenfalls als Adjuvans zur Therapie des Typ-2-Diabetes empfohlen (Costello et al. 2016; Medagama 2015).

Liegen die Assoziation von Zimt mit dem Weihnachtsfest, Gebäck, Zucker und der Zuckerkrankheit ziemlich einfach und klar auf der Hand (wenn sie auch wissenschaftlich noch nicht hinreichend geklärt sind), so mag sich der Leser noch immer nach dem Zusammenhang von Zimt mit der Nervenheilkunde fragen.

Zimt und der Hauptmetabolit eines seiner Hauptbestandteile, Natriumbenzoat (NaB), wirken im Gehirn antiinflammatorisch (Brahmachari et al. 2009) und antioxidativ, weswegen die Anwendung von Zimt in der Therapie von Multipler Sklerose und M. Parkinson sowie der Alzheimer-Demenz diskutiert wird (Modi et al. 2016; Pahan 2015; Pahan & Pahan 2015). Hierzu liegen allerdings noch keine klinischen Studien vor, und die präklinischen Erkenntnisse stammen alle von einer einzigen Arbeitsgruppe. Dennoch sind die Ergebnisse zunächst nicht von der Hand zu weisen. Schließlich wirkt Zimt auch neuroprotektiv (Jana et al. 2016).

Betrachten wir kurz eine Studie aus dem Jahr 2016, bei der an einem Mausmodell gezeigt wurde, dass Zimt die Plastizität des Hippocampus steigern und dadurch Lernen begünstigen kann (Modi et al. 2016). Der Metabolit NaB aktiviert in hippocampalen Neuronen den Transkriptionsfaktor mit der englischsprachigen Bezeichnung *cAMP response element-binding protein* (abgekürzt CREB). Dieser für die Formation von Erinnerungen im Langzeitgedächtnis bedeutsame Faktor ist bei Mäusen, die in laborexperimentellen Lernparadigmen schlecht abschneiden, vermindert. Die orale Verabreichung von Zimt kann CREB steigern und damit dessen Auswirkungen auf das Gedächtnis entsprechend ändern: Aus schlecht lernenden Mäusen werden gut lernende Mäuse (▶ Abb. 16-2 und ▶ 16-3).

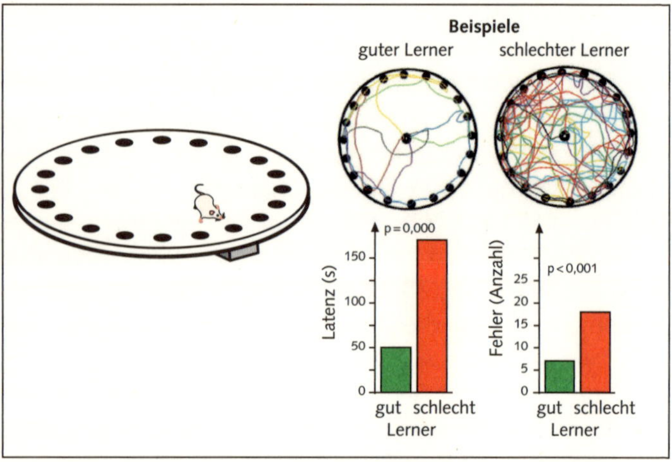

Abb. 16-2 Prinzip des Barnes-Labyrinths (links) mit einer kreisförmigen Platte von 90 cm Durchmesser, die 20 Löcher von 5 cm Durchmesser enthält, von denen eines den Zugang zu einer kleinen Kammer unterhalb der Platte gewährt. Die automatische Nachzeichnung (rechts) der von zwei Mäusen – einem guten und einem schlechten Lerner – darin zurückgelegten Wege (schematisiert). Man sieht deutlich die Unterschiede in der Anzahl der Versuche, das richtige Loch zu finden. Rechts unten die quantitative Auswertung nach Zeit und Fehlern (nach Modi et al. 2016).

Bedenkt, man, dass es mittlerweile auch Untersuchungen zur Wirksamkeit von Zimt in Mausmodellen von Angst und Depression gibt (Sohrabi et al. 2017), dann könnte Zimt für die Nervenheilkunde eine noch größere Bedeutung bekommen als für Weihnachten. Warten wir's ab! Beim nächsten Zimtstern werden Sie an die Nervenheilkunde denken und nicht nur an Weihnachten.

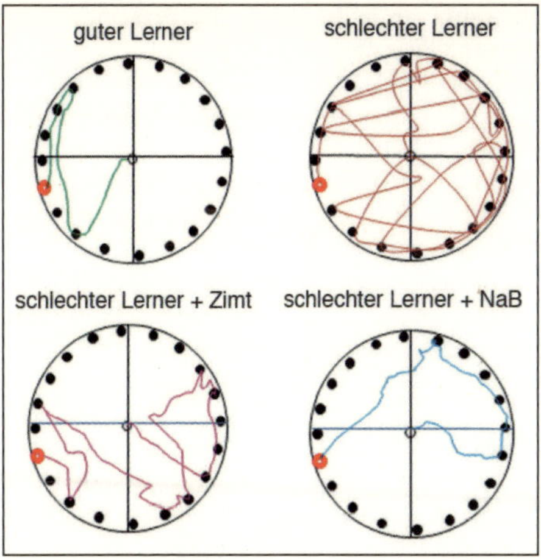

Abb. 16-3 Einzelne Durchgänge im Barnes-Labyrinth bei guten und schlechten Lernern (oben) sowie schlechten Lernern nach oral verabreichtem Zimt oder Zimt-Metabolit NaB (unten) jeweils nach Training. Die Unterschiede in der Leistung des Erinnerns der richtigen Lösung sind augenscheinlich und in der quantitativen Auswertung auch signifikant (nach Modi et al. 2016).

Literatur

Allen, RW, Schwartzman, E, Baker, WL, et al. (2013). Cinnamon use in type 2 diabetes: an updated systematic review and meta-analysis. Ann Fam Med; 11: 452–459.

Anderson, RA, Zhan, Z, Luo, R, et al. (2015). Cinnamon extract lowers glucose, insulin and cholesterol in people with elevated serum glucose. J Tradit Complement Med; 6: 332–336.

Brahmachari, S, Jana, A, Pahan, K (2009). Sodium benzoate, a metabolite of cinnamon and a food additive, reduces microglial and astroglial inflammatory responses. J Immunol; 183: 5917–5927.

Costello, RB, Dwyer, JT, Saldanha, L, et al. (2016). Do cinnamon supplements have a role in glycemic control in Type 2 Diabetes? A narrative review. J Acad Nutr Diet; 116: 1794–1802.

Jana, A, Modi, KK, Roy, A, et al. (2016). Up-regulation of neurotrophic factors by cinnamon and ist metabolite sodium

benzoate: therapeutic implications for neurodegenerative disorders. J NeuroImmune Pharmacol; 8: 739–755.
Khan, A, Safdar, M, Ali Khan, MM, et al. (2003). Cinnamon improves glucose and lipids of people with type 2 diabetes. Diabetes Care; 26: 3215–3218.
Madhavadas, S, Subramanian, S (2017). Cognition enhancing effect of the aqueous extract of Cinnamomum zeylanicum on non-transgenic Alzheimer's disease rat model: Biochemical, histological, and behavioural studies. Nutr Neurosci; 20: 526–537.
Medagama, AB (2015). The glycaemic outcomes of cinnamon, a review of the experimental evidence and clinical trials. Nutr J; 14: 108.
Modi, KK, Roy, A, Brahmachari, S, et al. (2015). Cinnamon and its metabolite sodium benzoate attenuate the activation of p21rac and protect memory and learning in an animal model of Alzheimer's Disease. PLoS One; 10(6): e0130398.
Modi, KK, Rangasamy, SB, Dasarathi, S, et al. (2016). Cinnamon converts poor learning mice to good learners: Implications for memory improvement. J Neuroimmune Pharmacol; doi: 10.1007/s11481–016–9693–6.
Nabavi, SF, Di Lorenzo, A, Izadi, M, et al. (2015). Antibacterial effects of cinnamon: From farm to food, cosmetic and pharmaceutical industries. Nutrients; 7: 7729–7748.
Pahan, K (2015). Prospects of cinnamon in multiple sclerosis. J Mult Scler; 2: 1000149.
Pahan, P, Pahan, K (2015). Can cinnamon bring aroma in Parkinson's disease treatment? Neural Regen Res; 10: 30–32.
Sohrabi, R, Pazgoohan, N, Seresht, HR, Amin, B (2017). Repeated systemic administration of the cinnamon essential oil possesses anti-anxiety and anti-depressant activities in mice. Iran J Basic Med Sci; 20(6): 708–714.
Spitzer, M (2002). Gehirnforschung zum Weihnachtsfest. Nervenheilkunde; 21.
Talaei, B, Amouzegar, A, Sahranavard, S, et al. (2017). Effects of cinnamon consumption on glycemic indicators, advanced glycation end products, and antioxidant status in Type 2 Diabetic patients. Nutrients; 9. pii: E991 (doi: 10.3390/nu9090991).

17 Sex an Weihnachten

Zum weltweiten Paarungsverhalten geschlechtsreifer Festefeierer

Neun Monate nach Weihnachten – im September – steigt die Geburtenrate in den meisten »westlichen« Ländern der Nordhalbkugel der Erde an. Dieses Faktum mag zunächst wenig verwundern, handelt es sich bei Weihnachten doch um das Fest der Liebe! – Aber warum nehmen die Leute das denn gleich so wörtlich? – Dies wird sich mancher Leser fragen, denn hierzulande ist Weihnachten doch eher das Fest der Familie, der kleinen Kinder mit den leuchtenden Augen unter dem Christbaum, des Schenkens und Beschenkt-Werdens und nicht zuletzt des (allzu) vielen Essens. Rein assoziativ betrachtet, so möchte man meinen, schießt einem zu »Weihnachten« eher nicht als erste Assoziation »Sex« durch den Kopf, liegt also »Sex« nicht im unmittelbaren Assoziationshof von »Weihnachten«. – Oder etwa doch?

Früher hatte man neben den Geburtenraten nicht viel weitere Möglichkeiten, um herauszubekommen, was sich in den Köpfen bzw. den Schlafzimmern der Menschen im jahreszeitlichen Wechsel so abspielt. Einen ersten Hinweis jedoch lieferten die Verkaufszahlen von Kondomen, die einer britischen Studie (Wellings et al. 1999) zufolge in der Weihnachtswoche nahezu doppelt so hoch lagen wie im Jahresdurchschnitt (► Abb. 17-1).

Wie gut, dass es heute das Internet und Suchmaschinen gibt, mit deren Hilfe man den Gedanken, Wünschen und Verhaltensweisen einer sehr großen Zahl von Menschen auf die Schliche kommen kann. Insbesondere der seit dem

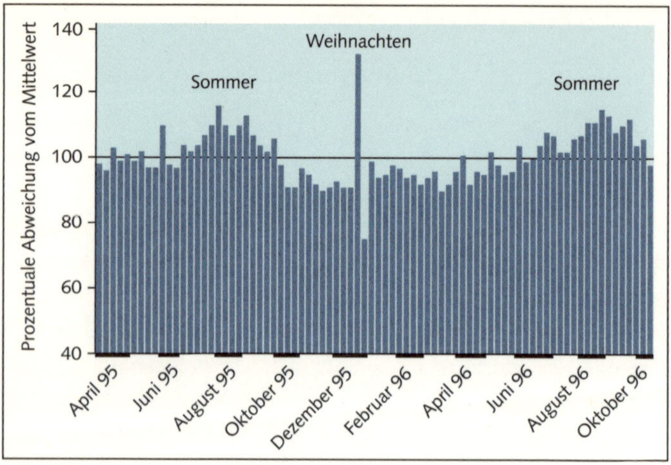

Abb. 17-1 Kondomverkauf pro Woche in britischen Geschäften vom April 1995 bis September 1996 (nach Wellings et al. 1999).

Jahr 2004 verfügbare Online-Dienst *Google Trends* des Unternehmens Google ist hier sehr hilfreich: Hier werden Informationen darüber bereitgestellt, welche Suchbegriffe von Nutzern der Suchmaschine Google wie oft eingegeben wurden. Weltweite Bekanntheit erreichte beispielsweise die Analyse von mit Grippeerkrankungen in Verbindung stehenden Suchbegriffen zur Vorhersage der Grippe-Ausbreitung in der Bevölkerung (Ginsberg et al. 2009). Im Vergleich zum US-amerikanischen Pendant des deutschen Robert-Koch-Instituts, des Center for Disease Prevention and Control (CDPC), sind diese Daten aus der »Google-Epidemiologie« ein bis zwei Wochen früher verfügbar und können damit einen erheblichen praktischen Nutzen haben[1].

1 Wie so oft bei digitalen Neuerungen erscheinen die Dinge nach dem ersten Hype im weiteren Verlauf dann längst nicht so rosig wie beim ersten »Hit«. Der erste Massive Online Open Course

Eine bereits im Jahr 2013 erschienene Studie der US-Amerikaner Patrick und Charlotte Markey zur Häufigkeit sexbezogener Google-Suchanfragen in den USA ergab denn auch eine deutliche Steigerung in einem halbjährlichen Rhythmus mit Spitzen im Sommer und um die Jahreswende (Markey & Markey 2013). Dieses Muster wurde sowohl für Suchbegriffe im Umkreis von »Pornografie«, »Prostitution« und »Partnerschaft« gefunden. Sie leiten daraus ab, dass es um einen allgemeinen Trend im Hinblick auf das sexuelle Verlangen der Menschen geht und weniger um spezifische einzelne Suchbegriffe. Da Pornografie und Prostitution vor allem von Männern gesucht werden, ist die Tatsache von Bedeutung, dass es praktisch keine Unterschiede zwischen dem zeitlichen Verlauf der Häufigkeit dieser Suchbegriffe und dem Suchbegriff »Partnerschaft« (hier bezogen sich die Suchwörter vor allem auf – von beiden Geschlechtern genutzte – Partnervermittlungs-Institutionen) gab – so die Argumentation der Autoren.

Nun könnte es sein, dass dieses Ergebnis nur für die USA zutrifft. Und es ist weiterhin nicht klar, ob es durch biologische oder durch kulturelle Faktoren bedingt ist. Um diesen Fragen nachzugehen, untersuchten Informatiker der Indiana University in Bloomington, USA, zusammen mit Kollegen aus Portugal und den Niederlanden die wöchent-

---

(MOOG) der Stanford University war ein Riesenerfolg, aber danach zeigte sich, dass die Erfolgsrate dieser Kurse bei jämmerlichen 2–8 % liegt. Ganz ähnlich erging es der Google-Epidemiologie: Weitere Untersuchungen ergaben, dass sich keineswegs alle Grippeepidemien adäquat in Google-Trends abbildeten, gab es doch in der Folge sowohl »übersehene« als auch »unterschätzte« Grippeepidemien (Olson et al. 2013). Am besten erscheint – ebenfalls wie so oft – die Kombination der traditionellen mit den neuen Methoden (Wagner et al. 2018).

lichen Häufigkeiten von Anfragen bei Google zum Suchwort »Sex« in weltweit 129 Ländern im Zeitraum von 2004 bis 2014 (Wood et al. 2017).

Die Auswahl der Länder erfolgte nach dem praktischen Kriterium, dass es genügend auswertbare Daten (Zeitreihen mit wöchentlichen relativen Häufigkeiten der Sex-Suchanfrage, bezogen auf alle Suchanfragen) in Google-Trends über mindestens vier Jahre hinweg gab, um länderbezogen auswerten zu können. Hierzu wurden die Länder nach ihrer geografischen Lage (nördliche versus südliche Halbkugel) und auch nach ihrer Religion (bei jeweils mehr als 50 % Christen oder Muslimen in der Gesamtbevölkerung[2]) in »christliche«, »islamische« und »andere« eingeteilt.

Wie bereits in der auf die USA begrenzten Studie von Markey und Markey (2013) zeigte sich auch bei dieser globalen Betrachtung, dass in der Weihnachtswoche die meisten Google-Suchanfragen zu »Sex« erfolgen. Ein Vergleich mit der Woche um Thanksgiving in den USA und mit der Osterwoche in Frankreich ergab, dass dies nicht an der Tatsache, dass es Ferien gab und die Leute einfach mehr Zeit hatten, liegen konnte. Denn an diesen genannten Feiertagen ließ sich kein deutlich erhöhtes Interesse an Sex beobachten. Man bedenke zudem, dass die Häufigkeiten ja

---

2 Der Teufel (sic!) steckt wie immer im Detail, wie das folgende Zitat aus dem Methodenteil zeigt: »Von den als christlich identifizierten Ländern haben elf eine Mehrheit, die entweder der russisch- oder serbisch-orthodoxen Kirche angehört (nämlich Weißrussland, Bosnien und Herzegowina, Bulgarien, Georgien, Mazedonien, Republik Moldau, Montenegro, Serbien, Slowenien, Russland und die Ukraine). In zehn dieser Länder (mit Ausnahme von Bulgarien) wird Weihnachten Anfang Januar gefeiert (nach dem gregorianischen Kalender), sie hätten daher für die Zwecke dieser Studie auch als Andere kategorisiert werden können« (Wood et al. 2017, S. e7, Übers. durch d. Autor).

auf alle Suchanfragen bezogen (normiert) sind und damit die einfache Erklärung »die Leute haben mehr Zeit und verbringen diese im Internet« entfällt.

Dass die Google-Suchanfragen tatsächliches Verhalten abbilden, zeigt sich spätestens dann, wenn man sie mit den Geburtenraten in den jeweiligen Ländern neun Monate später in Beziehung setzt. Soweit dies möglich war, wurde dies getan und es wurde der bereits bekannte Effekt der Häufung der Geburten im September gefunden.

Man dachte für lange Zeit, dass die jahreszeitlichen Schwankungen der menschlichen Reproduktion vor allem natürlich bedingt sind: Kürzere Tage, kältere Temperaturen und weniger Nahrung um die Wintersonnenwende wurden als Hinweis für einen Einfluss biologischer Faktoren auf die Libido gewertet (Bronson 1995; Cummings 2010; Macdowall et al. 2007).

Diese Sicht der Dinge werden durch die Studie von Wood und Mitarbeitern in Frage gestellt: Auf der südlichen Halbkugel sind die Ergebnisse genau so wie auf der nördlichen, d.h. Sonneneinstrahlung bzw. Kälte können den Effekt nicht erklären. Die Tatsache, dass Weihnachten überall am gleichen Tag gefeiert wird (also auf der Nordhalbkugel im Winter und auf der Südhalbkugel im Sommer), deutet also klar auf eine kulturelle Verursachung hin.

Untermauert wird dies durch den Befund, dass in muslimischen Ländern entsprechende Google-Suchanfragen um das Ende des Fastenmonats Ramadan (d.h. um das Fest des Fastenbrechens) ihre Spitzenwerte erreichen (und die Geburtenraten entsprechend neun Monate später[3]). Da

3 Dies gilt für die christlichen Länder. Für die muslimischen Länder führen die Autoren an, dass dort keine verlässlichen Daten zum Datum der Geburten vorliegen.

sich dieses Fest jedes Jahr um 10 Tage verschiebt, lässt sich auch mit dieser Beobachtung der jahreszeitliche Wandel der Lebensbedingungen als Ursache des Effekts ausschließen. Während des Fastens hingegen ist in muslimischen Ländern ein deutlicher Rückgang der sexbezogenen Google-Suchanfragen zu verzeichnen. Die Christen wiederum scheinen ihre Fastenzeit weit weniger ernst zu nehmen, denn bei ihnen findet sich kein entsprechender Rückgang.

Klassifiziert man die einzelnen Länder nach dem Spitzenwert der Sex-Suchanfragen um Weihnachten oder um das Fest des Fastenbrechens (Eid-al-Fitr), erhält man eine Karte (►Abb. 17-2), die kulturelle Unterschiede wiedergibt. Die Halbkugel, in der ein Land geografisch liegt, spielt dagegen keine Rolle.

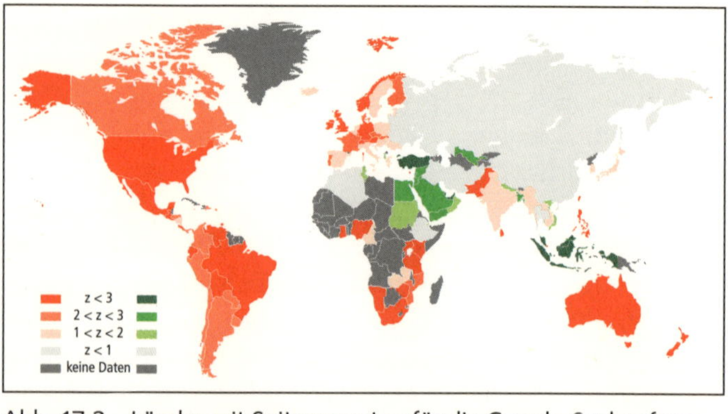

Abb. 17-2 Länder mit Spitzenwerten für die Google-Suchanfrage nach »Sex« in der Woche um Weihnachten (rot) bzw. der Woche um das Fastenbrechen (grün). Je dunkler der Farbwert, desto höher der Spitzenwert im Vergleich zum Jahresmittel (z-transformierter Wert der Spitze durch die Farbsättigung kodiert). Für in Hellgrau markierte Länder gibt es keinen signifikanten Spitzenwert, für in Dunkelgrau markierte Länder liegen keine Google-Trends-Daten vor (nach Wood et al. 2017, korrigierte Version vom März 2018).

Von den 80 als christlich eingestuften Ländern zeigen 80% einen signifikanten Anstieg der sexbezogenen Google-Suchanfragen über Weihnachten. Bei den 30 muslimischen Ländern war in 77% ein entsprechender signifikanter Anstieg um das Fest des Fastenbrechens herum zu verzeichnen.

Den Autoren zufolge ist der Zusammenhang zwischen beiden Festen mit erhöhtem sexuellen Interesse und entsprechendem Verhalten keineswegs intuitiv nachvollziehbar. Sie gingen daher möglichen Gründen nach und untersuchten Schwankungen der im Kurznachrichtendienst Twitter mitgeteilten Emotionen in sieben Ländern, in denen hierzu genügend Daten (mindestens 10000 Twitter-Nachrichten pro Woche) vorlagen: Australien, Argentinien, Brasilien, Chile, Indonesien, der Türkei und den USA. Der Zeitraum reichte vom September 2010 bis zum Februar 2014. Man verwendete ein Lexikon mit gut tausend Wörtern, die Affekte beschreiben und sich nach den Dimensionen »Erregung«, »Dominanz« und »Valenz« ordnen ließen[4].

Die Autoren fanden in jedem untersuchten Land, dass die Anzahl der sexbezogenen Google-Anfragen mit einer erhöhten positiven Valenz und einer erniedrigten Dominanz einhergingen. In ihren eigenen Worten: »... folglich steigen die Sex-Suchanfragen in jedem Land umso mehr, je glücklicher, aber je weniger in Kontrolle die Bevölkerung sich fühlt« (Wood et al. 2017, S. e4). Interessanterweise traf dies sowohl auf Weihnachten in christlichen Ländern als auch auf das Fest des Fastenbrechens in muslimischen

4 Es handelt sich hierbei im Grunde um die drei Dimensionen – »stark-schwach«, »aktiv-passiv« und »gut-schlecht«, die schon von Osgood und Tannenbaum in den 1950er-Jahren mittels der Methodik des semantischen Differenzials beschrieben wurden.

Ländern zu. Der Zusammenhang zwischen Stimmung und Sex scheint mithin bei allen Menschen ähnlich zu sein, unabhängig von der Überformung unserer Lebensgewohnheiten durch unterschiedliche Religionen.

Wer also geglaubt hat, dass man an Weihnachten gerne der Kälte und der Dunkelheit wegen kuschelt (und sich der Rest dann eben ergibt), der liegt falsch, denn auch in Südamerika, Südafrika oder Australien ergibt es sich, in brütender Hitze oder an zumindest lauen Abenden. Nicht Dunkelheit und Kälte, sondern Glück, Ruhe und Sicherheit sind die Faktoren, die weltweit neun Monate nach dem großen Familienfest für mehr Nachkommen sorgen. Und das scheint allen Menschen gemein zu sein.

Literatur

Bronson, FH (1995). Seasonal variation in human reproduction: environmental factors. Quarterly Review of Biology; 70(2): 141–164.

Cummings, DR (2010). Human birth seasonality and sunshine. American Journal of Human Biology; 22: 316–324.

Dodds, PS, Harris, KD, Kloumann, IM, et al. (2011). Temporal patterns of happiness and information in a global social network: hedonometrics and Twitter. PLoS One; 6(12): e26752.

Ginsberg, J, Mohebbi, MH, Patel, RS, et al. (2009). Detecting influenza epidemics using search engine query data. Nature; 457: 1012–1014.

Macdowall, W, Wellings, K, Stephenson, J, Glasier, A (2007). Summer nights: A review of the evidence of seasonal variations in sexual health indicators among young people. Health Education; 108: 40–53.

Markey, PM, Markey, CN (2013). Seasonal variation in internet keyword searches: A proxy assessment of sex mating behaviors. Arch Sex Behav; 42: 515–521.

Olson, DR, Konty, KJ, Paladini, M, et al. (2013). Reassessing Google Flu Trends data for detection of seasonal and pandemic influenza: A comparative epidemiological study at three geographic scales. PLoS Comput Biol; 9(10): e1003256.

Wagner, M, Lampos, V, Cox, IJ, Pebody, R (2018). The added value of online user-generated content in traditional methods for influenza surveillance. Scientific Reports; 8: 13963.
Wellings, K, Macdowall, W, Catchpole, M, Goodrich, J (1999). Seasonal variations in sexual activity and their implications for sexual health promotion. J R Soc Med; 92: 60–64.
Wood, IB, Varela, PL, Bollen, J, et al. (2017). Human sexual cycles are driven by culture and match collective moods. Scientific Reports; 7: 17973.

18 Multitasking – eine Illusion

… und was daraus folgt und was nicht

Bereits 2009 habe ich über Multitasking und dessen Auswirkungen berichtet (Spitzer 2010). Es ging dabei vor allem um eine im gleichen Jahr erschienene Studie aus der Arbeitsgruppe um Anthony Wagner an der Stanford University, die belegte, dass Multitasking letztlich zu geringeren Leistungen in einer ganzen Reihe von Aufgaben führt, bei denen es um Aufmerksamkeit und höhere geistige Leistungen geht (Ophir et al. 2009). »Wer noch keine Aufmerksamkeitsstörung hat, der braucht nur heftig multitasken und trainiert sich damit eine an«, könnte man das Ergebnis der Studie zusammenfassen.

Eine Anfang Oktober 2018 publizierte Übersicht zu einer großen Zahl von Untersuchungen zu den Auswirkungen von Multitasking aus der gleichen Gruppe (Uncapher & Wagner 2018) nehme ich zum Anlass, mich erneut dem Thema zu widmen. Hinzu kommt, dass sich die früheren Erkenntnisse keineswegs herumgesprochen haben. Und so wundert es auch nicht, dass sowohl die Mediennutzung als auch das Multitasken bei jungen Menschen im vergangenen Jahrzehnt weiter zugenommen haben.

Nach einer im Februar/März 2015 durchgeführten repräsentativen Untersuchung aus den USA an 2658 Personen zwischen 8 und 18 Jahren lag die Nutzung von Bildschirmmedien der 8- bis 12-jährigen Kinder bei 6 Stunden. Bei den 13- bis 18-Jährigen waren es 9 Stunden – pro Tag! Und dabei war die Nutzung in der Schule noch nicht mitberechnet (Rideout 2015). Lag das Multitasken noch vor etwa 20 Jahren bei 16 % der gesamten Medienzeit, so lag der Wert zehn Jahre später bei 29 % (Rideout et al. 2010).

Der wesentliche Befund der Autoren der aktuellen Arbeit geht letztlich in die genau gleiche Richtung wie in ihrer Arbeit neun Jahre zuvor: »Im Vergleich zu Personen, die wenig multitasken, haben Personen, die viel Medien-Multitasking betreiben, größere Schwierigkeiten, bei der Sache zu bleiben, weil ihre Aufmerksamkeit lückenhaft ist und sie nach einem Abschweifen von ihrem zielgerichteten Verhalten immer wieder neu zur Sache zurückfinden müssen. Dies kann auch zu geringeren Leistungen in anderen Bereichen, wie beispielsweise des Gedächtnisses führen« (Uncapher & Wagner 2018, Übers. durch d. Autor).

Die Fähigkeit, aufmerksam bei der Sache zu sein, wird vielfach als »kognitive Kontrolle« bezeichnet und methodisch durch Messung des Arbeitsgedächtnisses mit entsprechenden standardisierten Aufgaben quantifiziert. Die Autoren konnten 24 Arbeiten zum Arbeitsgedächtnis bei »heftigen« versus »leichten« erwachsenen Multitaskern[1] identifizieren, von denen die Hälfte der Arbeiten eine Verschlechterung des Arbeitsgedächtnisses zeigten und die andere Hälfte keinen Effekt finden konnten. In keiner einzigen Studie zeigten sich positive Auswirkungen des Multitaskens auf die Leistung des Arbeitsgedächtnisses. Von drei weiteren Studien zum Arbeitsgedächtnis an Jugend-

1 Im Englischen gehen diese Ausdrücke leichter über die Lippen und man spricht von »heavy« versus »light« media multitaskers. Weil das zu umständlich erscheint, kürzt man es dann auch noch ab und vergleicht die HMMs (heavy media multitaskers) mit den LMMs (light media multitaskers). Im Folgenden werden entsprechend auch die Wörter »Vielmultitasker« und »Wenigmultitasker« verwendet, wobei ich auf den Zusatz »Medien« verzichte, weil es hier ja generell um nichts anderes geht.

lichen zeigten zwei eine signifikant geringere Leistung des Arbeitsgedächtnisses bei denjenigen, die viel Multitasking betrieben.

Die Betrachtung der in den verschiedenen Studien verwendeten Aufgaben (einfach versus schwer, mit und ohne äußere Ablenkung etc.) ergab insgesamt, dass die Vielmultitasker sowohl bei schwierigen als auch bei leichten Aufgaben mehr Fehler machten als die Nicht- bzw. Wenigmultitasker. Gerade das Versagen auch bei leichten Aufgaben legt nahe, dass sie Mühe haben, durch kognitive Kontrolle bei der Sache zu bleiben.

Es sind mithin weniger die Prozesse der Filterung bei der Wahrnehmung als vielmehr das Aufrechterhalten der Aufmerksamkeit, auch gegenüber Interferenz (von außen oder aus dem Gedächtnis), die bei Menschen, die viel Medienmultitasking betreiben, beeinträchtigt sind. Zwei von drei Studien direkt zur Fähigkeit der Aufrechterhaltung der Aufmerksamkeit (sustained attention) zeigten eine Minderung bei Multitaskern.

Einer der interessantesten Befunde aus der Arbeit von Ophir und Mitarbeitern (2009) war der, dass Vielmultitasker gerade beim Wechseln von Aufgaben im Vergleich zu Nichtmultitaskern besondere Probleme haben. In der nun vorliegenden Übersicht werden neun neue Untersuchungen hierzu kurz vorgestellt, von denen zwei ebenfalls dieses Ergebnis hatten, zwei über positive Transfereffekte berichteten (Multitasker sind besser) und fünf keine Effekte fanden. Drei weitere Studien zu Dual-Tasking (also zum gleichzeitigen Erledigen zweier Aufgaben) bei Multitaskern (im Vergleich zu Nicht- bzw. Wenigmultitaskern) ergaben ebenfalls keinerlei Effekte. Zwei Replikationsstudien und eine Metaanalyse kamen letztlich zum gleichen Ergebnis (Wiradhany & Nieuwenstein 2017).

Das Nicht-Ausführen einer naheliegenden (»präpotenten«) Handlung wird oft als eine besondere Ausprägung der kognitiven Kontrolle gesehen und mittels eigens hierfür konstruierten Tests gemessen oder erfragt. Die Messungen dieser Inhibition bzw. (deren Gegenteil) Impulsivität zeigten dabei inkonsistente Befunde, wenn auch einiges für mehr Impulsivität und weniger Belohnungsaufschub (delay discounting erhöht) bei Vielmultitaskern im Vergleich zu Wenigmultitaskern spricht. Auch Studien zum logischen Denken (Raven's Progressive Matrices) und zum expliziten und impliziten Langzeitgedächtnis zeigten Beeinträchtigungen bei Vielmultitaskern.

Die Autoren fassen die Ergebnisse ihrer Übersicht wie folgt zusammen: »Konvergierende Befunde sprechen für einen negativen Zusammenhang zwischen medialem Multitasking und den kognitiven Bereichen Arbeitsgedächtnis, Langzeitgedächtnis, dem Aufrechterhalten der Aufmerksamkeit, dem logischen Denken und, in geringerem Ausmaß, dem Umgang mit Interferenz« (Uncapher & Wagner 2018, Übers. durch d. Autor). Sie beschreiben weiterhin zwei Studien, die mit bildgebenden Verfahren möglichen neurobiologischen Ursachen der Beeinträchtigung durch Multitasking nachgingen. Dieses Forschungsfeld ist bislang jedoch kaum bestellt, von eingefahrenen Ernten einmal gar nicht zu reden.

Was jedoch angesichts der dargestellten Datenlage sehr verwundert, ist die Tatsache, dass die Menschen überhaupt so viel multitasken. Nach einer Umfrage in den USA halten 84 % der Befragten die Fähigkeit zum Multitasken für wichtig, 47 % geben an, dass sie das »oft« oder gar »immer« tun, und 93 % halten sich für mindestens durchschnittlich bis weit überdurchschnittlich gute Multitasker. Andererseits liest kein Mensch zwei Bücher gleichzeitig, hört zwei Vorträge gleichzeitig oder führt zwei Gespräche gleichzeitig. Der Grund ist ein ganz einfacher: Menschen können das nicht. Warum tun sie es dann in so großem Ausmaß beim Umgang mit digitalen Medien?

Eine 2018 im Fachblatt *Psychological Science* publizierte Studie mit dem Titel »The illusion of multitasking and its positive effect on performance« (Srna et al. 2018) gibt auf diese Frage eine überraschende Antwort: Menschen leisten mehr, wenn sie die Aufgabe für schwieriger halten. Und weil man nicht selten die gleiche Aufgabe sowohl als eine Aufgabe oder als zwei Aufgaben betrachten kann, führt die Betrachtung der Aufgabe als zwei Aufgaben (und damit als schwieriger) zu mehr Leistungsbereitschaft und in der Folge zu tatsächlich größerer Leistung. Kurz: Weil wir Multitasken für schwieriger halten, ist es sinnvoll, sich eine Tätigkeit als zusammengesetzt aus mehreren Tätigkeiten zu denken, sodass wir dann multitasken müssen und daher leistungsfähiger werden.

Das Ganze klingt zunächst ziemlich kompliziert und vor allem weit hergeholt. Die aus 32 Studien mit insgesamt 8242 Teilnehmern gewonnenen empirischen Befunde seien daher in aller Kürze dargestellt. Danach wird nochmals die Sinnhaftigkeit dieser Überlegung diskutiert.

Man bat 162 Studenten (62 % weiblich, Durchschnittsalter 21 Jahre) für eine Stunde ins psychologische Labor (sie erhielten dafür 10 US$) und gab ihnen die Aufgabe, ein Lehrvideo zu betrachten und zu transkribieren, was in ihm gesagt wird. Per Zufall wurden alle Teilnehmer in zwei Gruppen eingeteilt, die sich nicht im Hinblick auf die Aufgabe, sondern nur in Hinblick auf die Instruktion unterschieden: »Den Teilnehmern in der Multitasking-Bedingung wurde gesagt, dass sie gleichzeitig zwei Aufgaben bearbeiten und daher multitasken mussten. Die erste Aufgabe, genannt Lernen, wurde ihnen als Test der Lernfähigkeit eines Menschen beschrieben und beinhaltete das Betrachten eines Lehrvideos der Serie Animal Plant's Shark Week. Die zweite Aufgabe, genannt Transkribieren, wurde den Teilnehmern als ein Test ihrer schriftsprachlichen Fähigkeiten beschrieben, die eine exakte Wiedergabe dessen erfordere, was im Video gesagt wurde. Durch dieses Framing wurde beabsichtigt, dass die Teilnehmer das Gefühl hatten, zwei Aufgaben gleichzeitig erledigen zu müssen. Die Teilnehmer in der Ein-Aufgaben-Bedingung hatten genau die gleiche Aufgabe zu erledigen, lediglich das Framing war anders. Ihnen wurde gesagt, dass sie eine Lernaufgabe zu bewältigen hatten, welche die Lern- und Schreibfähigkeit eines Menschen teste. Die Aufgabe wurde den Teilnehmern als Betrachten und Transkribieren eines Lehrvideos der Serie Animal Plant's Shark Week beschrieben« (Srna et al. 2018, Übers. durch d. Autor).

Allen Teilnehmern wurde zudem gesagt, dass sie für jedes korrekt transkribierte Wort zusätzlich 2 Cent verdienen würden und dass sie nach dem Ende des 6-minütigen Videos ihre Arbeit solange sie mochten fortsetzen konnten. Gemessen wurde die Anzahl der korrekt transkribierten Wörter und – mittels eines 10-Item-Multiple-choice-Tests – das Verständnis der Inhalte des Lehrvideos. Dieser Test kam für die Teilnehmer überraschend.

Wie sich zeigte, wurden nach der Multitasking-Instruktion signifikant mehr Wörter (274,1) transkribiert als nach der Eine-Aufgabe-Instruktion (229,6; p = 0,033). Ein Abgleich des Transkripts mit dem tatsächlichen Text ergab zudem, dass der Anteil der korrekt transkribierten Wörter ebenfalls signifikant unterschiedlich war (223,8 versus 177,2; p = 0,008). Zudem haben die – vermeintlichen – »Multitasker« mehr gelernt: Sie beantworteten im Mittel

6,6 Items im Multiple-choice-Test korrekt, die Teilnehmer, die vermeintlich nur eine Aufgabe bewältigten, hingegen nur 5,8 (p = 0,017). Keine signifikanten Unterschiede gab es im Hinblick auf die gesamte Zeitdauer, die gearbeitet wurde, was wiederum erklärt, dass die Anzahl der transkribierten Wörter pro Sekunde bei den vermeintlichen Multitaskern größer war (0,91 versus 0,84; p = 0,064).

Weil es nun sein könnte, dass der Effekt allein durch das Wort »Multitasking« in der Instruktion bedingt ist, wurde ein weiteres Experiment durchgeführt, das prinzipiell sehr ähnlich aufgebaut war (ein erdgeschichtlicher Lehrfilm war zu transkribieren), ohne allerdings das Wort »Multitasking« explizit zu erwähnen. Die Teilnehmer mussten sich gewissermaßen selbst zusammenreimen, dass sie in einem Fall Multitasking zu betreiben hatten und im anderen Fall nicht. Das war nicht sehr schwierig, wie man an den Instruktionen sehen kann (▸Tab. 18-1).

Das Experiment wurde mittels Amazons »Mechanical Turk«[2] an 290 Teilnehmern im mittleren Alter von 36,5 Jahren (50 % weiblich) durchgeführt, die für ihre Mitarbeit eine kleine finanzielle Entlohnung erhielten. Die Qualität der Mitschriebe der Teilnehmer wurde von zwei Personen mit hoher Übereinstimmung ausgewertet, wobei sich wiederum zeigte, dass die Multitasking-Instruktion zu besseren Leistungen[3] führte (3,76) als bei den Teilneh-

---

2 Web-Angebot für Fleißarbeit am Computer gegen Bezahlung, für sogenannte »Clickworker«.

3 Evaluiert wurde die Qualität der Mitschriebe, von zwei Personen, die gegenüber den Hypothesen und Bedingungen verblindet waren. Worum es im Einzelnen ging, mag das folgende Zitat verdeutlichen: »Die Bewerter beurteilten die Notizen der Teilnehmer danach (a) wie detailliert, gründlich und verständlich die Notizen waren; (b) hinsichtlich ihrer allgemeinen Klarheit und

Tab. 18-1 Instruktionen im englischen Original zum Experiment »erdgeschichtlicher Lehrfilm« (aus Srna et al. 2018) sowie die deutsche Übersetzung der Anweisungen.

Single-tasking Condition	Multitasking Condition
In this study, you will work on a single task. You will watch an online lecture and take notes about Pangaea and Earth's geographical history. You will receive additional compensation based on how much you remember about what is said and shown during the lecture and how detailed your notes are. Your notes should be detailed enough to answer questions like: Which direction are the plates in North America rotating? (answer: counterclockwise)	In this study, you will work on two tasks simultaneously: **Task 1:** You will watch an online lecture about Pangaea and Earth's geographical history. You will receive additional compensation based on how much you remember about what is said and shown during the lecture. **Task 2:** You will take notes on the lecture about Pangaea and Earth's geographical history. You will receive additional compensation based on how detailed your notes are. Your notes should be detailed enough to answer questions like: Which direction are the plates in North America rotating? (answer: counterclockwise) You must work on both tasks at the same time. Therefore, you will both be watching the lecture and taking notes concurrently.
Eine-Aufgabe-Bedingung	**Multitasking-Bedingung**
In dieser Studie werden Sie eine einzige Aufgabe bearbeiten. Sie werden ein Online-Lehrvideo anschauen und sich Notizen über Pangaea und die geographische Geschichte der Erde machen. Sie werden zusätzlich Geld bekommen, je nachdem an wie viel vom Gesagten und Gezeigten Sie sich erin-	In dieser Studie werden Sie zwei Aufgaben gleichzeitig bearbeiten. **Aufgabe 1:** Sie werden ein Online-Lehrvideo über Pangaea und die geographische Geschichte der Erde anschauen. Sie werden zusätzlich Geld bekommen, je nachdem an wie viel vom Gesagten und Gezeigten Sie sich erinnern. **Aufgabe 2:** Sie werden sich Notizen über Pangaea und die geographische Geschichte der Erde machen. Sie werden zusätzlich Geld bekommen,

nern und wie detailliert Ihre Notizen sind. Ihre Notizen sollten detailliert genug sein, um Fragen wie diese zu beantworten: In welche Richtung drehen sich die Kontinentalplatten in Nord-Amerika? (Antwort: gegen den Uhrzeigersinn).	je nachdem wie detailliert Ihre Notizen sind. Ihre Notizen sollten detailliert genug sein, um Fragen wie diese zu beantworten: In welche Richtung drehen sich die Kontinentalplatten in Nord-Amerika? (Antwort: gegen den Uhrzeigersinn). Sie müssen an beiden Aufgaben zur gleichen Zeit arbeiten. Daher werden Sie beides gleichzeitig machen: das Lehrvideo anschauen und sich Notizen machen.

mern mit der Single-Task-Instruktion (3,32; p = 0,034). Auch die Anzahl der geschriebenen Wörter war in der Multitasking-Instruktion vergleichsweise größer (64,15 versus 51,20; p = 0,022).

In einer weiteren Studie (wiederum mittels Amazons »Mechanical Turk« an 80 Teilnehmern) musste ein Anagramm gelöst werden. Aus 10 vorgegebenen Buchstaben waren so viel Wörter wie möglich zu bilden und zugleich sollten Wörter in einem Word-Puzzle (eine 15 × 15-Matrix aus Buchstaben, in der Wörter horizontal, vertikal und diagonal aufzufinden waren) gefunden werden. Beide Aufgaben wurden am Bildschirm zugleich dargestellt und waren für 4 Minuten zu bearbeiten. Mittels geeigneter Fra-

---

(c) danach wie viel Mühe, die Teilnehmer sich mit dem Schreiben der Notizen gegeben hatten. Alle drei Items wurden auf einer Skala von 1 bis 7 gemessen und korrelierten hoch miteinander (α = .97). Aus diesem Grund legten wir die Messwerte zusammen, sodass sie einen einzigen Messwert für Qualität darstellten. Desweiteren korrelierten die Beurteilungen der beiden Bewerter hoch miteinander (r = .91, p < .001) und wurden daher gemittelt, um einen einzigen Qualitäts-Wert für jeden Teilnehmer zu erhalten« (Srna et al. 2018, S. e4, Übers. durch d. Autor).

gen und Vergleiche wurde dann versucht, herauszufinden, ob die Teilnehmer das Ganze eher als Multitasking oder als eine Aufgabe erlebt hatten. Es zeigte sich ein Zusammenhang zwischen dem Erleben von Multitasking und der Leistung (gefundene Wörter).

Weil hier keine Kausalität, sondern nur eine Korrelation gezeigt wurde, wurde in einer weiteren Studie das Erleben von Multitasking nicht einfach nur quantitativ erfasst, sondern manipuliert. Verfahren wurde wie in der vorangegangen Studie (Mechanical Turk, 237 Teilnehmer, mittleres Alter 36,3 Jahre, 55 % weiblich), es erfolgte jedoch eine Randomisierung in zwei Gruppen: In der Bedingung »Multitasking« wurden die beiden Wort-Aufgaben (Anagramm, Puzzle) als zu zwei Studien gehörig präsentiert (eine Wahrnehmungsstudie und eine Identifikationsstudie), die beiden Aufgaben durch eine vertikale Linie getrennt und die Stimuli vor zwei unterschiedlichen Hintergrundfarben dargestellt. In der Bedingung »eine Aufgabe« wurden beide Wortaufgaben als Teil der gleichen Studie (zur Identifikation in der Wahrnehmung) und auch nicht durch Linien oder Farben getrennt dargestellt. Wieder fand sich, dass die Teilnehmer unter der Bedingung »Multitasking« mehr korrekte Lösungen fanden (13,56) als die Teilnehmer in der Bedingung »eine Aufgabe« (7,50; $p < 0,005$). Auch hielten die Teilnehmer in der Bedingung »Multitasking« länger durch, und produzierten zugleich auch mehr Wörter pro Zeiteinheit. Sie arbeiteten also effektiver und länger und erreichten daher fast die doppelte Leistung.

Um dem beobachteten Effekt weiter auf den Grund zu gehen, wurden weitere Studien mit ganz ähnlichem Design gemacht, diesmal wieder an 115 Studenten (Durchschnittsalter 20,4 Jahre, 60 % weiblich), wobei zusätzlich die Pupillenweite gemessen wurde (hierzu wurde der Hintergrund der zwei Bedingungen farblich angepasst, damit beide Bedingungen gleiche Helligkeit aufwiesen). Bei insgesamt 107 auswertbaren Teilnehmern ergab sich wieder eine bessere Leistung (Bedingung Multitasking: 17,16; Bedingung Single Task: 9,78 korrekt identifizierte Wörter; $p < 0{,}001$), aber auch eine größere durchschnittliche Pupillenweite (Bedingung Multitasking: 3,90 mm, Bedingung Single Task: 3,64 mm; $p = 0{,}009$).

Die Autoren führen insgesamt 32 Studien zum Vergleich von Multitasking versus Single-Tasking durch, was eine Metaanalyse über alle Studien erlaubte. Hierbei zeigte sich insgesamt die Robustheit des Effekts.

Damit scheint diese Studie dem, was eingangs über die Effektivität des Multitaskens gesagt wurde, zu widersprechen: Was also sollten wir jetzt tun, alle dauernd multitasken, weil wir dann besser arbeiten, oder es sein lassen, um besser zu arbeiten?

Der Widerspruch besteht nur scheinbar, worauf auch die Autoren in ihrer Diskussion hinweisen. Die hier vorgestellten Befunde zeigen nicht, dass Multitasking im Vergleich zum Single-Tasking die bessere Arbeitsstrategie ist, sondern sie zeigen nur, dass man beim Durchführen einer oder zweier Aufgaben gleichzeitig eine bessere Leistung zeigt, wenn man glaubt, man würde multitasken. Letztlich glauben die Menschen, wenn sie multitasken, würden sie eine schwierigere Aufgabe bewältigen und sind dadurch angespannter und motivierter.

Sollen wir uns also tatsächlich alle eine ineffektive Arbeitsstrategie aneignen, um dann, wenn wir denken, wir müssten uns deswegen mehr anstrengen (weil sie ja ineffektiver ist), motivierter bei der Arbeit zu sein? Die Autoren scheinen dies tatsächlich in ihrer abschließenden Diskussion nahezulegen! In ihren Worten: »Insgesamt betrachtet haben Sozialwissenschaftler sich auf die negativen Effekte des Multitasking gegenüber dem Single-Tasking konzentriert, obgleich die Verbreitung von Technologie Multitasking in fast alle Bereiche unseres Lebens bringt. Im Gegensatz dazu haben wir einen anderen Vergleich gezogen: Da viele Aktivitäten aus verschiedenen Komponenten bestehen, haben wir getestet, ob die Wahrnehmung, dass man gerade Multi- oder Single-Tasking betreibt, die Leistung beeinflusst. Wir zeigen auf, dass Multitasking in diesem Kontext eine dehnbare Wahrnehmung ist, die der Leistung eher zugutekommt als ihr schadet« (Srna et al. 2018).

Aus meiner Sicht schießen die Autoren mit dieser Konklusion jedoch weit über das Ziel hinaus und verhakeln sich in einer unhaltbaren Position: »Wer sich vorher ins Knie schießt, gewinnt den Marathon, denn er rennt mit viel mehr Motivation«, sagen die Autoren. – »Sofern er überhaupt rennt«, sollte man ihnen entgegnen!

Wie die eingangs erwähnten Umfrageergebnisse zeigen, haben die Leute keine Ahnung, welchen negativen Effekt das Multitasken hat, sondern glauben den Hype, der zumindest teilweise auf eine übermächtige Lobby zurückgeht, die vor keinerlei Fake-News zurückschreckt, wenn es um das Verkaufen des Elektroschrotts von Morgen geht (Spitzer 2018a, 2018b). Nur weil viele – zu Unrecht – glauben, Multitasken sei eine effektive Arbeitsstrategie, sollten wir uns der Illusion hingeben und dadurch unterm Strich besser arbeiten? – Ich halte das für keine gute Idee! Die Autoren schreiben selbst: »Diese Ergebnisse legen nicht nahe, dass Multitasking dem Single-Tasking überlegen ist. Umfangreiche Forschung hat gezeigt, dass es der Leistung abträglich ist, an mehr als einer Aufgabe gleichzeitig zu arbeiten« (Srna et al. 2018, Übers. durch d. Autor). Danach sagen sie noch, dass die Vorteile nur dann entstehen, wenn man die Aufgabe (oder die Aufgaben) konstant hält. Aber genau dies wird in der Praxis nicht der Fall sein. Denn wenn ich erst ein Buch lese und dann ein zweites, dann leiste ich etwas anderes – und wesentlich mehr! – als wenn ich mit einem Buch in der linken und einem Buch in der rechten Hand beide Bücher »gleichzeitig« lese, egal ob mit oder ohne den kleinen Kick (der sich u.a. in einer um 0,2 mm größeren Pupille niederschlägt), den ich bei dem Gedanken haben könnte, Multitasking zu betreiben.

In einer im Fachblatt *Pediatrics* publizierten Übersicht aus dem Jahr 2017 schreiben die Autoren: »Die amerikanische Jugend verbringt mehr Zeit mit Medien als mit jeglicher anderer Aktivität: Im Durchschnitt 7,5 Stunden pro Tag, jeden Tag. Im Mittel werden 29 % dieser Zeit damit verbracht, mehrere Informationsströme gleichzeitig zu jonglieren, d.h. Medienmultitasking zu betreiben. Dieses Phänomen ist nicht auf die amerikanische Jugend begrenzt, sondern findet sich weltweit. Da es sich bei einer sehr großen Zahl von Medienmultitaskern um Kinder oder Jugendliche handelt, deren Gehirne sich noch in Entwicklung befinden, ist es mit großer Dringlichkeit geboten, die neurobiologischen und psychologischen Auswirkungen des Multitaskens zu verstehen« (Uncapher et al. 2017, Übers. durch d. Autor).

Man könnte es noch deutlicher sagen: Wir sollten vermeiden, dass sich junge Menschen einen ineffektiven Arbeitsstil oder gar eine Aufmerksamkeitsstörung antrainieren. Denn es könnte sein, dass hier Spuren in noch jungen prägbaren Gehirnen gelegt werden, die man später nur schwer wieder los wird. Und das kann keiner ernsthaft wollen.

Literatur

Loh, KK, Kanai, R (2014). Higher media multi-tasking activity is associated with smaller gray-matter density in the anterior cingulate cortex. PLoS One; 9: e106698.

Moisala, M, Salmela, V, Hietajärvi, L, et al. (2016). Media multitasking is associated with distractibility and increased prefrontal activity in adolescents and young adults. Neuroimage; 134: 113–121.

Ophir, E, Nass, C, Wagner, AD (2009). Cognitive control in media multitaskers. PNAS; 106: 15583–15587.

Peng, M, Chen, X, Zhao, Q, Zhou, Z (2018). Attentional scope is reduced by Internet use: A behavior and ERP study. PLoS ONE; 13(6): e0198543.

Rideout V (2015). The common sense census: Media use by tweens and teens. San Francisco, CA: Common Sense Media.

Rideout, V, Foehr, UG, Roberts, DF (2010). Generation M2. Media in the lives of 8–18 year olds. Menlo Park, CA: Kaiser Family Foundation (www.kff.org).

Spitzer, M (2010). Multitasking – Nein danke! In: Aufklärung 2.0. Gehirnforschung als Selbsterkenntnis. Stuttgart: Schattauer; 164–174.

Spitzer, M (2018a). Postfaktisch – Die intellektuelle Verwahrlosung. In: Die Smartphone-Epidemie. Gefahren für Gesundheit, Bildung und Gesellschaft. Stuttgart: Klett-Cotta; 221–236.

Spitzer, M (2018b). Digitalisierung mit Angst? In: Die Smartphone-Epidemie. Gefahren für Gesundheit, Bildung und Gesellschaft. Stuttgart: Klett-Cotta; 253–266.

Srna, S, Schrift, RY, Zauberman, G (2018). The illusion of multitasking and its positive effect on performance. Psychological Science; doi: 10.1177/0956797618801013.

Uncapher, MR, Lin, L, Rosen, LD, et al. (2017). Media multitasking and cognitive, psychological, neural, and learning differences. Pediatrics; 140(Suppl 2): S62–S66.

Uncapher, MR, Wagner, AD (2018). Minds and brains of media multitaskers: Current findings and future directions. PNAS; 115: 9889–9896.

Wilmer, HH, Sherman, LE, Chein, JM (2017). Smartphones and cognition: A review of research exploring the links between mobile technology habits and cognitive functioning. Front Psychol; 8: 605.

Wiradhany, W, Nieuwenstein, MR (2017). Cognitive control in media multitaskers: Two replication studies and a meta-Analysis. Atten Percept Psychophys; 79: 2620–2641.

Sachverzeichnis

Symbole

A

B

C

D